# 病院経営のイノベーション

堺　常雄・髙橋淑郎　編著

神野正博・古城資久・Brown, Adalsteinn
上坂　脩・相田俊夫・渕上忠彦・渡部禎純
橋口　徹・大道　久　共著

Innovating
Healthcare
Management

建帛社
KENPAKUSHA

# 序　文

　日本の国民皆保険制度は2011年に達成50年を迎え，この間，日本の医療は国際的に高い評価を得るようになった。一方で50年前には想像ができなかった医療を取り巻く環境の変化が起こり，物事の判断基準そのものも大きく変わってきており，これまでのような医療に対する考え，制度設計では対応ができない状況にまで至っている。病院が目指すものは「良質で安心・安全な医療を効率良く提供する」ことであるが，現状維持ではその達成が難しく，医療のパラダイムシフトが不可欠になってきた。具体的には，目指す医療，医療の主導者，議論の中心，病院の類型化，インセンティブ，ガバナンス・マネジメントなどについてのパラダイムシフトが問われているのである。一般的に医療者は自分たちの範囲内での議論をしがちだが，そうではなくて医療提供者の視点に加え，利用者・社会や政策決定者である政府・行政の視点から議論を行い，物事を判断することがとても重要だろうと思われる。

　本書『病院経営のイノベーション』では，現場で実践を行っている病院経営者に，医療のパラダイムシフトに焦点を合わせた執筆をお願いした。第1章では医療のパラダイムシフトの必要性と医療経営に与える影響について考え，第2章ではBSCを使った病院経営のパラダイムシフトと戦略の変化について述べられている。第3章・第4章では外への戦略として，地域内・地域外への医療・介護の展開において先駆的・革新的な事例が紹介されている。医療経営の内への戦略としては，第5章で医療の質とコストの関係性についてアメリカ・カナダの事例を中心に述べられ，第6章ではファシリティマネジメントについて述べられている。第7章では，BSCを内への戦略と外への戦略をつなぐツールとしてとらえ，経営戦略論のパラダイムシフトについて議論されている。第8章・第9章では，これらの考えに沿って新しい病院経営のマネジメントモデルを確立し，日本のみならず世界でも評価されてきた病院と，BSCによる病院経営戦略を推進し成果を上げている病院の戦略的経営分析がされている。これらの戦略の策定・実行にあたっては戦略そのもののマネジメントが必要になってくるが，第10章では戦略マネジメントのための経営ツールとしての管理会計が紹介されている。以上の議論を踏まえて，最後の第11章では，様々な視点からの今後の新展開の行方が探られている。

　このように本書では，医療のパラダイムシフトという切り口から，病院経営に

# 序　文

おける「内への戦略」と「外への戦略」の両面から経営戦略を考えてみた。第1章で述べたように，「生き残る種は最も強い種でもなければ，最も知的な種でもない。それは変化に最も順応できる種である。」このような厳しい医療環境の中で生き残り，選ばれ続け，存在意義を確かなものにするためには，医療のパラダイムシフトという変化にいかに順応できるかが問われているものと思われる。そのための一助として本書が役立つのであれば，望外の喜びである。

2013年7月1日
一般社団法人　日本病院会
会長　堺　常雄

# 編著者を代表して

　本書は，日本の病院経営をリードしてきた，そして今もリードしている病院の経営責任者の方々に，編者の考え方をご理解のうえ，ご多忙の中ご執筆頂きました。

　本書が生み出されたきっかけは，2012年6月に日本大学商学部で開催された第65回日本マネジメント学会学術総会で，僭越ながら，私が学術総会会長を仰せつかったことです。医療経営を専一に約30年研究対象としてきた私の特徴を出そうと考えました。特別講演として一般社団法人日本病院会会長・社会福祉法人聖隷福祉事業団総合病院聖隷浜松病院総長の堺常雄先生に，「医療におけるパラダイムシフト」をテーマとしてご講演いただきました。そして統一論題を「ビジネスモデルのパラダイムシフト」として，「セッション1：デジタル時代の起業戦略」，「セッション2：震災後の経営とものづくり」，「セッション3：護送船団からの飛躍」を設定しました。

　特に，特別講演と医療経営の第3セッションでは，社会科学系の学会でこれまでいくつかあったような表面的な議論やチェリーピッキングをしたい研究者ではなく，真摯に医療について議論できる，医療を専一に研究・実践してきた重厚な布陣で，営利企業を研究してきた研究者との白熱した議論を期待しました。上述の特別講演に加え，セッションの座長に社団法人全国社会保険協会連合会社会保険横浜中央病院病院長・大道久先生（日本大学名誉教授，医療管理学），コメンテーターに日本福祉大学経済学部教授・橋口徹先生（管理会計），病院経営の先進的実践から社会医療法人財団董仙会恵寿総合病院理事長・神野正博先生，アカデミックな領域から私，が一堂に会し，営利（企業）経営を専一に研究してきた方々といくつかの視点から議論したことはたいへん有意義で期待どおりでした。そこで，この成果をより深くかつ広くして書籍にしたいと考えました。

　医療経営環境は大きく変化しており，これまでのような近視眼的な病院経営の書籍とは異なった視点，すなわち，医療のパラダイムシフトに焦点を合わせて，経営戦略の変化から「内への戦略」，「外への戦略」を考えることが必要と考えました。そしてそれらの具体的展開を示し，経営戦略の視点を基軸として，内への戦略を考えることから内部管理，外への戦略を考えることから病院経営の新展開を探るといった，両面から本書の内容を構成すべく企図しました。

　本書のねらいは，医療に対する既存の考え方に拠った病院経営戦略論を展開す

るのではなく，医療のパラダイムシフトによる医療機関のビジネスモデルの変化を，「イノベーション」，「正しい危機感」の感じ方，「ICT：information and communication technology（情報通信技術）」，「リーダーシップ」，「ミドルが機能する」，「大胆な意思決定」などをキーワードとして，理論と事例を交えて多角的に考えていこうというものです。

編著者である堺先生は，新しいパラダイムとして以下を明確に述べておられます。

- 目指す医療は，これまでのように「明確でない」ものではなく，「良質で安全な医療」であり，
- その主導者は，行政ではなく，「利用者・行政・提供者の協働」である。
- 議論の中心は，机上の議論ではく，「現場の状況」を考えることにある。
- 病院の類型で言えば，これまでのよう「官対民」「大規模病院対小規模病院」といったヒエラルキーではなく，「機能分化と協働」であり，
- ガバナンスが不明瞭な縦割り組織ではなく，「強いリーダーシップとミドルが機能する」こと。

これらについて，執筆者がそれぞれの立場から多様に考察しました。例えば現在，ICTを含めた異なる技術の融合による新たな技術開発や商品開発がなされつつあります。この背景には「コンバージェンス（融合）」が存在し，従来の企業間・産業間競争をより一層複雑なものとしています。「コンバージェンス」は顧客を含めた企業間での戦略提携やM&Aなどを急速に加速し，既存の企業境界を大きく変化させうる引き金となっています。それらは，単なる異業種間競争というビジネス軸を越えた「異業種間連携」による「オープンイノベーション」が，企業戦略の「経営革新モデル」としてますます重要となりつつあることを意味しています。

具体的には，ICT産業と医療・介護・保健・医薬品産業との融合が，地域ヘルスケアネットワーク，遠隔医療，遠隔介護，遠隔健康管理，医療情報管理，新薬分散型開発，薬物医療情報支援といった新たなビジネスプロセスやビジネスモデルを生み出しつつあります。

つまり，医療界内での病院間競争や異業種間競争を重視したこれまでの戦略から，利用者・患者を含めた様々な産業（病院・介護施設）との「オープンイノベーション」への転換が，現代の病院にとって急務であることを意味していると思います。

そのような意味から，本書の執筆には医療法人伯鳳会・社会福祉法人大阪暁明

## 編著者を代表して

館理事長・古城資久先生,公益財団法人大原記念倉敷中央医療機構副理事長・相田俊夫先生,日本赤十字社松山赤十字病院病院長・渕上忠彦先生,日本赤十字社松山赤十字病院事務部長・渡部禎純先生にも参画していただき,病院の経営戦略について多角的な事例分析を行いました。さらに,これまで病院経営であまり重視されてこなかったファシリティマネジメントに関して戦略的にどのように考えるのかを,株式会社竹中工務店医療福祉・教育本部本部長付・上坂脩氏にお願いしました。

そして学術総会時にコメントを頂いた橋口徹先生に,病院の管理会計について意欲的な新しい切り口で書いていただき,私が本書の基盤となる,「内への戦略」,「外への戦略」,「オープンイノベーション」および「コンバージェンスと医療経営」,「内への戦略として医療の質とコストのもつ意味」について考えました。さらに,トロント大学(University of Toronto)のブラウン教授(Professor Brown, Adalsteinn)と共著で,今後の日本の病院が正面から向き合わねばならない「医療の質とコスト」に関して,先行研究を丹念に分析し,戦略論としてのBSCの可能性までを考えました。

また最後に,医療管理学の大御所である大道久先生に,本書の総括をお願いしました。

このように,それぞれの得意分野でご執筆いただいた本書によって,様々な病院のCEO,院長の皆様,ミドルマネジメントンの皆様の業務に何らかの刺激が起こり,様々な領域でアイデア・技術が融合することを願っています。

本書が多くの病院の経営者の方々に多少とも役に立てば望外の幸せです。

2013年7月1日
来年建て替わる砧キャンパスの思い出深い研究室にて
日本大学 商学部
教授 髙橋淑郎

# もくじ

## 第1章 医療のパラダイムシフト

1 はじめに……………………………………………………………………… 1
2 日本の医療は国際的にどのように評価されているのか…………… 2
3 医療を取り巻く環境の変化………………………………………………… 2
　1．利用者・社会の変化　2
　2．政府・行政の変化　3
　3．提供者の変化　5
4 医療のパラダイムシフト…………………………………………………… 6
　1．目指す医療　6
　2．主　導　者　7
　3．議論の中心　7
　4．病院の類型化　9
　5．インセンティブ　10
　6．ガバナンス・マネジメント　11

## 第2章 病院経営におけるパラダイムシフトと経営戦略の変化

1 病院経営のパラダイムシフト再考………………………………………14
　1．パラダイムシフトとは何か　14
　2．医療におけるパラダイムシフト　15
2 病院経営のイノベーション………………………………………………16
　1．オープンイノベーション　16
　2．オープンイノベーションの生まれた背景　18
　3．組織内の吸収能力　19
　4．医療におけるオープンイノベーション　20
　5．医療におけるオープンイノベーションとコンバージェンス　22
　6．医療経営での垂直・水平な医療福祉連携モデルによるパラダイムシフト　27

もくじ

# 第3章　病院経営における外への戦略・地域への展開

1　産業・事業としての医療……………………………………………32
2　サービス向上と経営……………………………………………………33
3　「ものづくり」から「ことづくり」へ……………………………34
4　地域と医療………………………………………………………………34
5　医療サービスの本質……………………………………………………35
　1．「安心」のサポートサービスとしてあるべき姿　36
　2．地域振興・地域の活性化のために病院ができること　39
6　人口問題への貢献の可能性……………………………………………41
7　おわりに…………………………………………………………………42

# 第4章　病院経営における外への戦略・地域外への展開

1　外への展開への動機……………………………………………………43
　1．"No margin, no mission"　43
　2．margin への脅威　44
　3．mission の存続を図る　45
　4．企業の社会的責任　45
　5．医療需要減少の時代に向けて　45
　6．医療機関の経営安定性を財務より考える　47
2　外への展開の実践事例…………………………………………………48
　1．地域医療需要の推計　48
　2．西播磨地区の展開　50
　3．東播磨地区への展開　52
　4．中播磨地区への展開　53
　5．大阪への展開　55
　6．東京への展開　57
3　M&A 後の経営手法……………………………………………………59
　1．M&A という手法　59
　2．経営情報の全開示　60

3．経営指針書，人事考課制度というツール　60
　　4．地域別ポートフォリオの実際　62
4　経営者の動機と心理………………………………………………63
　　1．地域外展開を好む経営者，好まぬ経営者　63
　　2．地域外展開のもたらす経営者の心理の変化　64

# 第5章　病院経営における内への戦略・医療の質の向上とコスト低減への展開

1　医療の質とコストとの関連からパラダイムシフト再考……………66
　　1．医療の質とコストの関係性　66
　　2．オンタリオ州の実例　67
　　3．医療の質とコストはトレードオフか　69
　　4．研究のエビデンスは重要であるが，どのように利用すべきか　70
2　コストとその価値……………………………………………………71
3　コーディネーションとインテグレーションと能力開発……………72
4　コストの削減に関連して，医療の質の測定に関して，わかっていることは何か……………………………………………………………73
5　医療の質を改善し，コストを削減する構造とインセンティブに関して，わかっていることは何か…………………………………………75
6　ここまでのまとめ……………………………………………………77
7　構造変革によって医療の質を向上させ，コストを削減することはできるか　アメリカにおけるACO…………………………………78
8　ACOをつくるには何をなすべきか…………………………………83
9　質とコスト改善の三つの鍵…………………………………………85
10　三つの鍵実現のためのBSC…………………………………………87

# 第6章　病院経営における内への戦略・ファシリティマネジメントへの展開

1　変化する病院にこそ必要なFM………………………………………91
　　1．FMとは何か　91
　　2．ヘルスケアFMは役に立つのか，本当に必要なのか　94

3．ヘルスケアFMの役立ち　96

　　4．ヘルスケアFMの理想形　98

　　5．変化する病院だからこそ必要なFM－重点となる6項目　98

2　戦略的経営に貢献するFM················································101

　　1．マスタープランとFM－戦略を支える普段力　101

　　2．地域間で本当に競うこと－病院から健院へ　102

　　3．実例に見るFMの使い方－聖路加国際病院　102

3　災害時の運営に寄与するFM··············································103

　　1．BCP（事業継続計画）　103

　　2．ヘルスケアFM'erとホスピタルエンジニアの役割　107

4　日常的管理に役立つFM··················································108

　　1．FMベンチマーキングの重要性　108

　　2．FM'erの存在意義　110

5　組織内FM'erの重要性···················································110

# 第7章　内への戦略と外への戦略をつなぐバランスト・スコアカード

1　経営戦略は経営の「地図」················································113

　　1．環境の変化と経営戦略の必要性　113

　　2．戦略とは何か　114

2　経営戦略が登場する背景·················································114

3　経営戦略の定義························································115

4　戦略の階層とその関係性·················································122

　　1．全社戦略すなわち成長戦略　122

　　2．事業戦略すなわち競争戦略　122

　　3．機　能　戦　略　123

　　4．3層の戦略の関係　123

5　意図した戦略と意図せざる戦略···········································124

6　経営戦略論の諸説と変化·················································126

7　経営戦略をシンプルに理解するための二つの視点·······················127

　　1．「外へ」の経営戦略　128

　　2．「内へ」の経営戦略　129

3．外へ・内へ・要因・プロセスから見る四つの戦略論　131
　　4．要因とプロセス　131
　　5．「内と外」および「要因とプロセス」の関係　133
　　6．「内へ」の経営戦略と「外へ」の経営戦略との関係　134
 8　BSC での戦略を考える………………………………………………135
 9　SWOT 分析とその後の展開……………………………………………137
　　1．SWOT 分析とは　137
　　2．SWOT 分析の展開　140
10　BSC 運用と経営戦略……………………………………………………140
11　内へと外へと要因とプロセスのバランスをとる BSC…………146

# 第8章　倉敷中央病院における戦略的病院経営

 1　公益と利益のはざまで…………………………………………………149
 2　創設の理念とその後の事業展開………………………………………150
　　1．創設者；大原孫三郎　150
　　2．持続的発展に向けてのギアチェンジ　152
 3　第3期におけるギアチェンジのための中期計画……………………153
　　1．初めての中期計画策定　153
　　2．策定骨子　153
　　3．留意事項　154
　　4．第1次中期計画（2003〜2008年）の重点項目　154
　　5．戦略決定に際して悩んだ事項　154
　　6．第2次中期計画（2008〜2013年）　156
 4　中期計画の実行ステージ………………………………………………157
　　1．変革のための前準備（2000年前後）　157
　　2．財務戦略−すべての利益をハード整備・人材確保に投入　158
　　3．ハード整備の基本戦略−職員の誇れる水準を目指して　158
　　4．人材マネジメントの基本戦略と実行−人は人を育てる組織に
　　　集まる　159
　　5．ハード・人材を活性化する個別戦略−ベストプラクティスに
　　　向けて　160

5　急性期医療を中心にギアチェンジした第3期の評価……………162
　　1．診療指標　162
　　2．財務指標　164
6　当院における今後の戦略的課題………………………………………164
　　1．ミクロ（病院）経営からマクロ（地域医療）経営への視点シフト　164
　　2．高度急性期基幹病院の経営持続性 – 有機的組織における経営合理性
　　　の追求　165
7　「世界水準の医療を地域に」の実現へ向けて………………………166

# 第9章　松山赤十字病院における戦略的病院経営

1　病院の概要………………………………………………………………169
2　病院経営戦略の推進……………………………………………………169
3　経営状況…………………………………………………………………170
4　基本理念・基本方針の見直し…………………………………………170
5　経営改善への戦略的取り組み…………………………………………172
　　1．地域医療機関からの信頼への取り組み　172
　　2．診療科別原価計算の導入　178
　　3．院長ヒアリングの実施　178
　　4．BSCの導入経緯と目的　179
6　戦略の実践による経営状況の改善……………………………………180

# 第10章　医療経営のパラダイムシフトと管理会計の新展開

1　医療経営を取り巻く外部環境の変化と経営リスクの増大…………182
　　1．国内の社会経済的課題により生ずる医療経営リスク　182
　　2．経済のグローバル化がもたらす日本の医療経営への影響　186
　　3．国内外の社会経済環境の変化に対応するパラダイムシフト　191
2　医療機関の「企業化」と管理会計による戦略マネジメント支援……192
　　1．医療機関の戦略の策定・実行を支援する管理会計データ　192
　　2．地域包括ケア体制の構築と医療機関の戦略グループ経営　194
　　3．規制緩和による医療機関の「企業化」と管理会計の必要性　196

3 結びにかえて……………………………………………………197

## 第11章　医療経営の新展開

1 人口構造の変化と医療経営………………………………………199
　1．高齢化，少子化と多死化　199
　2．医療経営の変革　201
　3．これからの医療経営　202
2 「社会保障・税一体改革」にみる医療・介護機能の再編…………202
　1．社会保障の充実・強化と効率化　202
　2．病床機能の再編と地域包括ケア体制　204
3 地域医療の新たな展開と医療経営………………………………207
　1．新たな医療計画の方向　207
　2．在宅療養支援と終末期医療　208
　3．医師・看護師の確保と養成　210
4 今後の医療経営における組織管理………………………………211
　1．医療連携に必須となる退院調整業務　211
　2．情報通信技術と医療管理　213

## 終章……216

索　引………………………………………………………………220

# 第1章 医療のパラダイムシフト

一般社団法人 日本病院会
会長　堺　常雄

　日本の医療制度は国際的にも高く評価されるが，超高齢・少子社会への突入，医療費抑制政策のもと，診療と経営の質の担保へ向けたパラダイムシフトが求められている。本章では，新たなパラダイムの方向性を，良質で安全な医療，ステークホルダーの協働，医療現場の「見える化」，機能分化，強いリーダーシップと中堅経営職の連携，として明確に提示し，それぞれの議論の中心となる視点を示唆する。

## 1　はじめに

　21世紀になり十数年を経て，医療を取り巻く環境は大きな変化を遂げてきた。ダーウィンの『種の起源』からの引用とされる有名な格言で次のようなことが言われている。「生き残る種は最も強い種でもなければ，最も知的な種でもない。それは変化に最も順応できる種である。」[1] 医療経営においても，このような変化にいかに適応できるかが大きな課題となってくる。しかも，環境が変わる中で以前と同じ視点で物事を見て判断しようとしても対応はできないので，パラダイムシフトが求められてくる。その際，医療は提供者である病院が単独で行っている

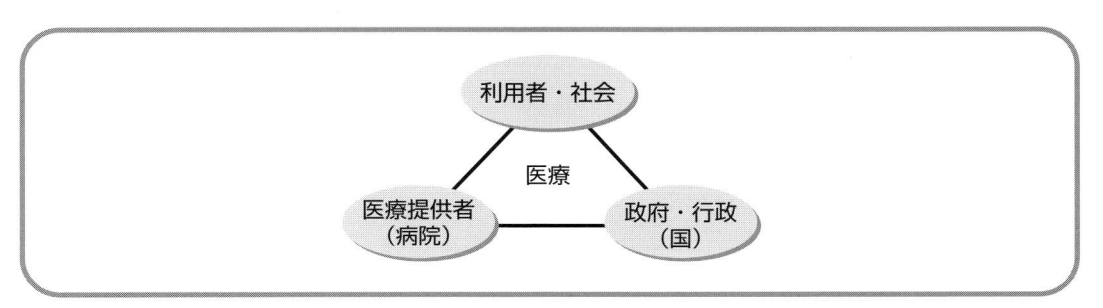

図1-1　医療のステークホルダー

わけではないので,受け手である利用者・社会と政策決定者である政府・行政との三者の視点で考える必要がある（図 1-1）。

## 2 日本の医療は国際的にどのように評価されているのか

　国民皆保険制度達成50年を記念して,イギリスの The Lancet が2011年9月に日本特集号を発刊した[2]。その中で公平・平等・低コストの医療へのフリーアクセスにより国民が広くカバーされており,結果として平均寿命が延びている点から,日本の医療を高く評価している。一方で,医師などの人的投資は少ないが,病床数・高額医療機器・薬品などの物的投資は大きい,病床数が多く平均在院日数が長いため効率が悪いなどの厳しい評価も見られる。

　グローバルスタンダード,医療の国際化,医療イノベーション等が言われる中で,広い視野で物事を見ることも必要になってきている。それ以前にも,2001年6月に発表されたWHOの「World Health Report 2000」で示された保健システムの達成度では,日本は加盟191か国の中で第1位と評価されている[3]。

## 3 医療を取り巻く環境の変化

　前述のように,医療には利用者・行政・提供者の三つのステークホルダーがあり,それぞれの視点で変化を見ることが必要である。

### 1．利用者・社会の変化

　最大の変化は超高齢社会への突入である。人口ピラミッドの変化によれば,75歳以上の後期高齢者の全人口に対する割合は2030年には20％,2055年には27％を占めることになる（図 1-2）。全体の人口自体は2025年までには,約10％減少するとみられるが,高齢化の影響で受療率は増加すると予測される[4]。このような変化に病院がどのように対応するかが課題となってくる。

　もう一つの大きな変化は,医療安全に関する国民・マスコミの意識の変化である。1999年1月の横浜市立大学附属病院での患者取り違え事故,2月の東京都立広尾病院薬剤取り違え事故と大きな事件が相次ぎ,マスコミ報道が医療安全を大きく取り上げるようになった。一方で,2006年5月に『医療崩壊―「立ち去り型

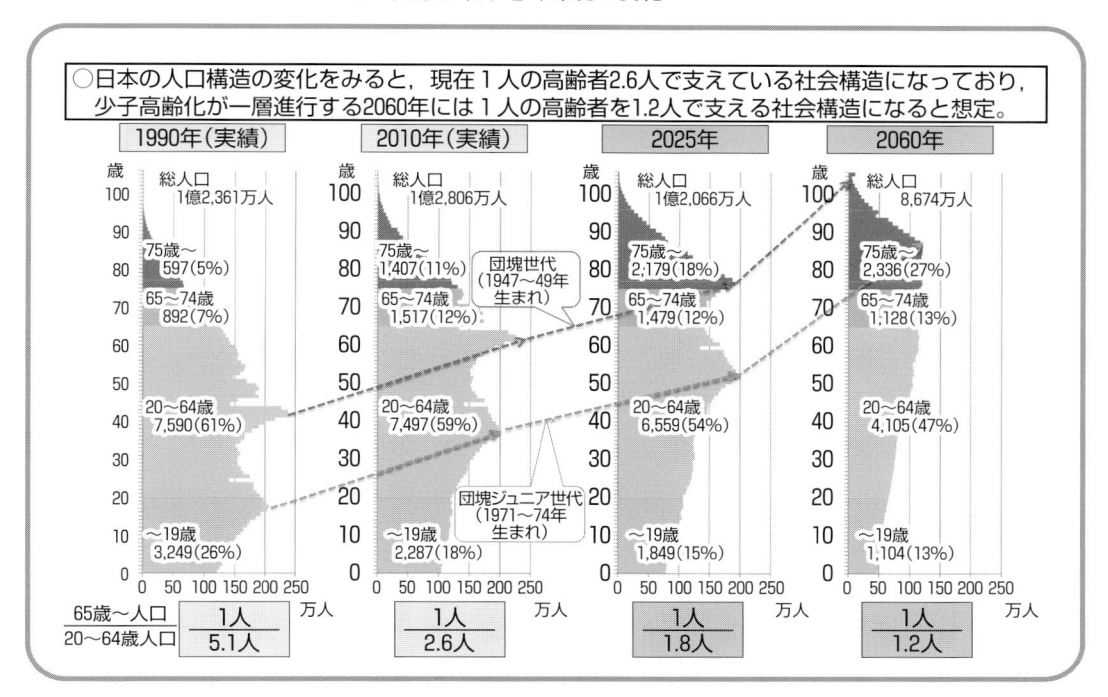

図 1-2　人口ピラミッドの変化（1990～2060年）
出典）総務省「国勢調査」および「人口推計」，国立社会保障・人口問題研究所「日本の将来推計人口（平成24年1月推計）：出生中位・死亡中位推計」（各年10月1日現在人口）

サボタージュ』とは何か』[5]が発刊されて以来，医療の置かれている厳しい状況が社会的にも認識されるようになり，マスコミの医療者・病院に対する一方的な非難論調に変化が見られた。さらには，兵庫県立柏原病院の小児科を守る会のような活動も見られるようになった。

## 2．政府・行政の変化

これまでの医療行政で医療界に大きな影響を与えたのが，医療費抑制政策と医師数抑制政策である。1982年7月30日に臨時行政調査会で「行政改革に関する第三次答申（基本答申）」[6]がまとめられ，その中で医療費の適正化として「医療費総額を抑制する」，また，医療供給の合理化として「医師の過剰を招かないよう合理的な医師養成計画を樹立する」ことが明記された。これに呼応する形で，当時の厚生省保険局長吉村仁が『社会保険旬報』1983年3月11日号に「医療費をめぐる情勢と対応に関する私の考え方」[7]を書いている。その中で，医療費を考える三つの視点として「医療費亡国論」，「医療費効率逓減論」，「医療費需給過剰論」が述べられているが，中でも「医療費亡国論」はその後の医療費抑制政策に大き

な影響を与えることとなった。また，この頃より医師数抑制政策がとられるようになった。

　医療費抑制政策は2009年に民主党政権になりようやく見直され，2010年の診療報酬改定で＋0.19％，2012年改定でも＋0.004％となり，大病院・急性期病院に厚い改定ではあったが，多くの病院が経営的に一息つくことができた。

　医学部の定員については，1997年6月3日の閣議決定「財政構造改革の推進について」では，「医療提供体制について，大学医学部の整理・合理化も視野に入れつつ，引き続き，医学部定員の削減に取り組む」とされ，結果として医師不足をもたらすこととなった。しかし，2008年6月にようやく従来の閣議決定に代えて，医師養成数が増加されることになった[8]。

　医療提供体制については，これまでは医療法と診療報酬制度の連携が明確でない形で制度設計がされてきた。その中で，診療報酬という強いインセンティブで政策誘導がなされ，病院が翻弄されてきたきらいがある。顕著な例が7対1看護であり，多くの病院がその取得に取り組み，結果として本来の目的がわからない状況になっている。病床区分については「その他病床」が「一般病床」になったものの，病院や利用者の視点から見ても機能がわかりにくい現状である。

　これらを踏まえて，厚生労働省は構造的な改革の試みを行ってきている。急性期病床群の創設を試みたが，紆余曲折の末，一般病床の機能分化に着手した。診療報酬ではDPC（Diagnosis Procedure Combination，診断群分類）の中で新たにⅠ・Ⅱ・Ⅲ群の類型化が導入された。医療法と診療報酬の連携による医療提供体制整備はこれからも進められるものと思う。さらには一般病床，急性期病床，療養・介護まで含めた体制整備が考えられており，急性期以降の提供体制の検討や，在宅・介護の問題として地域包括ケアの検討が進んでくるだろう。

　医師の卒後臨床研修については大きな変遷があった。1946年に実地修練制度（いわゆるインターン制度）が創設されたが，1968年にこの制度は廃止され，努力規定としての臨床研修制度が創設された。その後，長い検討を経て2004年に新医師臨床研修制度が創設され，診療に従事しようとする医師は2年以上の臨床研修を受けなければならないとされた（必修化）。

　特筆すべきことはマッチング制度の導入である。これにより医師は自分で研修先を選ぶことができるようになり，大学病院から多くの医師が一般病院へ流れ，それまでの大学医局制度に大きな影響を与えることとなった。それでも医師の診療科別・地域別偏在は課題として残っており，その対応が望まれている。当時，良質な専門医の育成についても議論があったが，厚生労働省は医療界のオートノ

ミーに任せるという方針だった。しかしながら事の重大性から2011年10月13日に専門医の在り方に関する検討会を立ち上げた。この問題に関しては日本専門医制評価・認定機構の役割が期待される。

　社会経済状況は好転の兆しが見えない中で，社会保障の財源が問題となっている。消費税率が8％，10％と段階的に引き上げられることになったが，非課税のままでは経営困難な病院が多数出てくることが懸念される。

　このような課題に対しては抜本的な改革が求められ，2012年末に3党合意のうえで「社会保障制度改革国民会議」が設置され抜本改革への検討が開始された。

## 3．提供者の変化

　医療崩壊が言われる中で，病院に起きた大きな変化は，増大する医療ニーズに対してマンパワーが不足しており，職員の疲弊が極限に達していることである。日本の医療が世界で高く評価されているのは職員の献身的な努力に負うところが大きい。病院は専門家の集まりであるが，各職種の専門分化が進みお互いの連携が十分でない場面も出てきており，必ずしも利用者ニーズに合致しているとは言えない状況になっている。これを補完する意味でチーム医療の推進が言われ，大きな課題となってきた。

　診断・治療技術の進歩は望ましいことではあるが，一方で今までは不可能だった延命も可能になってきており，新たな医療ニーズを生む結果となってきた。山中伸弥教授が2012年のノーベル生理学・医学賞を受賞されたことは日本の医療界にも朗報であった。今後，iPS細胞に関する研究がさらに進み，臨床に応用されることを期待するものである。一方で，今までは考えもしなかった倫理面での課題も出てくるものと考えられ，医療倫理に関する検討も必要不可欠になってくる。

　暗黙のヒエラルキーと診療報酬のインセンティブで急性期医療が重要視されてきたが，望まれる成果を上げているのか，また病院内・外（地域）の機能分化・連携が進んでいるのかと問われれば，必ずしも満足ではないと言わざるをえないだろう。

　公的病院の独立法人化，私的病院の社会医療法人化が進む中で，病院に特に望まれているのは診療の質の担保と経営の質の担保である。この二つは病院を健全に運営するための両輪であり，その重要性はますます増してくるものと思われる。

## 4 医療のパラダイムシフト

　今まで述べたような変化が実際に起こっている状況で，私たちに何が求められて私たちには何ができるのかが大きな課題となってくる。冒頭に述べたように，「生き残る種は最も強い種でもなければ，最も知的な種でもない。それは変化に最も順応できる種」である。今，求められているのはパラダイムシフト（図1-3）である。

### 1．目指す医療

　組織運営の根本となるのが理念であるように，医療を行っていく場合には目指す医療の形を明確にする必要がある。これは病院の機能，規模，形態等にかかわらず基本的には同じである。つまり，"良質で安心・安全な医療"を効率良く提供することだろう。

　良質な医療の中には診療の質と経営の質の担保が含まれている。医療の質の担保では，一人ひとりの利用者に最適な医療をいかに提供できて，その成果がどうであるかが問われることになる。経営の質の担保では公的病院，私的病院にかかわらず健全経営を目指し，継続した医療提供が可能であることが求められる。もちろん，限りのある医療資源を効率良く使うのは基本である。

| | | | |
|---|---|---|---|
| 目指す医療 | 明確でない | → | 良質で安全な医療 |
| 主導者 | 行　政 | | 利用者・行政・提供者の協働 |
| 議論の中心 | 机上の議論<br>macro data | | 現場の状況<br>micro data「見える化」 |
| 病院の類型化 | ヒエラルキー | | 機能分化 |
| インセンティブ | 診療報酬<br>structure, process | | 医療法，診療報酬<br>outcome, value |
| ガバナンス，マネジメント | 不明瞭<br>縦割り | | 強いトップのリーダーシップ<br>中堅経営職の役割・連携 |

図1-3　医療のパラダイムシフト

## 2. 主　導　者

　図1-1に示した医療を構成する三者の関係性は正三角形が良いのかどうかについては議論のあるところで，その形は時代によって異なってくるものと思われる。以前は，医療パターナリズムということで提供者の立場が強かったが，1970年頃から患者の利益・自己決定に目が向けられるようになり，インフォームドコンセントが重視されるようになった。医療崩壊が言われ出した頃より，医療事故報道やモンスターペイシェント問題等で利用者・社会の立場が強くなってきている。一方，政府・行政はいずれの時代にも制度・規制・監査・診療報酬という手法で大きな影響を持ち続けている。

　しかしながら，医療提供者も政策の決定者も誰のために仕事をしているかと言えば，エンドユーザーである患者・家族・社会のためということになるので，三者が対立し合っているのがいかに非効率かは明白である。行政が多様な政策をつくっても，提供者の運営がうまくいかないのではどうしようもなく，提供者が良かれと思って医療を行っても，地域のニーズに合致しなければその存在意義すら問われかねないのである。それぞれの思いは十分に理解できるが，大切なのは三者の協働作業と考えている。

## 3. 議論の中心

　医療を考える場合その視点がたいへん重要である。国の政策としては全国一律の考えが重要であるが，医療は地域産業であるという観点では地域の実情に則した医療の実現が望まれる。これからの超高齢社会では医療の需要と供給が地域により異なってくるので，十分な配慮が必要になる。エビデンスに則った議論が重要だと言われてきているが，問題はデータそのものではなく，そのデータが示す背景をどのように考えるかである。一般に行政で用いられるのはマクロデータであり，これだけで地域医療の実情を想定するのには無理があると思われる。日本全体として，あるいは都道府県レベルで医師が足りているのか等の議論はできるだろうが，ある二次医療圏での状況については何も言えないだろう。もちろん，それらのデータは都道府県が地域医療計画の中で把握しているということになるのだが，実際に活きたデータとして地域医療充実のために活用された例はない。医療機関は都道府県，地方厚生局，厚生労働省に数多くのデータを提出しているにもかかわらず，それが有効に利用されていないということでは報われないという思いになってしまう。

第1章 医療のパラダイムシフト

　現在，一般病床の機能分化について検討がなされているが，地域の医療需要と供給を把握してそのバランスを考慮した政策の立案が必要である。つまり，ミクロデータの活用による現場医療の「見える化」が重要となってくる。

　地域医療再生の議論の中で，医師の診療科別・地域別偏在が問題になっているが，どうすれば解決の道筋が見えてくるのだろうか。考えられるのは都道府県，二次・三次医療圏ごとの専門医数・疾病数データから対策を検討できないかということであろう。データ元としては，各専門学会，都道府県（医療計画のデータ），地方厚生局（施設基準データ），厚生労働省（医師・歯科医師・薬剤師調

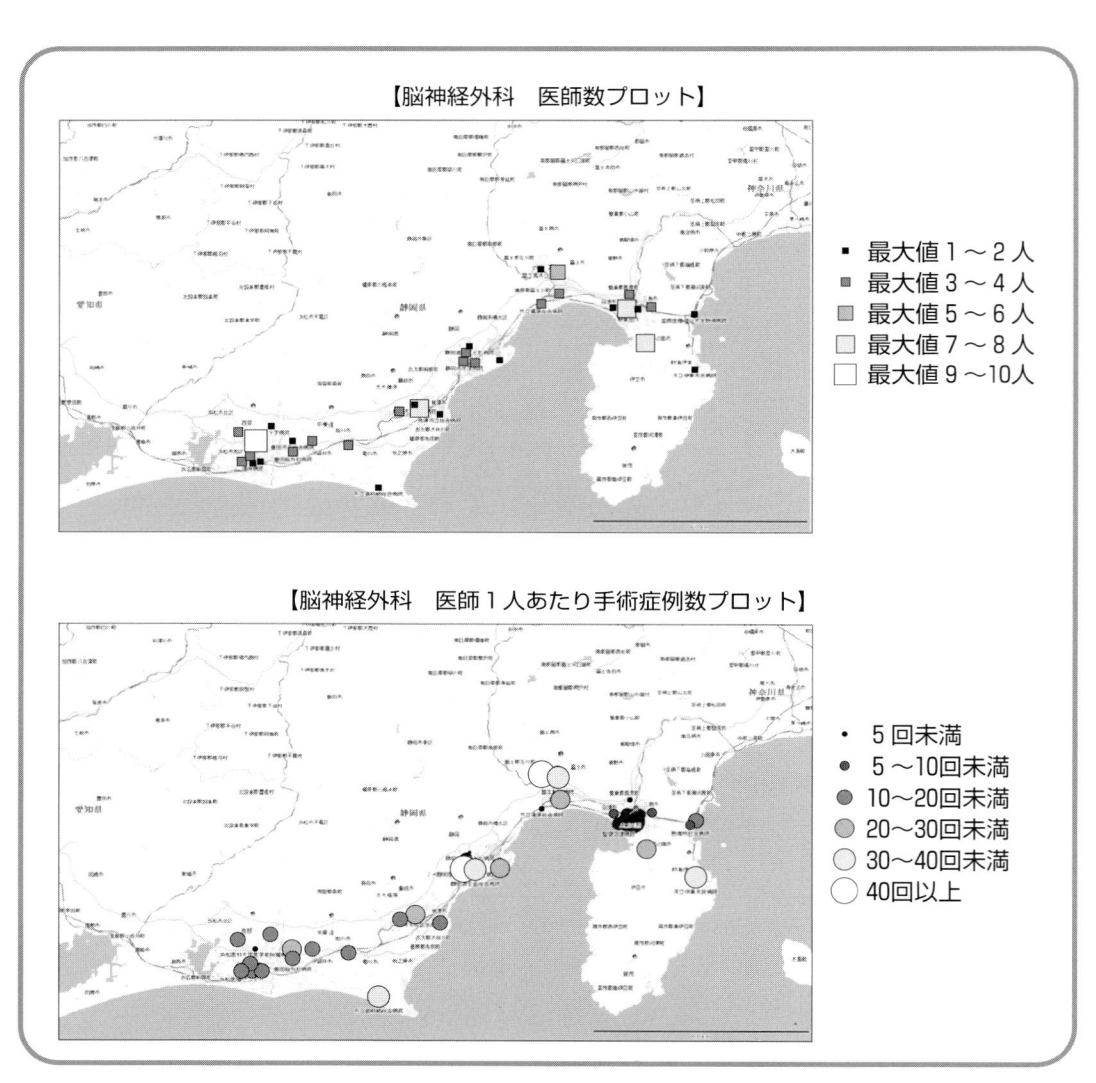

図 1-4　静岡県での需要と供給の把握－脳神経外科医師数・症例数の地域分布状況（2010）

4 医療のパラダイムシフト

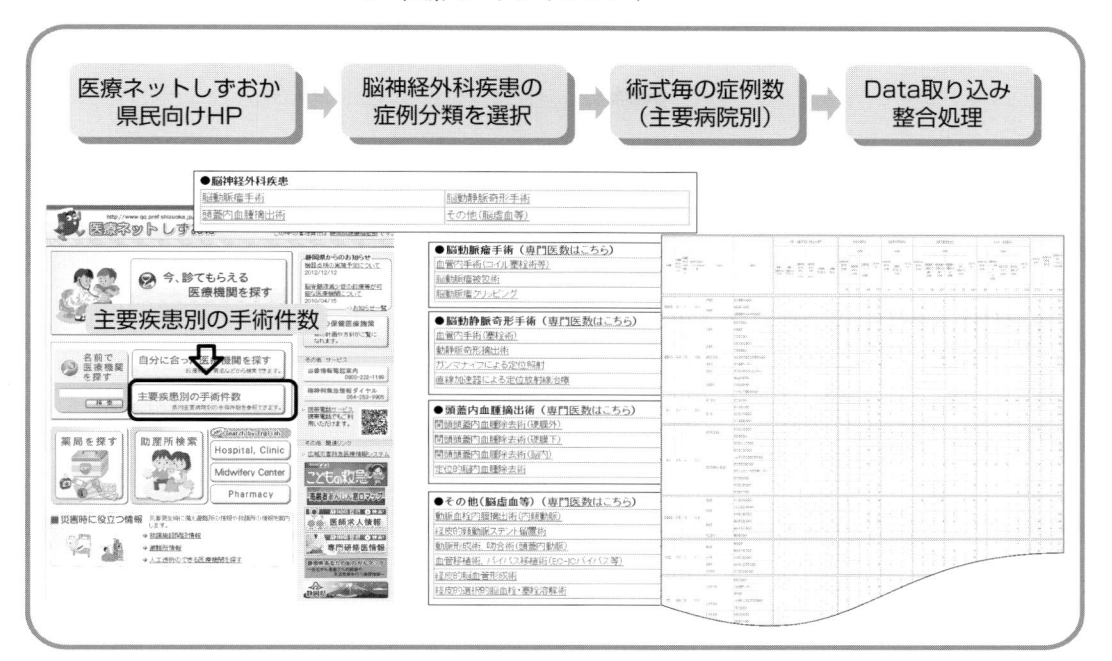

図1-5 静岡県での需要と供給の把握 「医療ネットしずおか」からのデータ取得

査）等が考えられるが，それぞれ横の連携はなく，しかもすべてのデータが開示されているわけではない。

日本病院会がこれらのデータを収集・分析して作成したグラフを紹介する。図1-4は静岡県の需要と供給について，2010年の脳神経外科の医師数・症例数を分析したものである。GIS表示によりわかりやすいものとなっている。データは県が提供している「医療ネットしずおか」から取得したものだが，生データにはアクセスできても分析にはかなりの労力を要した（図1-5）。

問題は，医療現場から出たこれらの情報を手に入れるのが非常に困難であるということである。仮に開示されていても全くユーザーフレンドリーではなく，データの有効利用がなされておらず「見える化」には程遠い現状である。これらが改善されれば医療政策の策定におおいに活用できるものと期待される。

## 4．病院の類型化

2012年8月末の医療施設動態調査によると，日本の病院数は8,569病院である。この中で病院は種類別・開設者別で分類されているが，その他の分類としては大学病院・一般病院，公的病院・私的病院，急性期病院・慢性期病院，都市型病院・地域病院等の類型化がされている。これらが一種のヒエラルキーを構成し，

様々な場面で対立構図になっている。ここで注意をしなければならないのは，これらはあくまでもストラクチャー中心の評価であり，機能やアウトカムによる評価ではないという点である。前述のように，行政は医療法の中での一般病床の機能分化，あるいはDPCの中での新たな類型化という具合に，医療法と診療報酬の中で機能分化の仕組みをつくる方向で動いているが，提供者はもちろんのこと利用者・社会も同じ考えになってくるものと思っている。今までのヒエラルキーによる類型化を脱却して，機能やアウトカムによる新たな病院の類型化が必要である。

公的病院・私的病院の関係では，これまでは公的病院優位の政策がとられてきたのは事実である。しかしながら，公的病院の独立行政法人化と私的病院の社会医療法人化が進む中で，その質的違いは少なくなってきている。設立母体による違いではなく，行っている医療機能，その成果による差別化が確実に進んでくるだろう。

## 5．インセンティブ

病院の運営に与える大きなインセンティブとして医療法と診療報酬がある。本来的にはこれらが連携・連動して医療提供体制の整備が行われるべきと考えている。実際には医療法による縛りを嫌う提供者側の思惑もあり，診療報酬という経済誘導が大きな影響を与えてきた。残念ながら病院が果たすべき役割よりも，診療報酬上有利であるとか加算を取りやすいという視点で病院の行動が規定されているように見受けられる。

診療報酬でもストラクチャー，プロセス，アウトカムの三つの視点からの評価の必要性が言われながら，アウトカム評価を反映した診療報酬体系にはなっていないのが実状である。確かにアウトカム評価は容易ではないが，医療機能評価の認定取得やクリニカルインディケータ（QI）事業への取り組み等は評価されてよい項目と思われる。

グローバルスタンダードが言われる中で，日本の医療界の質への取り組みはアジアの中でも後れを取っていると言わざるをえない。診療報酬との関係は別にしても，例えば，卒後臨床研修病院による第三者評価の受審はいまだ十分とは言えず，特に大学病院でその傾向が強い。自己流の評価は通用しない世の中になっていることを認識しなければならないだろう。日本の医療はもっと世界に視野を広げる必要がある。医療の国際化，医療イノベーションが言われているが，このままでは先行きが暗いと言わざるをえない。これからは，国内での第三者評価はも

ちろん，国際評価も積極的に受けていかなければならないだろう。

## 6．ガバナンス・マネジメント

　医療経営にとってガバナンス・マネジメントは最重要課題であるが，医療機関は国家資格・認証をもった専門家集団であり，日本では病院長は医師でなければならないという決まりから，欧米に比べると異なった経営形態をとってきている。経営の素養を問われることもなく，また訓練も受けないで経営に携わることほど困難なことはないだろう。さらに公的病院では経営トップの権限と責任が明確ではなく，非常に難しい立場に置かれてきたと言わざるをえない。また，運営費交付金・補助金等の存在と，独自の会計準則等が適切な経営を困難にしているものと思われる。私的病院とのイコールフッティングが何よりも重要であろう。

　それでも医師は臨床で自分の力を発揮し自己実現を達成することができるが，医師以外の職種ではなかなかインセンティブが働きにくい状況になっている。このジレンマを解決するにはどのようなことができるだろうか。一つには，医師以外の職腫にも経営トップへの道を開くことが考えられる。しかしこの意見に対しては特にアメリカの実態を見て，儲け主義に走り診療の質が担保できなくなるという懸念をもつ意見もある。しかし，これこそガバナンスの問題であって，そのような心配は無用と思っている。そうは言っても，すぐにそのような形態になるかと言えばそうではなく，かなりの時間を要するものと思われる。それならば院長にMBAを取得してもらうことを考えるのか。

　このように今までの考えにとらわれていては問題の解決は難しいだろう。経営トップの強いリーダーシップは不可欠だが，組織全体として考え，しかも継続的に考える必要があるだろう。まず考えなければならないのは縦割り組織からの脱却である。専門家集団と言っても，これまでのように自分の領域に閉じ込もっていては将来展望が開けない。医療ではチーム医療が盛んに言われているが，これは医療の専門志向に対する対応の一つである。同じことは経営についても言えるのであり，多職種からなる中堅経営集団をつくる必要がある。病院の理念を理解して内外の研修も受け，多面的に物事を見て判断できる人材である。5～10年先を見据えた人材の育成が不可欠になってくる。

　聖隷浜松病院の考えを示す（図1－6）。最初に，病院の理念に共鳴した人材が集まり組織を形成する。組織がある程度形を成せば事業の継続を図り，他との連携を図っていく。その後で，自分たちの行っている医療の「見える化」を内・外に図る。この段階で必要なのは医療の質（安全）・量・効率になってくる。もち

第1章 医療のパラダイムシフト

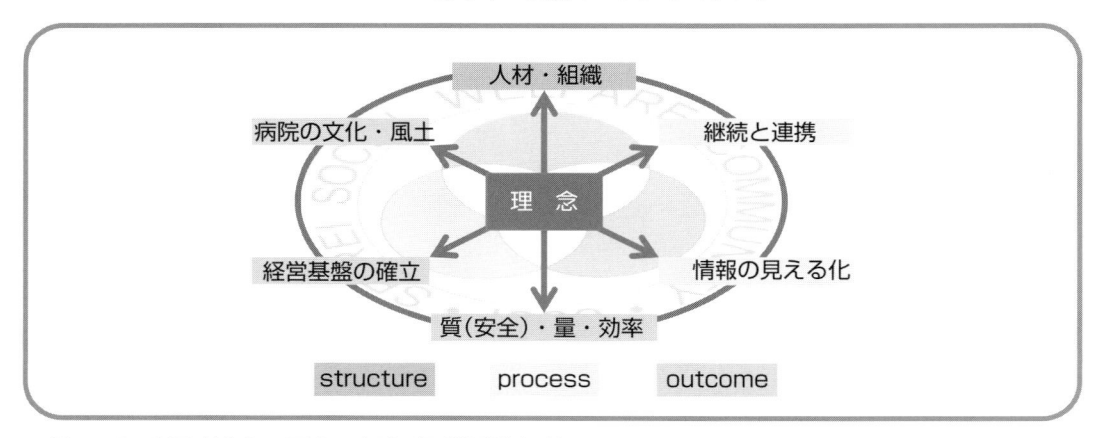

図1-6 利用者中心の医療の実践（聖隷浜松病院）

ろん，経営基盤も重要であり，安定して初めて，病院の文化・風土を語ることができるようになってくる。このサイクルは，ストラクチャー，プロセス，アウトカムの視点で見ることができる。

　安定した経営には適切なマネジメントツールが必要になってくる。聖隷浜松病院では戦略経営実践のツールとしてバランスト・スコアカード（BSC：Balanced Scorecard）を利用し，そのプロセスで経営の「見える化」が進展し，経営に役立っている（図1-7）が，これはあくまでもマネジメントツールであって，他のツールを用いて構わないし，またBSCを用いることが最終目的ではな

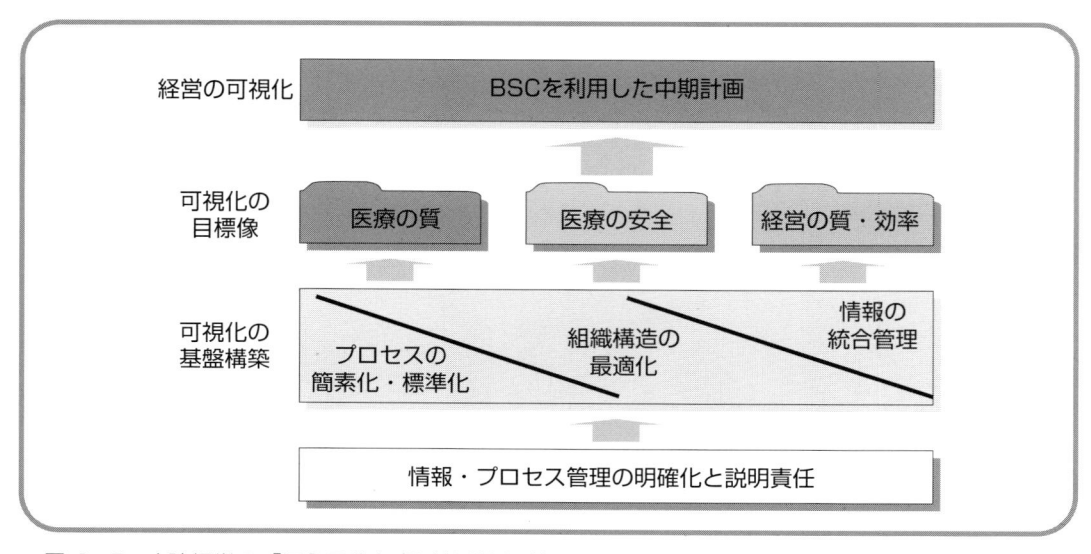

図1-7 病院経営の「見える化」（聖隷浜松病院）

いことに注意する必要がある。ベースとして情報・プロセス管理の明確化と説明責任があり，基礎構築として組織構造の最適化，情報の統合管理，プロセスの簡素化と標準化がある。可視化の目的は医療の質・安全，経営の質と効率である。これらのことを踏まえてBSCを用いた中期計画を策定し，経営の可視化を図っている。


【引用・参考文献】
1）「One thing Darwin didn't say: the source for a misquotation」
　＜http://www.darwinproject.ac.uk/one-thing-darwin-didnt-say＞（2013.2.1アクセス）
2）渋谷健司監修（2011.9.1）『『ランセット』日本特集号「国民皆保険達成から50年」』日本国際交流センター
3）WHO「The World Health Report 2000」
　＜http://www.who.int/whr/2000/en/whr00_en.pdf＞（2013.2.1アクセス）
4）今井浩三（2011.6.11.）医師数増員に関する提言－医療ニーズの増加に伴う医師数の増員を－「今後の医学部入学定員の在り方等に関する検討会」（第6回）
5）小松秀樹（2006）『医療崩壊－「立ち去り型サボタージュ」とは何か－』朝日新聞社
6）行政改革に関する第三次答申（基本答申）
　＜http://www.ipss.go.jp/publication/j/shiryou/no.13/data/shiryou/souron/3.pdf＞（2013.2.1アクセス）
7）吉村　仁（1983）「医療費をめぐる情勢と対応に関する私の考え方」『社会保険旬報』1424, pp.12〜14
8）厚生労働省（2008.6）「安心と希望の医療確保ビジョン」

# 第2章 病院経営における パラダイムシフトと 経営戦略の変化

日本大学 商学部
教授 髙橋淑郎

　病院経営のパラダイムシフトについての多角的な検討を踏まえ，バランスト・スコアカード（BSC：Balanced Scorecard）が病院の経営戦略と組織変革にどのように寄与していくかに考察を絞り込んでいく。まず「オープンイノベーション」，「コンバージェンス」と「医療」をキーワードにして，パラダイムシフトについて考察した後に，医療の質とコストの関連から医療費抑制政策やインセンティブなどに言及し，BSCを使った病院経営のパラダイムシフトと戦略の変化について考察する。

## 1　病院経営のパラダイムシフト再考

### 1．パラダイムシフトとは何か

　パラダイムシフトという言葉を使用すると，ある種の研究者から「言い古された陳腐化した言葉だね」などと言われることが予想される。しかし，本書でパラダイムシフトを取り上げたのは，医療という領域で，医学が科学として成立しようと努力してきた過去の経緯から，専門家であれば合意されていることが積み重なってきている一方，医療経営という領域では，その対象とする範囲が病院経営だけにとどまらず，社会学・行政学・経営学・心理学・経済学というように広範な領域から構成されているため，自然科学のような積み上げ方はしていない。
　さらに日本では21世紀に入り，東日本大震災があり，超高齢社会に突入し，社会システムが高齢化のスピードについていけない現実に直面している。病院経営での，ものの見方・考え方を主として既存の大方の考え方をダイナミックに変化させるというようなパラダイムシフトが，今，必要であると考えている。
　パラダイム（paradigm）とは，広義には，ある時代や領域・分野において支

配的規範となっている「ものの見方やとらえ方」と定義することができる。一方，狭義には科学分野の限定した規範的考え方ととらえることができる。注意しなければならないことは，いずれにしても，パラダイムのシフト前後の支配的な考え方に対して，どちらが正しいなどと，ことの優劣などの価値判断を行わない概念と言えることとして理解することである。

　パラダイムと呼ばれる「その時代のものの見方やとらえ方」には，いくつかの特徴がある。第一に，ある時代や領域・分野において，多数の人びとに共有されて，社会やその領域で支配的な規範として機能することである。第二に，異なるパラダイムの間では，互いの考え方が全く相容れないこともあること。第三に，パラダイムは，場合によってはダイナミックに変化し，イノベーティブで必ずしも連続的な変化をするとは限らないということである。

　「パラダイム」という言葉を広め，狭義の意味で「パラダイム」を最初に用いたのは，クーン（Kuhn, T. S., 1922〜1996）であった。彼は著書『科学革命の構造』の中でこの言葉を示し，パラダイムとは，特定の科学者集団の中で，一定の期間認められ，遵守され，このフレームワークの中で研究が行われる一定の考え方とした。そして，科学とは，時代によってパラダイムを変化させるという新しい考え方を提示した[1]。この考え方が科学のみならず思想・哲学の分野においても大きな影響を与え，最終的にはその他のあらゆる分野でも用いられる言葉となった。したがって，本書では広義の意味で，パラダイムおよびパラダイムシフトという言葉を使用する。

## 2．医療におけるパラダイムシフト

　第1章で堺が示したように，昔ながらのヒエラルキーに則った病院の類型化とそれに基づく対立構造がこれまでの医療界の課題としてあげられる。医療政策や診療報酬体系は，公的病院対私的病院，大学病院対一般病院，大病院対中小病院，急性期病院対慢性期病院，都市病院対地方病院，日本医師会対病院団体といった類型化と対立構造の上に成り立ってきた。この考え方は，これまで医療界では誰も疑わない考え方であり，皆がその枠組みで議論してきた。しかしながら，東日本大震災以降の災害支援・被災地の医療再生に向けた取り組みで顕在化したように，従来の医療システムは機能不全に陥りつつあり，「社会保障と税の一体改革」の中での2025年の医療提供体制の検討も表層的であり，今こそ医療のパラダイムシフトが求められることが示されている。

　医療のパラダイムシフトを考える場合，第一に，①患者などの利用者，②行

政・医師・薬剤師といった医療提供者,③日本で言えば健康保険事業の運営主体,アメリカで言えば,保険会社などの保険者,④医療機器や医薬品などの生産者の四つのステークホルダーがあり,それぞれの視点でパラダイムの変化を見ることが必要である。第二に高齢化の影響で受療率が増加すると予測され,慢性疾患の患者が増加しており,このような変化に病院がどのように対応するかが課題となってくる。さらにそれは,生産人口構成の変化との関連も踏まえて考える必要がある。第三に医療安全あるいは医療の質,コストに関する国民・マスコミの意識の変化を理解する必要がある。

　これまで,日本をはじめ多くの先進諸国の医療政策の中で,病院経営に大きな影響を与えたのは,医療費抑制政策である。医師-患者間の信頼が昔より減少し,モンスターペイシェントが出現した中で,医療崩壊が進み,さらには多様化し増大し続ける医療ニーズに対して医療専門職が不足しており,病院のすべての職員の疲弊が限界に達している。

　さらに,依然として存在する職種間のヒエラルキーと医療行政の表層的・形式的なインセンティブで急性期医療が提供されてきたが,期待された結果になっていない。

　良質な医療を行うには「診療の質」と「経営の質」が大切であるが,経営の質の中に医療の質は含まれると考えられる。医療の質の担保では,一人ひとりの利用者に最適な医療をいかに提供できて,その成果がどうであるかが問われることになる。同時に経営の質では,医療の質を担保するために何ができるかが問われている。すなわち,これまでの病院経営であたりまえのように見られてきたことを再考して,病院経営のパラダイムシフトを冷静に考えてみることが必要である。

# 2 病院経営のイノベーション

## 1. オープンイノベーション

　オープンイノベーション(open innovation)が世界で注目を浴びたのは,アメリカのカリフォルニア大学バークレイ校のチェスブロー(Chesbrough, H. W.)によるところが多い[2]。その新規性は,経営環境の変化の中で,研究開発を推進するオープンイノベーションの重要性および管理のあり方を,従来の「クローズドイノベーション」(垂直型・知識独占型)と明確に比較したうえで,他の組織

2　病院経営のイノベーション

との連携形態と共通するように一般化しようとしたことである。このオープンイノベーションの考え方に世界各国の研究者や企業が着目し，企業の現場では他の組織との連携が活発化すると同時に，関連する研究も進んできた。換言すれば，インテル，マイクロソフト，オラクル，ノキア，シスコシステムズなどの有力な企業は，自前の研究開発はほとんど行わないにもかかわらず，イノベーティブな企業として成功を収めたことが世界に共通認識されたことで納得感が広まった。同時に，従来型の組織内部での自前の研究開発至上主義やイノベーションは，コントロールしないと成功しないという，これまでのクローズドイノベーションが崩壊しつつあると断じたのである。

すなわち，これまで自前でアイデアを出し，研究開発などを行ってきた企業は，多額の投資が必要であり，それは巨大な企業にしかできないことと暗黙の合意として考えられてきた。例えば，アイビーエムやゼネラルエレクトリック（GE）などのような企業群がその顕著な例である。しかし，上述の思考的流れの中で，イノベーションに関連する技術・知識・アイデアや意思決定方法などの企業の境界線を越えた流入・流出が重要になってきたということが認識され，実務界でもアカデミックな領域においても，企業の内部と外部のアイデアや研究開発成果を有機的に結びつけて価値を創造するオープンイノベーションを支持してきたのである。

さらにチェスブローは別の視点から，企業がこれまでのような内部志向のままでいると，社外の技術の利用が消極的になり，将来性のある事業機会を逃がしている可能性が高いことも指摘し，ある一定の条件のもとでは，外部資源に依存することのほうが望ましいと示した[2],[3]。有名なプロクターアンドギャンブル（P&G）の事例では「コネクト＋デベロプ」として，自社のニーズに対して，社外のパートナーから広く提案を受け付ける仕組みを示した。そこには技術だけでなく，市場調査やビジネスモデルやサービスなども広く対象範囲に入っている。ここから読み取れることは，自社のホームページに公開することで，全世界から企業・科学者・エンジニア・研究者と協働することを推進する意欲と枠組みを公開した勇気と，公開せざるをえなかった環境変化である。

別の事例では，これまでの企業の技術戦略の手の内を明かすことにつながる研究開発課題の公募も行われている。それは外部から最適な技術を獲得するために研究開発課題を公募して提案を募るオープン形式で連携相手を探る企業，例えば，大阪ガス，資生堂，シャープなどにみられる。

このように，オープンイノベーションを基礎研究段階での共同研究として狭義

にとらえるのではなく，技術・商品・サービス開発・設計・製造・マーケティング・流通などの一連のものを含むように広義のオープンイノベーションとしてとらえる。この考え方は，チェスブローが，オープンイノベーションを「知識の流出と流入を自社の目的にかなうように利用して社内のイノベーションを活性化させるとともに，イノベーションの社外活動を促進する市場を拡大すること」と広義に定義したことでも裏づけられる[2),4)]。すなわち，オープンイノベーションの成否の課題は，知識の結合のリスクとチャンスをいかにバランスさせるかである。

## 2．オープンイノベーションの生まれた背景

　オープンイノベーションの背景には，第一に，社会的・技術的なネットワークの変化によって，クローズドイノベーション型の企業による技術革新が最適なモデルにならなくなってきていること[5)]がある。

　第二に，企業が自らの領域の中でも，最先端の知識や技術をつねに自分で得ることができなくなってきていること，さらに，自社にある既存の技術やサービスを提供する必要性が増大してきたこと，それだけ必要とする知識の基盤が広く，深くなってきていることであり，自社だけでそれらを賄うことができなくなってきていること[6)]がある。

　第三に，知識そのものの流動性が増していることがあげられる。すなわち，技術や知識を移転するコストが低くなれば，それだけ外部から入手しやすくなり，オープンイノベーションを戦略として選択する企業が出現しても不思議はない。企業で言えば，専門知識をもった研究職の流動性，熟練した労働者の流動性，大学院教育を受けた従業員の増加，ベンチャー企業の増加と投資ベンチャーキャピタルの増加[6)]，製品のモジュラー化，産業の水平分業化[7)]，情報通信技術の発達による地理的距離を越えた研究開発が可能になったこと，知的財産制度の法的確立などによって，企業間での技術・知識移転や相互補完が高まることで，オープンイノベーションが世界の企業で注目を浴びてきたと考えられている。

　クローズドイノベーションの限界についてチェスブローが明確に示したのが，破壊的イノベーションである[2),3)]。それは既存技術に立脚した市場セグメントを破壊するほどのインパクトをもっているが，初期段階では性能の低下が生じたりするような技術を指している。例えば，携帯電話は，最初は既存の技術より見劣りし，市場がまだその新技術を受け入れる体制が整っていないために，草創期にはその利便性は感じられなく，かえって不便なように見られていたが，時間の経過とともに，その有効性や実用性が認められ，最終的には既存の電話を凌駕し，

現在では世界中が携帯電話一色となったことからもわかる。つまり、そのときに既存の技術に依存して立脚する企業ほど、戦略的にはより安全な行動を選択する傾向にある。そのような場合は、近い将来、ハイリスク・ハイリターンで勝負に出るような新技術に立脚する新興企業に追いつかれ、追い越されることになる。

以上からわかるように、新技術が社会に与える影響を予測することは非常に難しく、日常の視野からでは全く想像もつかないことも起こるし、新市場を創造するような新技術も実際には存在するので、それらに対応できるような組織としての土壌を育成しておく必要がある。このような不確実性の中で、クローズドイノベーションには限界がある。同時に、アイデア・人材・技術の流出によってその基盤が崩壊した企業もある。現行の技術や市場の枠を超えた、はみ出したアイデアやその実行を葬るのではなく、日の当たるところに出すことが重要になる。

## 3．組織内の吸収能力

企業のイノベーション機能が、クローズドイノベーションからオープンイノベーションへと変化し、オープンイノベーションに関しても、以前のような産学連携の研究部門中心の新技術の受け入れだけとした狭い考え方ではなく、事業化とその成功をより目指した、企業との連携を包含した領域までカバーするようになってきた。また、そのために必要な専門部署や専門スタッフを専任で配置する企業が増加してきた[8]。これは、これまでの特定の大学の特定の研究室あるいは特定の教員から特定の技術やノウハウを取り入れるという狭義のモデルではなく、企業と大学・他の企業との組織的で広範囲な連携あるいは複数と狭義の連携をとることで、結果として広義の成果を得て、企業の戦略に関与する重要なテーマについて組織的に複数の共同研究を行うモデルに変化してきたと言える。

コーエン（Cohen, W. M.）とレビンサル（Levinthal, D. A.）によれば、外部から知識や技術やアイデアを取り入れて、収益化を図るためには、企業内の吸収能力（absorptive capacity）が重要になるという[9]。ある意味では、その機能がオープンイノベーション導入の成否を分けることにもなる。ザーラ（Zahra, S. A.）とジョージ（George, G.）は、技術の獲得、同化、事業モデルの変革および収益化の4段階で、それぞれについて必要な能力について言及している[10]。この段階に沿って考えていくと、オープンイノベーション部門の役割は、技術や最新知識を獲得し、自社の研究部門や事業部門内に同化させ、事業部門におけるイノベーションや収益化まで行うこととなる。そこには広義のオープンイノベーションの考え方を行い、研究だけでなく事業化に伴う広範囲な流通なども含まれる。

すなわち，新たな技術や知識やアイデアが導入され，事業部門における新商品・新サービスの開発や新事業モデルの構築など新たな活動が必要となる。それに伴い，これまでの諸活動の基本的な変更が必要となる。これらからイノベーションが生まれてくる。しかしながら，これまでの基本的な諸活動のモデルの変更は，コストを伴うことになる。したがって，現場である事業部門が納得のいくような外部技術やノウハウなどを取り入れなければ，オープンイノベーションの成果が上がらないことにもなりかねない。

オープンイノベーション部門の設置は，基礎研究から事業化までを視野に入れたオープンイノベーションを，日常的な業務として社内に位置づけることになる。これまでのようなヒトやギジュツといった経営資源とは異なった意味での専門部門の能力が求められるのである。すなわち，外部環境に応じた企業変革や事業変革を臨機応変に行うことを支援する組織となり，これまでの自前で研究開発，事業化などを日常業務としてきた部門に大きな変化を求めることになる。

## 4．医療におけるオープンイノベーション

近年，医療においてもICT（information and communication technology）を含めた異なる技術の融合による新たな技術開発や商品開発，さらには異なる産業を横断した新たなルールに基づくビジネスモデルやイノベーションが実現している。その背景にはコンバージェンス（convergence，融合）という経済的かつ社会的現象が存在し，従来の企業間・産業間競争をより一層複雑なものとしている。コンバージェンスは顧客を含めた企業間での戦略提携やM&Aなどを急速に加速させ，既存の企業境界を大きく変化させ得る引き金となっている。そこでは，既存の単なる異業種間競争というビジネス軸を越えた異業種間連携によるオープンイノベーション[2],[3]が企業戦略の経営革新モデルとしてますます重要となりつつある。例えば，ICT産業と医療・介護・保険・医薬品産業との融合は，遠隔医療，遠隔介護，遠隔健康管理，医療情報管理，新薬分散型開発，薬物医療情報支援といった新たなビジネスプロセスやビジネスモデルというライフイノベーションを生み出しつつある。つまり業界・産業内での企業間競争や異業種間競争を重視した戦略から，顧客を含めた様々な産業（企業）とのオープンイノベーションへの転換が現代企業にとって急務であることを意味している。

NTTの三浦惺社長は日本経済新聞の「経営者の提言」で次のように言及している（日本経済新聞，2012年4月16日朝刊）。彼はコンバージェンスすなわち融合が，現実の社会の中に溶け込んでいると言う。例えば，金融と数学が融合して

## 2　病院経営のイノベーション

金融工学，生物学や医学，化学が融合することで遺伝子工学といった新しい学問領域が生まれ，あるいは産業と別の産業が融合することで新しい産業が生まれていると指摘している。特に，あらゆるものがネットワークにつながり，あらゆる情報がデジタル化され，処理され，利用される時代だからこそ，エネルギー，環境，自動車，住宅といった分野の高度な技術がICT（情報通信技術）と融合して，新しいサービスが創出されつつあるということを理解すべきとしている。例として，尾瀬ヶ原の奥にある福島県の檜枝岐村では医療とICTとのコンバージェンスが実験的に進められている。日本の過疎地の典型的な事例として，過疎化と高齢化が進む村でNTTグループは医療機関などといっしょに2011年夏から遠隔健康相談を始め，村内の家や診療所，集会所を光回線で県内の病院と結んでネットワーク経由で健康相談をすると言う。ICTによって地域社会と医療機関が連携し，村全体の住民を見守る仕組みができあがっていると言える。それをどのように利用するかは，村の組織力や個人の能力によるところが大きいが，少なくとも大規模実験としては機能して成果を上げたと言える。このように，もはや一企業だけで新しいサービスや産業を立ち上げるような時代ではなく，外部とオープンにして融合することが，消費者が感じる価値として，企業と企業が，あるいは企業と地域が価値創造を行うことの重要さがわかる。算術合計ではなく，相乗効果やイノベーションを新たにつくり出すことに意味がある。様々な融合やオープンイノベーションによって，イノベーションがイノベーションを生んでいくように，新しい価値と活力を生むことが，日本社会が日本として自立し，世界に再度飛躍し，製品もサービスも「メイドインジャパンは最高」という評価を得る原動力としてICTが機能すると言う[11]。

　この文章の中でキーワードとなっているコンバージェンスはここ数年でよく耳にするようになった現象であり，経営学・経済学・社会学さらには情報学そのほか理工学研究では未開拓の分野である。また，オープンイノベーションはアメリカの産業界から広がり，これにかかわる学術研究はまだ始まったばかりである。イノベーションやMOT（技術経営）にかかわる主要な国際ジャーナルでも，日本の経営系の雑誌でもオープンイノベーションにかかわる特集が組まれるようになり，この領域でのますますの研究活動の促進が今後想定される。

　コンバージェンスに対応したオープンイノベーションの推進においては，従来のクローズドイノベーションでは不十分である。なぜなら，企業内での異なる組織や専門分野を横断した多様な知識の統合の必要性だけでなく，世界の優れたパートナー企業からなるグローバルなネットワークを構築し，オープンイノベー

ションのマネジメントにより世界中に分散した優れた知識を企業内の知識と統合していくことが最重要課題となるからである。例えば，病院など医療機関においては，本章の第1節「医療経営のパラダイムシフト再考」で示した経営課題に対して，病院をいかにマネジメントするかが問われており，質の高い医療サービスの実現へ向けた経営改革や業務改善を推進していくだけでなく，将来にわたる継続的な学習と成長が重要となってくる。このためには病院内の個人や組織が有するノウハウやスキルといった知識の共有・活動だけでなく，病院間など他の医療機関との関係，医療機器・医薬品メーカーさらにはICT企業とのオープンイノベーションによるナレッジマネジメントがますます重要となりつつある。なぜならこのようなオープンイノベーションによる経営革新モデルの構築は，新たな医療提供方法の開発や各種医療支援の高度化を促進し，医療の質や顧客サービスの向上につながるからである。

　一方，このような自組織における学習と成長は，BSCにおける財務的視点，顧客の視点，および業務プロセスの視点における戦略目標や目標値を達成するために，組織の学習能力や経営革新力という将来の成長に向けたライフイノベーション実現のための重要な要素ともなる。

　しかし，このようなオープンイノベーションに対応したミクロな戦略プロセスや組織メカニズムという経営革新モデルは学術研究面ではほとんど明らかになっていない。「企業はステークホルダーである顧客を含めたライフイノベーションをいかにして実現していくのか」，「ライフイノベーションを実現するようなビジネスエコシステムはいかなるものか」，「企業はコンバージェンスの環境下で自社の企業境界・産業境界をいかに設定し，かつこれをどのようにしてダイナミックに変化させ，新たな事業領域であるライフイノベーションを実現していくのか」，「企業はダイナミックに変化する企業境界において，いかなる戦略と組織にかかわる行動をとるべきなのか」，「このためのリーダーシップやマネジメントなど経営革新モデルはいかにあるべきか」など，多くのグローバル企業（医療・介護・福祉・医薬品産業・ICT産業など）に与えられた実践的課題は数多い。

## 5．医療におけるオープンイノベーションとコンバージェンス

　近年，高齢化の進展や緊急時リスク管理の重要性に伴う医療の高度化，介護・健康への国民の意識の高揚，緊急時・災害時医療，遠隔医療，遠隔介護，電子カルテの導入，医療費の高騰などといった多くの医療問題は世界中の共通の社会的課題である。

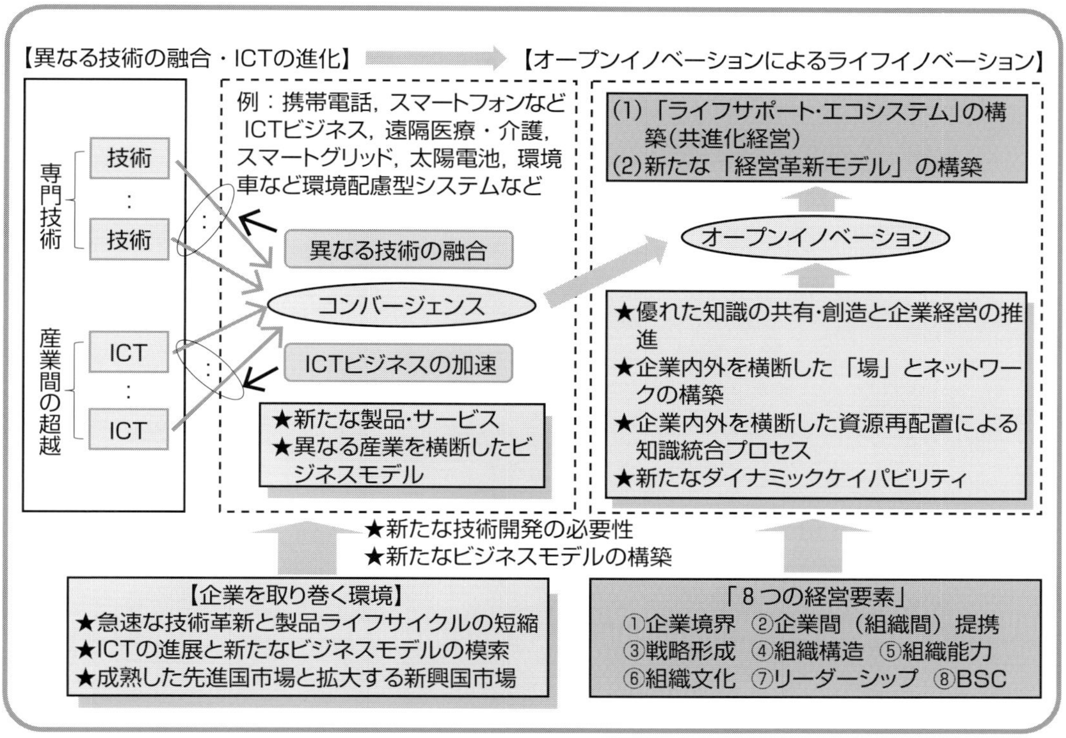

2　病院経営のイノベーション

```
【異なる技術の融合・ICTの進化】　→　【オープンイノベーションによるライフイノベーション】
```

図中テキスト:

- 専門技術：技術…技術
- 産業間の超越：ICT…ICT
- 例：携帯電話，スマートフォンなどICTビジネス，遠隔医療・介護，スマートグリッド，太陽電池，環境車など環境配慮型システムなど
- 異なる技術の融合
- コンバージェンス
- ICTビジネスの加速
- ★新たな製品・サービス
- ★異なる産業を横断したビジネスモデル
- オープンイノベーション
- (1)「ライフサポート・エコシステム」の構築（共進化経営）
- (2) 新たな「経営革新モデル」の構築
- ★優れた知識の共有・創造と企業経営の推進
- ★企業内外を横断した「場」とネットワークの構築
- ★企業内外を横断した資源再配置による知識統合プロセス
- ★新たなダイナミックケイパビリティ
- ★新たな技術開発の必要性
- ★新たなビジネスモデルの構築
- 【企業を取り巻く環境】
  - ★急速な技術革新と製品ライフサイクルの短縮
  - ★ICTの進展と新たなビジネスモデルの模索
  - ★成熟した先進国市場と拡大する新興国市場
- 「8つの経営要素」
  - ①企業境界　②企業間（組織間）提携
  - ③戦略形成　④組織構造　⑤組織能力
  - ⑥組織文化　⑦リーダーシップ　⑧BSC

図 2-1　ICT・オープンイノベーション・コンバージェンスと経営の関係
出典）児玉　充（2011）

「人を守る」ことを基軸に置いた社会全体のライフイノベーションの促進には，医療・福祉・保健という中心的産業の活動のみならず，ICT・エネルギー・電機・機械・流通・金融など多様な分野を横断した有機的な連携（コラボレーション，アライアンス）を通じたオープンイノベーションによる経営革新モデルの構築が重要となる。

以下に，近年における医療分野におけるICT分野のコンバージェンスによるオープンイノベーションの事例を示す。

【事例1】

アメリカのシスコシステムズと病院とのコラボレーション
－新たな遠隔医療システムの開発

　アメリカのシスコシステムズ（以下シスコ）は，患者がこれまでにない方法で医師とコンタクトをとることができ，診察を受けることができる先進的な遠隔医療テ

-23-

クノロジープラットフォームを実現可能とした。従来の遠隔医療アプローチのほとんどは診療への物理的なアクセスに関する問題を重点的に扱っていたが，シスコはそれに加え，次のような四つの重要な医療の課題にも対処可能とした。

① 診療能力（専門医の不足と生産性）
② コラボレーション（一人の患者と多数の医師間，多くの医療施設間，多くの患者間のコラボレーション）
③ 情報交換（参加者が重要な医療情報を共有して表示できる）
④ パーソナライゼーション（患者をより積極的に診察に関与させる）

　このような斬新的な遠隔医療プラットフォームの実現は，シスコが有するICTのノウハウと病院など医療機関が有するユーザーインタフェース技術や業務ノウハウなど多様な知識とのコンバージェンスにより実現した。さらに，高精細ビデオ，クリアな音声，医療機器との接続により，従来の患者との対面による診察でさえほとんど成し得なかった医師間のコラボレーションと患者中心のパーソナライゼーションの実現を支援可能とした[12]。

## 【事例2】
### 東京慈恵会医科大学と富士フイルムとのコラボレーション
### －新たな医療情報システムの開発

　近年，医療・介護の現場で着目されているのは，iPhone，iPadやアンドロイドなどスマートフォンやタブレットを活用した医療支援である。2010年7月に東京慈恵会医科大学とICTソリューションの開発を手掛ける富士フイルムとの間で，「ひとつでも多くの命を救うプロジェクト」の推進に向けて共同開発が行われ，2011年6月に本システムを商用化した。患者の画像や心電図などを院外から確認する新機能を搭載し，救急医療を広くサポートし，脳卒中の救急医療をスマートフォンでサポートする遠隔画像診断治療補助システムが開発された。本システムは，脳卒中を発症した救急患者を受け入れた病院から，院外にいる専門医のもつスマートフォンに患者の検査画像や診療情報を送信し，治療に必要な処置情報を効率良くやりとりすることで，病院内での診断や治療をサポートすることが可能となる。

　病院でいかに迅速かつ適切な処置や治療ができるかが，患者の生死や予後を大きく左右する脳卒中治療において，救急医療の現場では非常に有用性が高い。脳卒中医療において，患者受け入れ体制や正確な早期診断をすることは極めて重要である。そこで開発プロジェクトは新たな遠隔診断・治療補助システムの開発に向けて，院

内・院外のどの場所にいても患者情報を迅速に取得することができ，そのシステムの活用により，多くの専門医の診断・意見を仰ぐことを可能とする新しい医療情報システムを構築した。本システムは従来の遠隔画像診断システムとは異なり，脳卒中医療において，チーム医療を生かすための重要な機能を保有し，脳卒中医療従事者全員が同じ情報を共有して迅速に対応することを可能とする。スマートフォンやタブレットなどのICTによって，世界中の医療現場での救急医療を効率的かつ広域に支援することで，医療の質の向上，人びとの健康の維持・増進に貢献することが可能となる[13]。

以上，事例で示したような医療分野におけるICT分野とのコンバージェンスによるオープンイノベーションは，現在，グローバルレベルで進展している。そしてこのようなコンバージェンスに対応したライフイノベーション戦略の重要性が近年ますます高まっている。一方で，コンバージェンスが生じるのはICT産業と医療・福祉・保健産業だけではなく，近年様々なハイテク産業（医薬品・エレクトロニクス・機械・自動車・化学・材料など）でも生じており，これに対応した適切な企業経営がオープンイノベーションによる経営革新モデルにあると筆者は認識している。

さらに近年では，スマートフォンやタブレットを活用した福祉・介護に関する情報共有ネットワークの構築を推進している国も数多く存在する。アメリカ・スウェーデン・ドイツ・イタリア・フランス・イギリス・韓国などでは，地域住民への介護アドバイス・カウンセリング・介護相談などの情報交流，コミュニティ内（ヘルパー・ボランティア・介護者など）での情報交流等やインターネットによる掲示板としての利用が進んでいる。携帯情報端末の利用形態は多様な領域に拡大しており，コミュニケーション支援，生きがいの創出支援，社会参加支援，ハンディキャップの補助，介護・保健・医療等の業務支援などに用途が急速に拡大しているのが特徴である。

スマートフォンやタブレットという携帯情報端末による利用プロセスとして，福祉情報・教育情報・産業情報・行政情報という個々の機能別ネットワークが最初に構築され，それぞれのネットワーク内での活用が促進されていくことが明らかとなっている。その後，さらにこれら機能別ネットワークを融合・統合した新しいクラウドコンピューティングを基盤とした地域情報流通基盤としてのインフラ構築へと発展していくシナリオが考えられる。ブロードバンドやワイヤレスなどICTインフラが発展した先進諸国では，携帯情報端末とクラウドコンピュー

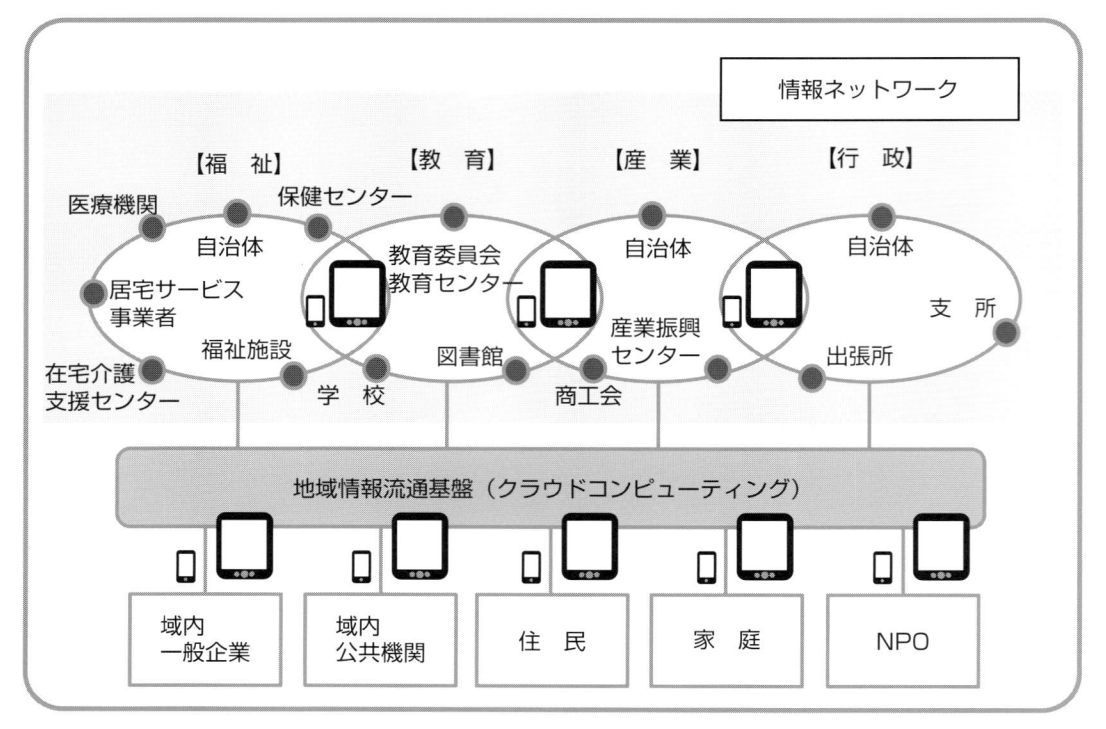

図 2-2 新しい地域社会コミュニティの創造
　　　－携帯情報端末とクラウドによるバーチャルコミュニティ
出典）児玉　充（2011）

ティングによる新しい地域社会コミュニティが創造されていくことを示唆するものである（図 2-2）。

　現在では，このような携帯情報端末とクラウドコンピューティングというインフラが，在宅医療・介護福祉・各種社会活動支援・健康づくり・健康増進・ヘルスプロモーションといった，医療 → 福祉 → 保健という人間にとって重要なライフサポートサイクルを円滑に推進する最も重要な ICT プラットフォームとなりつつある。このような ICT プラットフォームは，新たな，人を守ることを基軸としたライフサポートエコシステムの一つのモデルでもある（図 2-3）。

　しかし，このようなライフサポートエコシステムを構築するための経営革新モデルに関する学術的な理論研究と実証研究が，経済学的視点，経営学的視点，社会学的視点，情報学的視点，理工学的視点，医学的視点，薬学的視点という学術領域をグローバルレベルで学際的になされていないのが現状である。

## 2　病院経営のイノベーション

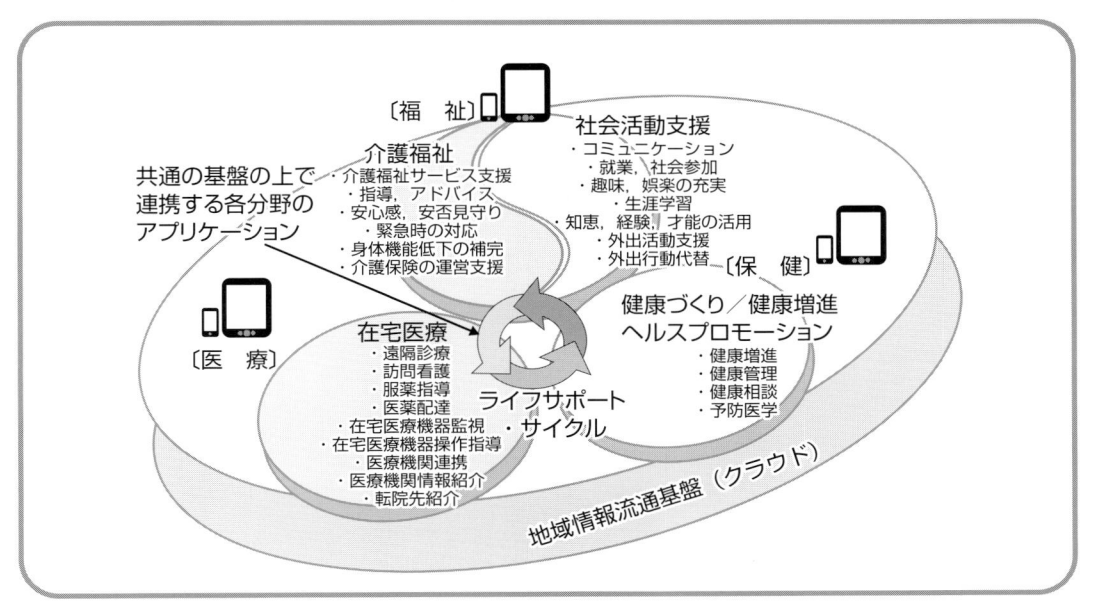

図 2-3　ライフサポートエコシステム
　　　　－携帯情報端末とクラウドコンピューティングによる医療・福祉・保健分野連携
出典）児玉　充（2011）

## 6．病院経営での垂直・水平な医療福祉連携モデルによるパラダイムシフト

　病院経営で，なぜICTの活用なのか，なぜ自分たちの戦略を実行するにあたりICTが必要なのかを明らかにしたうえでの，ICTを積極的に取り入れるマインドづくりが第一に必要となる。前述の事例からもわかるように，これまでの遠隔医療は，病院と病院，病院と診療所が主流であるが，今後は，急性期の病院であっても，慢性期の病院であっても，開設主体が何であろうと病院は，病院・診療所・個人・福祉施設などの関連でICT技術が必要になる。それを実際に行うに際しては，人的な要因と技術的な要因があるが，人的な要因としては，医師，事務職および看護師のマインドを変えることが重要となる。この3職種の意識を変えるためには，まずは環境づくりが必要で，環境をつくるためにも，成功事例を多く示し，初めは反対していても納得すれば積極的に活動してくれる医師に，実際に事実と数値を示し，理解してもらうことによって医師のマインドを変えることが求められる。

　まずは，成功事例の水平的広がりが必要となり，そうなるとプロジェクトチー

ムでの学習が効果を上げる。具体的に言えば，ICT 企業と医師のイノベーションを起こすには，相互学習が必要である。しかし，これまで医療関連以外の企業は，"医療は難しい"，"医師の扱いがわからない"，"共同研究しても医療にいいとこ取りされる"といった感触を漠然ともち，あまり縁がなかった企業が多い。

そこで内部と外部の開放，すなわちオープンイノベーションの運用が医療で求められる。このとき，何もないところから発想することは難しいため，まずは基本の四つの視点を中心に考えることができる BSC の発想と枠組みの提示が効果的である。すなわち，ビジョンをいかに実現していくかというシナリオ（戦略）を可視化し，コミュニケート機能をもち，基本は 2～3 年の中期目標を明らかにし，主要な戦略の全体像を示す戦略マップと戦略の各要素（戦略目標）の進捗を評価し，管理し，基本的には単年度単位で具体的な指標，アクションプラン等を決定するスコアカードを有効に利用した展開をすることである。そのときに，水平的な地域の医療・福祉・保健連携モデルと，ICT を機能させた垂直的な医療政策と個々の医療・福祉施設の連携モデルを考えることが可能になる。

このように地域社会で BSC を活用し，地域の医療機関，住民，医療制度にかかわる戦略を通して，BSC で結びつけることは可能である。しかしながら，ツェルマン（Zelman, W. N.）らは，ある地域ですべての病院が BSC を利用したとしても，病院と病院が連携した BSC を利用したとしても，個別医療機関で，院内でカスケードされた BSC とは本質的に異なると主張する[14]。しかし，地域を病院と考え，地域内の医療機関や福祉施設を病院内の部門・部署と想定すれば，個々の病院で行うようなカスケードを同じように行うことは可能である。それを

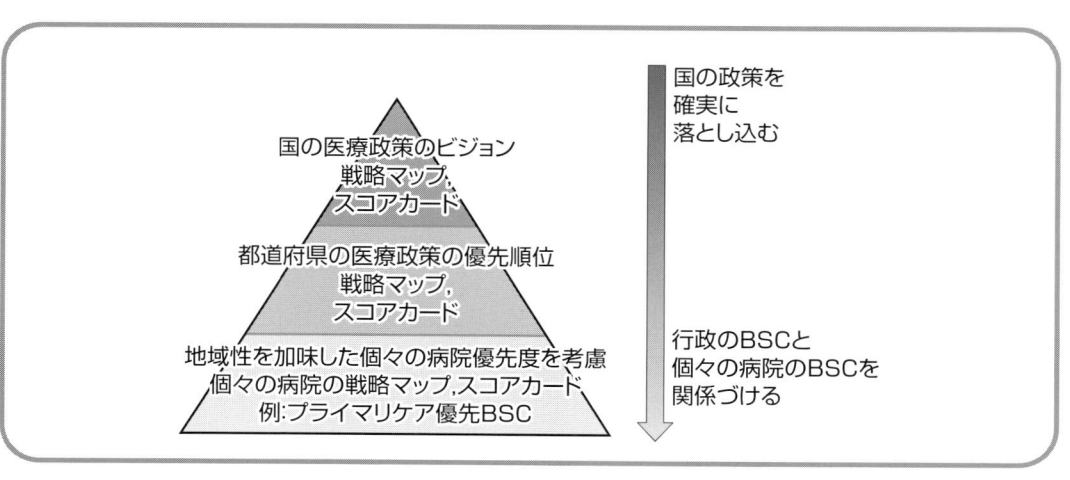

図 2-4 医療政策と病院経営のパラダイムシフト

## 2　病院経営のイノベーション

実行したのが，カナダ・オンタリオ州であり，医療政策の作成と浸透のためのBSCの利用である。それはOntario Hospital Report Cardの運用で，病院と州政府，病院と一般市民との関係をつくったうえで，州政府の戦略の伝達と州の病院全体でBSCの利用に成功した[15]。これによって，病院の部分最適から全体最適へ，病院の全体最適から地域の全体最適へBSCの利用が広まっていくことになった。

これらの成功要因は，この一連のプロセスで，業績を記録することから管理することへの進化であり，その進化の中で起きた大きな変化は三つあった。

① 利用に基づいた報告から質に基づいた報告へと変化した点。
② 州全体から個々の病院レベルの報告へ変化した点。
③ 専門家から一般市民への報告へと変化した点。

これらがBSCの活用から生み出された。さて，病院での他の病院や企業との提携，コラボレーション，アライアンスには，主に3種類ある。第一が資源依存型である。病院にとって必要であるが保有していない資源や能力をもつ他の組織とアライアンスする。第二は取引コスト型であり，市場取引に関するコストを減少するためのアライアンスである。第三に学習型であり，病院が他の組織のもつ知識や能力を学習し，他との結びつきによって新たに知識や能力を創造するためのアライアンスである。

これらを行うことで，病院は，他組織からの資源を獲得し，複数の組織が協力してプログラムを行うことが可能になり，協働行動することで，他の組織から知識を獲得したり，他の組織と協力して知識を創造することができるようになる。すなわちコンピタンスが結合される場をつくるのである。そうすることで市場と階層が異なる複数の組織の関係がつくられ，パワーや信頼などを組織的に学習していく経験などを蓄積することができるようになる。

筆者は，医療におけるアライアンスで，特に大切なことは，競争優位のみを目指すのではなく，医療資源の最適化を最優先にすることであると考えている。なぜなら，病院と地域の他の組織との関係を中心にみると，病院は地域社会で他の組織とのネットワークを通じて地域社会に影響を与えているからである。したがって，病院－病院，病院－診療所，病院－企業，病院－NPOといった地域の様々な組織とネットワークを形成し，それを統合して，全体最適を目指し，限られた医療資源を有効に利用することが必須となるからである[16]。

地域社会を構成する要素であるヒト・カネ・モノ・ジョウホウといった多種多

第 2 章 病院経営におけるパラダイムシフトと経営戦略の変化

様な経営資源を，病院と地域社会が交換し，結合することになる。したがって，組織間のネットワークの複雑さによって組織間の関係が規定され，その結果が地域社会に影響を及ぼすことにもなる。病院は地域社会の中で価値ある多種多様な資源を十分な量とは言えないまでも備えているので，地域での影響力は大きい。

　病院は公共性が強く，世界各国で多くが非営利組織とみなされている。機能している病院にとって，企業と全く同じように競争戦略を主に考えることは社会にとって重要であるのか。病院は，企業と同じように生き残っていくために，ライバル病院と患者獲得競争を行い，医療の本質にかかわらない過剰な付加的サービスを提供し，質の確保を危うくしながら，コストを下げることなどで，競争相手に勝つことだけがすべてではない。医療は人的資源を多く消費するのであるから，限りある医療資源をむだなく消費するという思考に変化すべきである。病院の地域社会での行動を考えると「持続可能な病院 BSC モデル」の開発が望まれる。

　このモデルを考えるのに，前述したオープンイノベーション，コンバージェンス，ICT，BSC の有効活用が期待される。

【引用・参考文献】
1 ) Kuhn, T. S. (1962) *The Structure of Scientific Revolutions*, 1st ed., University of Chicago Press（中山　茂訳（1971）『科学革命の構造』みすず書房）
2 ) Chesbrough, H. W. (2003) *Open Innovation: The New Imperative for Creating and profiting from technology*, Harvard Business School Publishing（大前恵一朗訳（2004）『Open Innovation　ハーバード流イノベーション戦略のすべて』産業能率大学出版部）
3 ) Chesbrough, H. W. (2003) The Era of Open Innovation, *Sloan Management Review*, 44 (3), pp.35～41
4 ) Chesbrough, H. W. (2006) *Open Business Models How to Thrive in the New Innovation Landscape*, Harvard Business School Press（栗原　潔（2007）『オープンビジネスモデル』翔泳社）
5 ) 西村真弥（2006）「イノベーション促進のためのネットワーク最適化の考察」*Unisys Technology Review*, 90, pp.6～19
6 ) Christensen, C. M. and Raynor, M. E. (2003) *The Innovator's Solution: Creating and Sustaining Successful Growth*, Harvard Business School Press
7 ) Simcoe, T. S. (2006) Open Standards and Intellectual Property Rights, Chesbrough, H. W., et al., eds., *Open Innovation: Researching A New Paradigm*, Oxford University Press
8 ) 元橋一之・上田洋二・三野元靖（2012）日本企業のオープンイノベーションに関する新潮流：大手メーカーに対するインタビュー調査の結果と考察, *RIETI Policy Discussion Paper Series 12-P-015*, pp.1～17, 独立行政法人経済産業研究所
9 ) Cohen, W. M. and Levinthal, D. A. (1990) Absorptive Capacity: A New Perspective on Learning and Innovation, *Administrative Science Quarterly*, 35 (1), pp.128～152
10) Zahra, S. A. and George, G. (2002) Absorptive Capacity: A Review, Reconceptualization

and Extension, *Academy of Management Journal*, 27（2）, pp.185〜203
11）三浦　惺（2012.4.16 朝刊）「ICT を触媒に産業融合」『共創で活力を生む日本を始めよう　第18回』日本経済新聞
12）児玉　充（2011）シスコ・ユーザー事例をシスコのホームページおよび新聞等よりまとめた
13）児玉　充（2011）東京慈恵会医科大学および富士フイルムのホームページおよび新聞よりまとめた
14）Zelman, W. N.（2007）髙橋による University of North Carolina at Chapel Hill でのインタビュー
15）髙橋淑郎（2011）「医療政策としてのカナダ・オンタリオ州の BSC」髙橋淑郎編著『医療バランスト・スコアカード研究・経営編』pp.295〜340，生産性出版
16）髙橋淑郎（2011）「地域社会での医療 BSC の活用の可能性〜The Sustainability Healthcare Balanced Scorecard の開発に向けて」『医療バランスト・スコアカード研究』8(1), pp. 20〜41

＊本章は，平成25年度日本大学学術研究助成金総合研究「ライフイノベーションを実現する経営革新モデルに関する学際的研究」（研究代表者：児玉充）による研究分担者：髙橋淑郎の研究成果の一部である。

# 第3章 病院経営における外への戦略・地域への展開

社会医療法人財団 董仙会 恵寿総合病院
理事長　神野正博

　地域を限定した垂直展開；複合モデルの構築の例として，石川県七尾市を中心に急性期病院・介護福祉施設・保健施設などの事業を複合的に展開する「けいじゅヘルスケアシステム」の取り組みを紹介する。保健・医療・福祉複合モデルの構築により「いつでも，誰でも，たやすく安心して診療を受けられる病院にする」という創業精神を具現するばかりでなく，雇用の創出に貢献し，医療ツーリズムの誘致や施設の開放をとおして地域の活性化にも貢献している。

## 1　産業・事業としての医療

　周知のように，日本の人口は2005年を折り返し点として，減少基調に入っている。しかしながら，2040年頃まで65歳以上高齢者が増え続けていくことが予想され，75歳以上の後期高齢者については2050年頃まで増加傾向が続くと予測されている。さらに，2025年には，いわゆる「団塊の世代」（1947～1949年に生まれた人）が75歳に突入し，後期高齢者が総人口の20%弱を占めることになる。この2025年に向かって，医療や介護の提供体制のあるべき姿が議論された。福田～麻生内閣時の社会保障国民会議をはじめ，民主党政権時代の社会保障と税の一体改革，そして現政権の社会保障制度改革国民会議の議論である。いずれにしても，世界のどの国も経験していない超高齢社会に向けて，日本の社会保障は需給ばかりではなく，その負担について議論されている。
　このような人口の変化は社会の仕組みと価値観を変革させ，それに対応する様々な業態にも変化を及ぼすに違いない。私たち医療機関も，当然のことながら，公共の一員であり，社会情勢によって，その使命も変わる。従来，医療は，消防や警察，防衛などとともに，社会のコストとしてのとらえ方もあったと思われる。しかし，今や医療は高齢化する地域社会で「安心」をキーワードにした産業とし

て，さらには雇用を吸収する事業としての役割も期待されてきているようにも思われる。

## 2 サービス向上と経営

人びとは費用を抜きにして考えれば，至れり尽くせりのサービスとすばらしいアメニティの病院を希望する。アメリカ・オレゴン州の衛生局には以下のような掲示があると聞く。

- ●すぐ，いつでも診てもらえる（free and easy accessibility）
- ●質の高い医療が受けられる（high quality）
- ●安い医療費（low cost）
- ○国民は三つのうち二つは自由に選択できるが，三つとも求めることは不可能である（いわゆる「オレゴンルール[1]」）。

一方，日本はフリーアクセス，国民皆保険のもとで，WHOが認める世界一の水準の医療を，先進国のほぼ半分の医療費で提供してきたわけである。しかし，それが，「医療崩壊」という名で綻び始めているのも事実である。すなわち，質の高い医療をいつでも受けるためには，それなりの負担は必要であろう。質の高い医療を安い医療費で求めるならば，受診制限を設けなければ施設や人的負担は増大するばかりである。安い医療費ですぐに診てもらうためには，質は担保できないはずである。唯一，この三つを同時にかなえる方法は，誰かの献身的，犠牲的努力に頼ることであろう。それが「医療崩壊」の一因であったに違いない。

社会保障負担の議論に国民は覚悟がいる。日本で上記の三つを同時に手に入れることは不可能になってきた。そのうえで，私たちが提供する患者や家族へのサービスを考えるときにも，同様にこの三つを求めることは不可能であると認識すべきである。特に，サービス提供の費用捻出と費用負担を見据えながら，サービスの向上につとめるべきであると考える。

すなわち，このサービスの向上は以下の視点によるものとなろう。患者の増加や囲い込みなど病院の本業につながるサービスを提供するか，患者や家族が医療費に加えてエキストラ費用を負担してもいいと思わせるサービスを提供するか，地域の企業とコラボレーションすることで利のあるサービスを生むことができるか，社会貢献（CSR：corporate social responsibility）としてアピールできうる

サービスであるか，である。

## 3 「ものづくり」から「ことづくり」へ

　Made in Japan が揺らいでいる。輸出を中心とする製造業で，為替の問題，労働者問題，国境問題などの逆風が吹く。さらには消費者というよりはサプライヤー視点による，もののガラパゴス化は消費者の離反を招き，「ものづくり」の衰退が叫ばれた。一方，アメリカのアップルのように，仕組みなど知的所有権は自社で開発・構築するものの，実際のものづくりは，新興国に任せてしまうモデルも存在する。もちろん利益の大部分はものをつくった工場ではなく，仕組みをつくった知的所有者が得るというモデルである。

　また，超高齢社会の到来により，ものの内需は縮小していくと考えられる。車や住宅，IT 機器にゲーム機などと，より新しいものへの欲望が旺盛なのは若年層である。高齢者は，ものへの欲求に変わって，ものとしては残らない食や旅行，そして身体能力の低下に伴って「安心」にかかわるサービスへ欲求が強くなるものと思われる。

　従来，サービス業は日本の GDP の3分の2を占めるものの，生産性が低いと言われていた。しかし，ここへきて製造業の「ものづくり」に対して，サービス産業の「ことづくり」を商品化することこそ，これからの日本産業の牽引役として期待されているのである。

　そこで，私たちの「ことづくり」である。病院において，ヒポクラテスの時代から存在する医療というサービス提供に加えて，この医療という安心を柱に据えた，新しいサービスの開発・構築が待たれているのである。それが，医療の枠を超えた外，すなわち産業への貢献であり，また同時に昨今の医療費削減基調の中で，自らの持続可能性のための担保となりうるに違いない。

## 4 地域と医療

　そもそも病院の顧客（患者），利用者とはどのような人たちであろうか。おそらく日本の多くの病院における患者の90％以上は，通える地域の住民ではないだろうか。ここで言う通える地域というのは，二次医療圏という範囲にこだわらず，

交通インフラが発達した日本の中で，大きな苦労なく通院できる地域ということになる。恵寿総合病院の患者の99％以上も，病院が存在する能登中部医療圏と隣接する能登北部医療圏，石川中央医療圏，ならびに富山県の高岡医療圏の住民である。いずれも距離こそ離れていても，道路インフラの整備のもとで車や公共交通機関で十分通える範囲からの患者なのである。残りのわずかの患者は，里帰り出産や，観光で能登を訪れて受傷したり，病気を発症したりした患者，あるいは地縁・血縁を頼って療養を目的として訪れた患者である。また，同様に健診受診者の多くも，地元在住者か地元の企業に勤める労働者ということになる。

　この患者の流れは，東京の中心部にあるいわゆる有名病院でも同様であろう。二次医療圏や都県の境を越えて通える範囲の住民という物差しで把握するならば，おそらく90％以上は，やはり通える地域住民ということになるに違いない。以前に訪問した世界に冠たるマサチューセッツジェネラルホスピタル（MGH），メイヨークリニックですら，50％の患者は周辺住民であると聞く。この傾向は，専門特化型病院を除いて，一般的な病院すべてに成り立つ流れではないかと思われる。

　一方，日本の基幹産業である自動車産業をはじめとする製造業は，すでに内需から外需へシフトし，その収益の多くは製品や技術の輸出によって稼ぎ出される構造に転換している。能登半島には和倉温泉という一大観光地があり，利用者の90％以上は非日常を求めて来訪する地域外住民であるが，最近ではアジア諸国からの入り込み客も多い。また，農林漁業は地方の生産地から大量消費地である都会に商品を配送することによって成り立っているのである。

　このように，他の多くの産業と異なり，医療は地域における雇用の大きな吸収先であると同時に，極めて地域密着型であり，かつ地域完結型の産業と考えられる。ならば，病院は地域から人が去らないように地域振興に協力し，安心の提供に腐心しなければならない。一方，地域もまた，病院医療が崩壊しないように，医療の使い方を工夫していただきたいと願うものである。

# 5　医療サービスの本質

　医療が提供すべきサービスの本質は，安心の提供にある。より満足度を高め，より便利さを追求するサービス，より快適さを高めるサービスは二次的な目標であるはずである。しかし，後者のサービスは医療の産業化の視点から，決してないがしろにすることはできない。前述のように，医療費抑制圧力の中で病院を持

続的に運営していくための収入源の一部として，あるいは地域振興の一助としてあたるべき重要な課題に違いないのである。

以下では，一般論に加えて，当院の戦略と具体例を示す。

## 1．「安心」のサポートサービスとしてあるべき姿

病院における安心は，医療そのものの質の担保であることは言うまでもない。加えて，清潔・静穏なども安心に直結する。しかし，日本の医療で喫緊の課題は先にあげた高齢化である。とするならば，「アフターサービス＝面倒見のよさ」がキーワードになると確信する。

すなわち，若年者の病気の多くは急性疾患であり，その多くは治療によって改善・治癒し，医療から離れていく。一方，複数の慢性疾患をもつことが多い高齢者では，救急など急性期医療ももちろん必要であるが，それだけでは終わらない。急性期医療のアフターサービスとして，亜急性期医療，慢性期医療，在宅医療など病気の経過（病期）や介護度などに応じた安心の連携が強く求められる。ここでいうアフターサービスは面倒見の良さということになるのではなかろうか。

さらにアフターサービスは医療や介護サービスに限ったものではない。高齢者を地域で支え，そして自立を促す見守りのサービスが必要だと考える。この見守りのためのプレイヤーは，私たち医療にかかわる病院や診療所の連携のみならず，訪問看護ステーション，居宅介護事業所，調剤薬局，さらには地域の自治体，そして医療・介護・福祉に関連する各種事業所となるだろう。「安心」の医療を中心に据えた地域の営利・非営利を問わない事業者の集合体の組織化が重要なのである。営利事業者として，例えば，住宅産業にかかわる建設業者や不動産業者，通信事業者，介護福祉機器販売事業者，商店街の個人商店，スーパーマーケット，ドラッグストア，警備保障会社，タクシーなどの運輸会社，給食会社など，ありとあらゆる地域の事業者がかかわってよいはずである。

このような医療を核にした「地域総力戦」が求められ，そしてその結果としての高齢者にとって住みよい地域の誕生から，雇用が生まれ，街が賑わい，安心の子育てが可能になるのである。

その中で，"医療から介護へ"，"病院・施設から在宅へ"を中学校区単位で見ていこうという地域包括ケアの考え方が示されている。すなわち，先にあげた，様々な病期にかかわるのは，急性期病院ばかりではなく，リハビリテーション病院や慢性期病院，診療所さらには介護施設や通所施設，訪問サービス事業者，居宅系サービス事業者など，国公立などの公的医療法人，社会福祉法人，さらには

株式会社や個人立まで，その設立母体ばかりでなく，規模や職員構成・職員数まで多岐にわたる。

　特に在宅介護を継続するにあたっては，要介護者の健康維持のため，また介護をする家族の肉体的・精神的な健康維持のために，こと細かく在宅と通所施設，入所施設，さらには医療的な処置を施す病院間の連携，それによる有限な施設サービスの「分かち合い（share）」が必須と考える。ここでの病院は患者の重症度に応じて，一般急性期病院，在宅の駆け込み寺的な亜急性期病床としてのいわゆる地域一般病床，在宅支援病院が想定される。

　「分かち合い」のためには医療と介護さらに福祉の垣根を越えた，つなぎ目のない（シームレスな）連携が必要である。そこでは，顔の見える連携ばかりではなく，ITを利用しての情報共有の仕組みも考慮すべきである。それこそが，地域住民が安心して暮らすことができる仕組みであり，地域の医療・介護・福祉事業者が一体となって取り組むべき地域の生き残り策の根幹を成すものだと理解したい。

　このように，地域包括ケアには，情報の共有が必須とはいえ，すべての事業者間での情報の共有は現時点では難しい。内閣総理大臣を本部長とした内閣官房の高度情報通信ネットワーク社会推進戦略本部（IT戦略本部）において，総務省，厚生労働省，経済産業省の共同事業として，①「どこでもMY病院」構想の実現，②シームレスな地域連携医療の実現という二つの実証事業が進行中である。後者はまさに地域の連携機関をシームレスにつなげようとするものである。一方で，実証事業が終わった後の費用負担の面と，居宅系介護サービス事業者や零細介護事業者におけるデジタルデバイドが危惧される。また前者の「どこでもMY病院」は，いわゆるPHR（personal health record）である。患者・利用者の情報を患者・利用者が管理する箱（ノート，ディスク，USBメモリーでもいいがクラウドが推奨される）にサービス事業者が定められたフォーマットで格納する。そして，患者・利用者から許可を得た者が閲覧する仕組みであり，恵寿総合病院も2011，2012年度に経済産業省の実証事業に加わった。筆者としては，シームレスな連携に比べて，費用はより低く，また医療ばかりでなく介護事業者との連携では効率的だと思う。

　このような国家プロジェクトの成果を待ちたいものの，現実的には，高齢化の進展は待ったなしである。アメリカにはIHN（integrated healthcare network）という事業体が存在する。筆者は2011年11月バージニア州ノーフォークに本部を置くセンタラヘルスケアを訪問した。半径約100kmの医療圏に急性期とケア病

院が 8 院，サテライト拠点を 87（PACE：Program of All-Inclusive Care for the Elderly と呼ばれる高齢者ケアセンター 2 施設を含む）配置し，慢性期医療，在宅介護，さらには地域の医療保険まで網羅する事業体である。2010年の年間収益は約2,500億円で，そのヘッドオフィスの強力なガバナンスのもと，物流から IT による情報共有までをも管理している。

　このようなアメリカの IHN は連携というよりも「統合」であると言える。日本にも，いわゆる医療福祉複合体という事業体が存在する。当法人も，規模こそ大きくないが，この範疇に入る。この事業体は IHN 同様に，同一法人あるいは関連法人ということでガバナンスが効く。ならば，成功モデルとして医療福祉複合体が，地域包括ケアを実証する責務があり，その事例を事業体外に広げるという進め方もあるのではないか。

　同時に，医療福祉複合体では，顧客情報としての患者・利用者情報の共有化と利用は一般のマーケティング手法である CRM（customer relationship management，お得意様情報をさらなる関係強化に利用する方法）につながる経営戦略にほかならないだろう。

## 【事　例】
### 「けいじゅヘルスケアシステム」の戦略と取り組み

　社会医療法人財団 董仙会と関連の社会福祉法人 徳充会を「けいじゅヘルスケアシステム」と総称する。恵寿総合病院（451床；うち DPC 対象 7：1 看護324床，回復期リハビリテーション病床47床，障害者病棟80床）を基幹として，診療所 4，介護老人保健施設 3（うち 1 施設は医療・介護療養型病院より転換），介護老人福祉施設 2，身体障害者施設 2，ケアハウス 1，短期入所施設 1，小規模多機能型居宅介護施設 2，デイケア施設 4，デイサービス施設 5，在宅ケアセンター 1，健康増進施設 1 を有する。1998年からこれら全施設で 1 患者・利用者 1 ID のもと，オンライン化により情報の共有化を進めてきた。各事業所の記録も，2002年から逐次電子化を進めた。

　介護保険制度が運用を開始した2000年には，「医療〜介護〜福祉の垣根のないサービス」，「面倒見のいいサービス」をビジョンとして，患者・利用者情報の一元化されたオンライン網を利用し，1 か所ですべての施設にかかわる電話窓口となるコールセンター（名称「恵寿サービスセンター」）を開設した。開設当初は，患者・利用者からの相談，苦情や予約・キャンセル，物販窓口であった。いわば，顧客満足（CS：customer's satisfaction）と CRM を目的としていたのである。

当法人では，全施設と全サービスで，急性期病院と同じ電子カルテシステムを利用した。介護施設やサービス内容によっては電子カルテの入力ボタンなどは簡略化されているものの，同じ構造，同じデータベースで，1か所のサーバーに情報は格納される。もちろん急性期病院においては，デフォルトでは病院内の電子カルテしか閲覧できない。しかし，簡単な設定変更を端末画面で行えば，当該患者・利用者が利用した介護老人保健施設の情報や，デイサービスセンターの情報，訪問介護の記録までもが，同じ画面で，時間軸に沿って閲覧できる。

　共有すべき情報は増加し，介護や在宅の現場における情報入力は介護職員にとってストレスの多いものとなった。そこで，産業技術総合研究所と共同研究で介護現場での手書きメモをコールセンターに電送して，キーパンチに秀でたコールセンター職員がオンラインコンピュータで代行入力する仕組みを開発した。そして，2011年度中に全介護系，福祉系事業所へ展開を終えた。これによって，全施設で情報を共有化するといった戦略を損なうことなく，介護現場における入力作業の低減を図り，本来業務の増加をみることができた。職員が本来業務に集中できることにより，CSのみならず，職員満足（ES：employee's satisfaction）を引き上げることができたものと確信する。

　今後，当法人とオンライン回線がつながっていない他法人の事業所との間でも，患者・利用者情報の有効利用という価値観さえ共有できるならば，コールセンターを入力センターとして利用する業務受託を模索したい。それが，地域包括ケアの進展につながると思われる。

## 2．地域振興・地域の活性化のために病院ができること

　病院が提供する安心と，地域産業とのコラボレーションが重要であると考える。患者や家族の「こんなサービスがあったらいい」といったニーズ（needs）ばかりではなく，「こんなサービスがあったのだ」と気づかせる潜在的なウォンツ（wants）の掘り起こしも視野に入れたい。そのためには，地域産業の把握と組み合わせのコーディネート力が求められる。

　既存の業態との組み合わせもあるはずである。また，地域には，各々の特徴があるはずである。インフラ，農産物や水産物，観光，温泉，……これらと安心を組み合わせることで新しい芽が吹くものと思われる。

　病院が地域経済の活性化に寄与できることを列記してみよう。

　まずは，全国の病院の大半の人件費率が50％以上であることからしても，また昨今のチーム医療の進展からしても，病院は多くの雇用を確保する。日本医師会

第3章 病院経営における外への戦略・地域への展開

総合政策研究機構のワーキングペーパー[2]によると,「医療,介護,公共事業にそれぞれ税金1兆円を投入したときの雇用誘発数は,医療51.8万人,介護62.9万人,公共事業16.5万人」と計算されている。雇用は,地域の賑わいを生み,地域の活性化が期待できる。

「けいじゅヘルスケアシステム」でも能登地域だけで約1,400人の職員の雇用を確保し,加えて物流,給食,ビル管理,警備,清掃などに多数の委託業者が出入りする。職員数では,名実ともに能登地域で最大の雇用を生んでいる。

【事　例】
「けいじゅヘルスケアシステム」の地域とのコラボレーションと展開
① 院内24時間コンビニエンスストアの誘致

恵寿総合病院では2000年に日本初の院内24時間コンビニエンスストアを誘致した。業者(ローソン)側は店舗面積などで二の足を踏んだが,なんとしてもという気持ちで誘致した。結果,救急病院で24時間いつでも身の回りのものを購入でき,予想以上の売り上げを伸ばし,病院内コンビニ全国展開の足掛かりとなった。

② 地域発の商品開発～宅配食

「地産地消」という言葉も聞かれる。2001年に能登海洋深層水の有効利用を図って,「けいじゅヘルスケアミスト」なる化粧水を開発した。また,2003年にHACCP準拠の給食工場「けいじゅデリカサプライセンター」を建設した。地元の食材を優先利用し,法人内および関連法人の施設に対して3,000食/日以上をクックチル方式で提供するセントラルキッチンである。そして,2009年6月からは宅配高齢者食,同年9月からは宅配糖尿病食(エネルギーコントロール食)を地域の食材を中心に提供し始めた。これらの食事は,病院内介護ショップや通信販売のほか,デイケアやデイサービス事業所で取り扱っている。

③ メディカルツーリズム(医療観光)

2007年4月から,同年2月に設置したPET-CT装置の有効利用を図ることと,同年3月に被災した能登半島地震復興支援を銘打って,首都圏や関西圏を中心に大手旅行社と連携して「能登の湯宿とPET-CT健診の旅」なる旅行商品を開発した。本章の第4節「地域と医療」冒頭で述べたように,病院全体の患者数や健診利用者数からすれば,ごくごくわずかであり,病院の経営に寄与することはほとんど考えられない。しかしながら,このメディカルツアー利用者は,地元の温泉旅館に宿泊し,地元の料理を賞味し,また商店街で土産物を買う。病院が地域の振興の手伝いをするといった意味で意義深いものと考える。

同様に,国際医療交流としてのメディカルツーリズムがある。これもまた,上述

の国内向けと同様に，病院の収益云々というよりはむしろ，地域の振興の手伝いという側面になろう。現在，健診のほかに消化器内視鏡治療や前立腺治療などといった，クリティカルパスにバリアンスがほとんどない治療分野に限りプロモーションを開始している。これまでに中国の北京，上海方面，さらにはロシア極東地域から数組の健診受診者を受け入れた。

④ 商店街と介護施設

恵寿総合病院から徒歩10分程度の市街地に「一本杉通り商店街」が位置する。古い町屋や，和ろうそく店，造り醤油店など，趣のある店舗も多い。また，初夏の「青柏祭」では日本一の高さを誇る山車が引き出され，また「花嫁のれん展」など魅力あるイベントも目白押しである。しかし，ご多聞にもれず，シャッターの閉まった商店も増えつつある。

そのような中，当法人が行政当局に強く陳情して開設した施設がある。この商店街でシャッターの下りていた旧和菓子店を借用して開設した小規模多機能型居宅介護事業所「けいじゅ一本杉」である。ここには，デイサービス，ショートステイなどで高齢者が集う。また，前面店舗部分は交流ホールとして地域に開放している。

この事業により，地域の中に人が集まる場所を新設したことになる。集まった高齢者は，昔から慣れ親しんだ商店街をそぞろ歩き，昼食のおかずやおやつなどを買い求め，賑わいが創出されることになった。これは，介護保険施設開設のために行政から交付された開設補助金が本来の介護保険施設ばかりではなく，街の賑わいづくりのためにも利用されたことを意味している。

今後，日本の財政が悪化していく中で，医療や介護に充てる予算，商工の振興に充てる予算などといったように産業別に予算を拠出することが不可能になるかもしれない。そういった意味で，一石二鳥的な財政拠出の一例として，中心市街地における介護施設の意義を訴える事例となるものと確信する。

# 6 人口問題への貢献の可能性

行政は地域活性化と若年者の定住人口増加を狙って企業誘致を図り，そして能登の自然と食，おもてなしを謳い文句に，交流人口の増加を狙う。しかし，円高の時代に国内に新たな工場を誘致することは至難の業である。また，観光は，全く被害のなかった当地でも東日本大震災後の落ち込みなど，社会情勢に左右される。

一方，今後の日本の人口構成をみると，2025年に向かって大都市圏を中心に著

しい高齢者人口の増加が推計されている。しかも，今でさえ大都市の住まいは高価で，医療は「3時間待ちの3分診療」と揶揄され，かつ介護保険施設は極端に少ない状況でもある。

　そこで，定年を迎えたばかりの前期高齢者の誘致による定住人口増加策はいかがなものだろうかと考える。昨今の65歳は元気であり，都会での企業活動の経験があり，年金が支給されている。豊かな自然のもと，おいしい食，都会よりも安価な住まいを確保し，耕作や釣りなども可能である。交通インフラの整備によって都会へのアクセスも容易である。そして，何よりも当地には他の「田舎」にない素晴らしいところがある。それは，心筋梗塞になっても，クモ膜下出血になっても，直ちに大都会以上の治療が可能な医療体制があり，介護施設も充実している点である。

## 7　おわりに

　医療は内向きになることなく，「安心」の提供をキーワードに患者と家族のためのサービス提供の芽を広げるべきである。その取り組みが，病院ばかりではなく産業の振興，地域振興につながるはずである。特に，日本の高齢化を中心にした社会構造の変化は，今後世界の国々が直面する問題となる。その中での患者や家族が満足するサポートサービスの構築は，世界の範たるものとなりうるし，そのノウハウこそが日本の知的財産になるに違いない。

【引用・参考文献】
1）松本　尚（2009）「病院前救急診療からみる救急・災害医療体制の将来像」『日医大医会誌』5（4），pp.187〜192
2）前田由美子：医療・介護の経済波及効果と雇用創出効果－2005年産業連関表による分析－，日医総研ワーキングペーパー，No.189
　　<http://www.jmari.med.or.jp/research/summ_wr.php?no=401>（2013.2.1アクセス）

# 第4章 病院経営における外への戦略・地域外への展開

医療法人 伯鳳会・社会福祉法人 大阪暁明館
理事長　古城資久

　"No margin, no mission" は病院経営においても厳然たる真実である。対象地域人口動態の精緻な分析を踏まえた医療需要予測のもと，積極的なM＆Aによって，広域的な事業展開を図る伯鳳会グループの事例を紹介し，さらに，M＆A後の経営手法，経営指針の策定，人事考課制度，経営者のマインドにも言及する。

## 1 外への展開への動機

### 1．"No margin, no mission"

　医療を中心とした健康サービスが，私たち医療人の mission（「使命」，医療界では「理念」と称されることが多く，本章では理念とする）であるが，その mission を達成するために不可欠なことが二つある。一つはサービスの質の維持，もう一つはサービスの継続性を保つことである。そして，「良心的医療人」の組織がサービスの質を維持し，その提供を継続する健全な組織であるためには margin（適正利益）の維持が欠かせない。病める人・貧しき人への奉仕を mission としてフランス・パリにて1633年に設立され，80か所もの病院・施設を運営する Daughters of Charity 全国組織の初代会長 Sister クラウス（Kraus, I.）の言葉である "No margin, no mission" は普遍の真理である。

　また，組織は margin と mission の優先順位を誤ってはならない。margin はつねに mission に先行する。そうでなければ事業の継続は不可能であり，高尚な mission は早々に挫折，中断せざるをえず，多くの患者・職員・ステークホルダーを失望させることになる。

　mission が達成されないことを私たちは最も忌むべきだが，その達成には margin が不可欠であることを肝に銘じ，mission 達成のために何としても margin を

得るという断固たる決意が必要である。marginを軽視する組織風土がもし芽生えれば，それは必ず全体を害する腐ったリンゴとなり，組織全体のmissionを破壊する。

　二宮尊徳の述べた「道徳なき経済は罪悪であり　経済なき道徳は寝言である」は，私たち医療人にとって傾聴すべき言葉である。医療人はついつい道徳を語りすぎ，せっかくの道徳を寝言にしてしまうことが多いのだ。

## 2．marginへの脅威

　marginが維持困難となるのはどのような場合か。第一には周囲との質の競争に敗れ，顧客を失った場合。第二には効率の低下，すなわち利益を生み出す組織構築ができなくなった場合。第三に利益を保つだけの需要が地域より消失した場合である。そして，第三の地域での健康サービス需要の縮小こそが，第一の質に関する事柄，第二の効率に関する事柄以上に適正利益維持への深刻な脅威であると認識している。

　健康サービスの地域における需要は戦後一貫して伸び続けてきた。かつては年間200万人前後の出生数があり，子どもは街にあふれ，やがて彼らは学生となり，労働者となり，壮年期へと進んでいった。1947～1949年に生まれた「団塊の世代」と呼ばれる人口の波が若年者から高齢者へと移動する長い期間，より多くの健康サービスを消費する日本の高齢者は増え続けてきた。

　しかし2013年現在，団塊の世代は64～66歳であり，一部はすでに前期高齢者となった。日本の平均的現象として高齢者人口の増加が鈍化する時期は目前である。団塊の世代の出生ピークである1949年生まれが75歳の後期高齢者となる2024年以降は高齢者人口の減少時代が視野に入ってこよう。現在の年間出生数は100万人前後とピーク時の2分の1以下であり，人口の減少はとどまる気配もない。健康サービス需要の減少は常態化していくと予想されるのである。

　長年，健康サービス需要が右肩上がりで増加してきたこと，高齢社会への進展が日常化したこと，そして高齢社会に対する警鐘があまりにも長期間鳴らされすぎたためか，私たち健康サービス産業にかかわる者だけではなく，日本国民全体が健康サービス需要は今後も半永久的に増加していくかのような幻想を抱いてはいないか。健康サービス需要のうち，少なくとも医療需要に関しては，ピークアウトは目前である。

　健康サービス需要は一定以上の規模でなければ民間事業者が利益を生み出せる規模足りえず，その規模を下回った地域への健康サービスはもはや継続できない。

言うまでもなく人口分布・老齢化率には地域差があるため，実は日本の過半の地域において，民間事業者による健康サービス提供の終了が現実のものとなりつつある。

## 3．missionの存続を図る

　地域の健康サービス需要が減少し，存続しえなくなった組織は消失するのが正しいのか。組織には先ほど述べたようにmissionがある。組織の消失とともに，そのmissionが消失することが是か非かという問題である。

　missionとは哲学であり，姿勢であり，感性である。そのmissionが高邁であり，社会にとって善であるならば，組織の死を以てmissionも最期を迎えるのはあまりにも忍びなく，社会を前進させる善の蓄積を破壊する行為である。そのmissionが社会性に優れ多くの人びとの共感を呼ぶのなら，missionを存続させるためだけにでも組織は生き残る義務があるのではないだろうか。

## 4．企業の社会的責任

　医療・介護などの健康サービス産業を企業としてとらえた場合，企業としての社会的責任が生じる。その責任とは，① 事業そのものを通じた社会貢献，② 納税，③ 雇用であろう。地域において健康サービス需要が消失したということは，① 事業を通じた社会貢献を果たすことができない状態であり，その状態では ② 納税も困難であろう。しかしながら，③ 雇用を守ることだけでもできないだろうか。

　終身雇用制度が終わりを告げて久しい。また，医療・介護業界は人材の流動性が高いことも事実である。しかしながら所属する組織のmissionが，そこで働く職員自らの内なるmissionと一致するならば，現在の組織で自らの職業を完遂したいと思う者は多い。少なくとも組織として雇用の継続が不可能な事業形態に甘んじることは企業としての責任を果たしていないと考える。例えば，2013年に20歳で入職した者の多くは，定年となる65歳までの45年間，2058年までの人生を医療人として全うしたいと考えている。彼らが輝ける場所を提供することも組織の義務であり，経営者の責任であると考えたい。

## 5．医療需要減少の時代に向けて

　医療経営の源泉は患者であるが，人口減少・高齢者人口減少による医療需要減少の時代を目前に控え，各医療機関はいかなる対応をとるべきか。

## 第 4 章　病院経営における外への戦略・地域外への展開

　一つの方法は，地域の医療需要に応じた供給の調整，すなわちダウンサイジングであろう。医療機関の消失を阻止するためとはいえ，これは，先にあげた企業の責任のうち，①事業を通じた社会貢献と③雇用，の2点を後退させる行為であることは否めず，いつかは終着点を迎える。

　次なる方法は，医療圏の拡大による患者の獲得であろう。医療圏拡大のためには質の向上，ブランドの確立が求められる。現状の医療機能を継続しつつ一部を突出して強化することができれば理想的だが，一般に専門特化によってそれはなされる。供給する医療の内容を大きく変化させることは医療の専門性から容易なことではなく，専門特化は同時に供給の調整でもあるため，地域においてすでに一定の規模を有する医療機関が雇用の維持につとめつつそれを達成することは容易ならざる変革と言えよう。

　地域の医療需要減少に対するもう一つの対応として，事業を展開する拠点を広域化または変更し，今後も医療需要の見込まれる地域へ事業の軸足を移していく手法がある。業務の大半が地域で完結している地産地消産業であることを勘案し，漁師が漁場を求めて移動するように，医療提供サイドが需要発生地域にシフトしていく手法である。

　確かに地域の医療需要が今後どのように増減していくか予想することは容易ではない。今後の社会は予防医学の発達，医療のIT化，医療技術の進歩など医療界の変化のみならず，健康な高齢者の増加，尊厳死など死の迎え方の変化，経済・政治情勢の変化など医療需要に影響する変数は多い。しかしながら，人間である以上，老病死は避けられず，人間あるところ医療需要はある。そして疾病の発生頻度は年齢別におおよその基準があり，年齢別の医療費用も同様である。地域の年齢別人口動態より医療需要を予測していくことが，現状では最も確度が高い需要予測であると考えている。また，人口あるところ一定の医療需要は存在するため，その供給のあり方が変化したとしても戦術的変更で対応可能であろう。

　言うまでもないが，日本の人口分布・年齢別人口分布は一様ではなく，地域により大きな差がある。すでに医療需要がピークアウトした地域もあれば，まだ需要の増加が底を見せない地域もある。2025年前後に医療需要がピークとなるのが日本の平均値ではあるが，一つの医療機関が応需する医療圏が二次医療圏もしくはそれ以下である現状において，医療需要に関して総論だけに議論をとどめ，具体的対策に踏み込まないようでは病院経営者としての責務を果たしていないと考えている。

　現在医療を展開している地域の事業をダウンサイジングしたとしても，医療需

要があるところに事業をシフトしていけば，雇用の確保という企業の社会的責任をある程度は達成可能であろう。それにとどまらず，事業そのものを通じての社会貢献，納税へと，さらに意義深くダイナミックな組織活動が可能となるのではないだろうか。

## 6．医療機関の経営安定性を財務より考える

　続いて企業としての医療機関の経営安定を考えていこう。医療経営を安定させるためには立地，経営者の資質，キーパーソンの動向，専門職種確保の見通しなどのほかに，財務上いくつかのポイントがあろう。一般的なものとしては，①経常利益率（経常利益/医療総収入），②自己資本比率（自己資本/総資本），③借入金償還年数（借入金/フリーキャッシュフロー）であろうか。借入金償還年数は経常利益率，自己資本比率と関係の深い変数であるため，ここでは便宜上，経常利益率，自己資本比率に絞って論考することとする。

　例題として以下の3法人の経営安定度を順に並べるとどうなるのか。ここでは使用総資本は売上高に比例すると仮定，減価償却費率，税率も同一であると仮定する。

> 医療法人A：総収入　10億円，経常利益　1億円，自己資本比率40%
> 医療法人B：総収入100億円，経常利益10億円，自己資本比率40%
> 医療法人C：総収入100億円，経常利益　5億円，自己資本比率40%

　自己資本比率が同じであるから，経常利益率に注目すると，A＝BでCが劣る。この順に経営安定性が高いとの見方ができる。しかしながら経常利益額ではAはBに劣るため，B，A，Cの順で経営は安定していると言えるかもしれない。経常利益額に注目するとB，C，Aの順となるため，この順で経営安定性が高いという見方も全く間違いとは言えない。

　通常，経営状況の良否を判断するのには自己資本比率，経常利益率，自己資本利益率（純利益/自己資本，ROE：return on equity），総資産利益率（純利益/総資本，ROA：return on assets）など，すべて比率による比較が用いられている。しかし格付け機関は，これらの比率が近似の場合，規模の大なるをもって上位とする傾向がある。

　一般に企業の事業規模が大きいことは経営不振時に事業内に生存可能な領域をもっているものと考えられ，ポートフォリオの組み換えができるなど経営を立て直す時間的余裕がもてると考えられており，経営の安定性は規模の小さい企業よ

りも高いと判断される傾向にある。

　したがって医療経営者としては経営安定性の向上のために経常利益率，自己資本比率などの「比率」の項目を維持しつつ規模の拡大を企図することは正しい選択である。確かに規模が大きくなればマネジメントの難しさなど別の問題もあるが，それらを解決しつつ健全な拡大を図ることは，先に述べた企業の社会的責任の①事業そのものを通じた社会貢献，②納税，③雇用のいずれをも拡大していく行為であり，missionをより高いレベルで達成する道である。

　地域の医療需要の縮小が懸念される場合，同一地域で経営規模の維持を図るためには事業シェアの向上を目指すことになるが，それらにはおのずと限界がある。地域外への展開，移転によって経営拡大を図ることは，その限界点をより高く設定できる。

　経営安定のためには自由にポートフォリオの組み換えができる柔軟性が必要であるが，この項で述べる「外への展開」とは，医業を行う地域を限定せず，地域に多様性をもたせることにより新たなポートフォリオを形成し，投資を分散させて安全性の向上を図るとともに，規模の拡大による経営安定性の向上をも図ろうとするものである。

　これは地域を限定した垂直展開である保健・医療・福祉複合体のビジネスモデルを否定するものではない。それに加えて水平展開により経営ノウハウの蓄積につとめ，グループ内ベンチマークを通じた経営力の向上を図り，同時に購買力の増進による価格交渉力の強化，本部機能の一元化による効率化をも目指したものである。言うまでもなく，展開した地域で再度垂直展開を図ることはさらに経営安定に資するであろう。

## 2　外への展開の実践事例

### 1．地域医療需要の推計

　国立社会保障・人口問題研究所は，2005年の日本の人口をもとに2006～2055年の地域別・年齢別推計人口を発表している[1]。厚生労働省公表の年齢階級別国民医療費によれば，2008年の0～14歳，15～64歳，65～74歳，75歳以上の日本国民の年間1人あたり医療費は各々13万円，16.5万円，53.5万円，83万円で1：1.27：4.12：6.39となっている[2]。この二つの指標を用いると将来の医療需要予

## 2 外への展開の実践事例

測がある程度可能となる。

今後は小児医療の集積と高度化が進むと思われる。また高齢者医療への医療費削減圧力が高まるであろう。さらに前期高齢者においては健康な高齢者の増加を予想し，後期高齢者においては国民の間に尊厳死が広まっていく影響が出ると思われる。したがって，粗雑の感は否めないが，年齢階級別国民医療費の比率が1：1.2：4：6に収束すると仮定した。そして，医療圏における各時点の0～14歳，15～64歳，65～74歳，75歳以上予測人口を集計し，各人口に各々1, 1.2, 4, 6の数を乗じてみる。これらの総和の増減は，各時点の医療需要の増減と比例するであろう。この時点別の総和を「医療需要係数」と名づけることとする。小児科，産科などの専門病院はこのとおりではないが，一般的診療科目を提供している場合はこの「医療需要係数」をもって，地域の医療需要の大略が推計できると考えた。

表4-1は日本の年齢別人口推計をもとに医療需要係数を計算したものである。日本の平均的医療需要は2025年をピークとし，その後緩やかに減少している。しかし全国の医療圏を個別に見ると医療需要のピークは地域によって様々であり，今後も医療需要が伸び続ける地域もあれば，すでに需要が減少し始めた地域もある。

次項では私たち伯鳳会グループが地域の医療需要をどのように考え，地域外への展開を行ってきたかを述べる。なお，「医療需要係数」計算のもととなる人口推計には，国立社会保障・人口問題研究所のホームページおよびウェルネスのホームページ内の2次医療圏データベース[3]を使用した。

表4-1 医療需要係数（日本全国）

| | | 2010年 | 2015年 | 2020年 | 2025年 | 2030年 | 2035年 | 2035年/2010年 |
|---|---|---|---|---|---|---|---|---|
| 人口推計（千人） | 総人口 | 128,057 | 126,597 | 124,100 | 120,659 | 116,618 | 112,124 | -12.44% |
| | 0～14(歳) | 16,839 | 15,827 | 14,568 | 13,240 | 12,039 | 11,287 | -32.97% |
| | 15～64(歳) | 81,735 | 76,818 | 73,408 | 70,845 | 67,730 | 63,430 | -22.40% |
| | 65～74(歳) | 15,290 | 17,494 | 17,334 | 14,788 | 14,065 | 14,953 | -2.21% |
| | 75～(歳) | 14,194 | 16,458 | 18,790 | 21,786 | 22,784 | 22,454 | 58.20% |
| 医療需要係数 | | 261,243 | 276,733 | 284,733 | 288,120 | 286,279 | 281,940 | |
| 係数増減率* | | | 5.93% | 8.99% | 10.29% | 9.58% | 7.92% | |

＊対2010年比。以下表4-2～表4-14において同じ。

## 2．西播磨地区の展開

伯鳳会グループは1962年に兵庫県赤穂市で開業した19床の有床診療所からスタートした。1999年に筆者が承継したが当時の売り上げは約50億円，事業は265床のケアミックス病院のほか診療所，介護老人保健施設，訪問看護施設，訪問介護施設が各1か所であった。

事業承継当時は財務内容が悪化していたこともあり既存事業の充実，赤穂市内での若干の施設サービスの増加によって経営の安定化を図った。保健・医療・福祉複合体として弱点のない組織とするために，赤穂市内において全事業シェア40％超を達成すべく努力し，数年でこれを達成，2004年の売り上げは約63億円となった。しかし，この時期より赤穂市内での事業の発展に限界を覚え，将来の医療需要減少に対処する必要を感じ始めた。

表4-2は西播磨医療圏（赤穂市・相生市・たつの市・赤穂郡・佐用市・宍粟

表4-2　医療需要係数（西播磨医療圏）

| | | 2010年 | 2015年 | 2020年 | 2025年 | 2030年 | 2035年 | 2035年/2010年 |
|---|---|---|---|---|---|---|---|---|
| 人口推計（人） | 総人口 | 238,135 | 227,755 | 217,830 | 203,999 | 191,489 | 178,555 | -25.02% |
| | 0～14（歳） | 31,112 | 26,263 | 23,141 | 19,799 | 18,155 | 16,782 | -46.06% |
| | 15～64（歳） | 143,160 | 130,423 | 121,712 | 111,511 | 102,988 | 94,143 | -34.24% |
| | 65～74（歳） | 30,854 | 35,573 | 35,100 | 28,664 | 25,072 | 24,344 | -21.10% |
| | 75～（歳） | 33,007 | 35,501 | 37,876 | 44,027 | 45,278 | 43,287 | 31.14% |
| 医療需要係数 | | 524,362 | 538,069 | 573,757 | 532,430 | 513,697 | 486,852 | |
| 係数増減率 | | | 2.61% | 9.42% | 1.54% | -2.03% | -7.15% | |

表4-3　医療需要係数（赤穂市）

| | | 2010年 | 2015年 | 2020年 | 2025年 | 2030年 | 2035年 | 2035年/2010年 |
|---|---|---|---|---|---|---|---|---|
| 人口推計（人） | 総人口 | 50,991 | 49,743 | 48,085 | 46,170 | 44,112 | 41,912 | -17.81% |
| | 0～14（歳） | 7,102 | 6,180 | 5,392 | 4,873 | 4,572 | 4,344 | -38.83% |
| | 15～64（歳） | 30,776 | 28,675 | 27,038 | 25,681 | 24,085 | 22,248 | -27.71% |
| | 65～74（歳） | 6,576 | 7,446 | 7,291 | 6,056 | 5,551 | 5,749 | -12.58% |
| | 75～（歳） | 6,536 | 7,441 | 8,366 | 9,561 | 9,906 | 9,571 | 46.44% |
| 医療需要係数 | | 109,553 | 115,020 | 117,198 | 117,280 | 115,114 | 111,464 | |
| 係数増減率 | | | 4.99% | 6.98% | 7.05% | 5.08% | 1.74% | |

市),表4-3は赤穂市の医療需要係数である。西播磨医療圏の医療需要推移は全国平均をかなり下回るが,赤穂市の医療需要は西播磨の中ではやや良好である。しかしながら,伯鳳会グループの事業の中核である病院事業では赤穂市内の患者が60％程度,ほかは近隣よりの来院である。最も患者の多い赤穂市外地域は相生市,赤穂郡であるため,当該地域の医療需要係数を計算したところ,結果は表4－4,5のようであった。

相生市,赤穂郡の医療需要のピークは目前であり,その地域からの患者の流入は早い時期から減少すると考えた。また,医療需要減少地域は当面供給過多地域となるため,この数値以上に患者の赤穂市内への流入は見込めなくなると予想している。したがって赤穂市内での投資は医療に関しては現状維持にとどめるべきで,75歳以上人口が需要を規定する介護に関しては若干の設備投資が可能と判断した。いずれにせよ赤穂市内に事業を限定した場合,2025年以前にダウンサイジング等厳しい決断をしなければならない時期がくると考えている。

表4－4　医療需要係数（相生市）

| | | 2010年 | 2015年 | 2020年 | 2025年 | 2030年 | 2035年 | 2035年/2010年 |
|---|---|---|---|---|---|---|---|---|
| 人口推計（人） | 総人口 | 30,664 | 28,887 | 26,970 | 24,959 | 22,896 | 20,831 | -32.07% |
| | 0～14(歳) | 3,440 | 2,782 | 2,347 | 2,034 | 1,816 | 1,628 | -52.67% |
| | 15～64(歳) | 18,037 | 15,770 | 14,197 | 13,069 | 11,875 | 10,576 | -41.36% |
| | 65～74(歳) | 4,677 | 5,300 | 4,734 | 3,375 | 2,854 | 2,908 | -37.82% |
| | 75～(歳) | 4,510 | 5,036 | 5,692 | 6,481 | 6,351 | 5,720 | 26.83% |
| 医療需要係数 | | 70,852 | 73,122 | 72,471 | 70,103 | 65,588 | 60,271 | |
| 係数増減率 | | | 3.20% | 2.29% | -1.06% | -7.43% | -14.93% | |

表4－5　医療需要係数（赤穂郡）

| | | 2010年 | 2015年 | 2020年 | 2025年 | 2030年 | 2035年 | 2035年/2010年 |
|---|---|---|---|---|---|---|---|---|
| 人口推計（人） | 総人口 | 16,707 | 15,792 | 14,802 | 13,791 | 12,751 | 11,678 | -30.10% |
| | 0～14(歳) | 2,056 | 1,739 | 1,438 | 1,248 | 1,123 | 1,011 | -50.83% |
| | 15～64(歳) | 9,967 | 8,764 | 7,847 | 7,071 | 6,377 | 5,761 | -42.20% |
| | 65～74(歳) | 2,226 | 2,736 | 2,688 | 2,181 | 1,842 | 1,646 | -26.06% |
| | 75～(歳) | 2,457 | 2,555 | 2,829 | 3,292 | 3,410 | 3,260 | 32.68% |
| 医療需要係数 | | 37,662 | 38,530 | 38,580 | 38,209 | 36,603 | 34,068 | |
| 係数増減率 | | | 2.30% | 2.44% | 1.45% | -2.81% | -9.54% | |

第4章　病院経営における外への戦略・地域外への展開

## 3．東播磨地区への展開

2005年に明石市西部の医療法人十愛会 国仲病院（87床・全床医療療養病床）が倒産し，債権回収機構より競売にかけられることになった。伯鳳会は入札に参加し，6億円で落札した。落札時は外来患者1日20名，入院患者40名にすぎず，病院建築・設備も老朽化が著しく，医業収入も年間3億円余を見込むだけであったが私たちには当初より勝算があった。

表4-6は東播磨医療圏（明石市・加古川市・高砂市・稲美町・播磨町），表4-7は明石市の医療需要係数予測である。いずれも同様の結果であるが，全国平均に準ずる数値を示しており，特に75歳以上人口が今後大幅に増えるため，慢性期医療・介護領域は極めて有望と考えた。周辺の医療事情をリサーチしたところ，明石市は急性期医療を中心とする病院が東部に偏っており，西部には機能のよく似た慢性期優位のケアミックス病院が数病院あった。また，当時明石市内には回

表4-6　医療需要係数（東播磨医療圏）

| | | 2010年 | 2015年 | 2020年 | 2025年 | 2030年 | 2035年 | 2035年/2010年 |
|---|---|---|---|---|---|---|---|---|
| 人口推計（人） | 総人口 | 709,093 | 694,928 | 674,468 | 648,918 | 619,541 | 587,333 | -17.17% |
| | 0～14（歳） | 100,015 | 87,330 | 75,996 | 67,680 | 62,484 | 58,459 | -41.55% |
| | 15～64（歳） | 456,322 | 424,795 | 402,810 | 384,778 | 360,327 | 330,356 | -27.60% |
| | 65～74（歳） | 87,317 | 103,389 | 97,714 | 78,718 | 74,660 | 81,289 | -6.90% |
| | 75～（歳） | 65,438 | 79,413 | 97,945 | 117,741 | 122,067 | 117,229 | 79.15% |
| 医療需要係数 | | 1,389,497 | 1,487,118 | 1,537,894 | 1,550,732 | 1,525,918 | 1,483,416 | |
| 係数増減率 | | | 7.03% | 10.68% | 11.60% | 9.82% | 6.76% | |

表4-7　医療需要係数（明石市）

| | | 2010年 | 2015年 | 2020年 | 2025年 | 2030年 | 2035年 | 2035年/2010年 |
|---|---|---|---|---|---|---|---|---|
| 人口推計（人） | 総人口 | 286,573 | 280,452 | 271,801 | 261,226 | 249,315 | 236,451 | -17.49% |
| | 0～14（歳） | 40,064 | 35,106 | 30,637 | 27,129 | 25,021 | 23,517 | -41.30% |
| | 15～64（歳） | 183,886 | 171,518 | 163,276 | 156,022 | 145,102 | 131,768 | -28.34% |
| | 65～74（歳） | 35,268 | 40,764 | 37,841 | 30,784 | 30,908 | 34,647 | -1.76% |
| | 75～（歳） | 27,354 | 33,064 | 40,046 | 47,292 | 48,283 | 46,518 | 70.06% |
| 医療需要係数 | | 565,923 | 602,368 | 618,208 | 621,243 | 612,473 | 599,335 | |
| 係数増減率 | | | 6.44% | 9.24% | 9.78% | 8.23% | 5.90% | |

復期リハビリテーション病棟をもつ病院がなかった。

　以上の状況に鑑み，買収した病院はリハビリテーションを主たる業務とすることとし，当初ゼロであったリハビリテーション専門職員を徐々に増員，明石市内初の回復期リハビリテーション病棟を立ち上げた。

　経営は速やかに改善し，Ｍ＆Ａ直後から月間黒字を達成し，その後順調に推移，2012年現在の年商約12億円，経常利益3億円弱の優良病院となった。すでに買収資金6億円，改修資金1.2億円を回収し，Ｍ＆Ａより6年3か月後，2012年11月，97床に増床し，土地代金，建築，医療設備に19億円を投じ「明石リハビリテーション病院」と改称して当初の病院の西2kmに新築移転した。今後はこれまで以上にリハビリテーションの実力向上につとめ，連携医療を中心として地域医療に貢献することを目指している。

## 4．中播磨地区への展開

　2007年に姫路市内の産科婦人科小国病院（39床）をＭ＆Ａし，2009年には神崎郡神河町にて町立介護老人保健施設の閉鎖に伴うベッドの委譲（46床）を受けた。姫路市，神河町はいずれも中播磨医療圏（姫路市・太子町・福崎町・市川町・神河町）であるが，姫路市は播磨地区の中核都市であるのに対し，神河町は中播磨医療圏最北端に位置する過疎の町である。両地域の医療事情は全く異なっており，姫路市，神河町の医療需要予測は表4-8, 9に示すとおりである。

　姫路市は赤穂市よりも医療需要の見通しが良く，明石市よりやや悪い状況である。現状維持ないしは若干の医療投資が可能な地域と言える。ただし，姫路市でのＭ＆Ａは産婦人科単科の専門病院で，一般的な医療需要予測は当てはまらない。表4-10は厚生労働省発表による2009年の兵庫県の年齢別出生率と社会保障・人口問題研究所発表の姫路市年齢別女性人口予測[4]より姫路市の年間出生数を予想したものである。表のように今後市内の出産数は減少の一途であるが，姫路市およびその周辺では公的病院の正常分娩受け入れ中止，民間産科婦人科病院の産科部門廃止が相次いでおり，出産数の減少以上に産科医療の供給減少のペースは早いと思われた。

　Ｍ＆Ａの申し出があった産科婦人科小国病院は大正年間より続く老舗の産科病院であり，当時も経営数値は決して悪くはなく，病院建築・設備も当分の間更新の必要はなかった。しかしながら産科医の不足によりオーナーである院長の疲労が限界に達しており，売却となったものである。医師の確保ができれば事業継続は可能と考え，Ｍ＆Ａを受け入れた。現在は医業総収入9億円，経常利益2.5億

第 4 章　病院経営における外への戦略・地域外への展開

表 4 − 8　医療需要係数（姫路市）

| | | 2010年 | 2015年 | 2020年 | 2025年 | 2030年 | 2035年 | 2035年/2010年 |
|---|---|---|---|---|---|---|---|---|
| 人口推計（人） | 総人口 | 531,220 | 522,382 | 509,199 | 492,824 | 474,292 | 453,971 | −14.54% |
| | 0〜14（歳） | 78,399 | 69,431 | 61,327 | 55,469 | 52,144 | 49,692 | −36.62% |
| | 15〜64（歳） | 336,703 | 318,497 | 306,842 | 296,603 | 280,902 | 261,712 | −22.27% |
| | 65〜74（歳） | 63,477 | 72,879 | 68,743 | 56,640 | 55,496 | 60,246 | −5.09% |
| | 75〜（歳） | 52,640 | 61,577 | 72,287 | 84,112 | 85,749 | 82,323 | 56.39% |
| 医療需要係数 | | 1,052,191 | 1,112,605 | 1,138,231 | 1,142,625 | 1,125,704 | 1,098,668 | |
| 係数増減率 | | | 5.74% | 8.18% | 8.59% | 6.99% | 4.42% | |

表 4 − 9　医療需要係数（神河町）

| | | 2010年 | 2015年 | 2020年 | 2025年 | 2030年 | 2035年 | 2035年/2010年 |
|---|---|---|---|---|---|---|---|---|
| 人口推計（人） | 総人口 | 12,500 | 11,858 | 11,184 | 10,534 | 9,900 | 9,256 | −25.95% |
| | 0〜14（歳） | 1,828 | 1,585 | 1,344 | 1,149 | 1,033 | 962 | −47.37% |
| | 15〜64（歳） | 7,393 | 6,984 | 6,397 | 5,869 | 5,428 | 4,960 | −32.91% |
| | 65〜74（歳） | 1,552 | 1,443 | 1,631 | 1,671 | 1,447 | 1,318 | −15.08% |
| | 75〜（歳） | 1,298 | 1,481 | 1,478 | 1,530 | 1,697 | 1,742 | 34.21% |
| 医療需要係数 | | 24,696 | 24,624 | 24,412 | 24,056 | 23,517 | 22,638 | |
| 係数増減率 | | | −0.29% | −1.15% | −2.59% | −4.77% | −8.33% | |

表 4 − 10　年間出生数予想（姫路市）[4]

| | | 2010年 | 2015年 | 2020年 | 2025年 | 2030年 | 2035年 | 兵庫県年齢別出生率(2009) |
|---|---|---|---|---|---|---|---|---|
| 姫路市女性人口予測（人） | 15〜19（歳） | 13,342 | 13,845 | 12,607 | 10,942 | 9,473 | 8,653 | 0.57% |
| | 20〜24（歳） | 13,650 | 13,239 | 13,721 | 12,465 | 10,834 | 9,424 | 3.23% |
| | 25〜29（歳） | 14,987 | 13,970 | 13,565 | 14,058 | 12,789 | 11,145 | 8.35% |
| | 30〜34（歳） | 16,943 | 14,890 | 13,894 | 13,499 | 13,991 | 12,724 | 9.43% |
| | 35〜39（歳） | 21,335 | 16,675 | 14,650 | 13,674 | 13,290 | 13,780 | 4.32% |
| | 40〜44（歳） | 18,788 | 21,069 | 16,460 | 14,459 | 13,500 | 13,123 | 0.67% |
| | 45〜49（歳） | 17,278 | 18,601 | 20,860 | 16,294 | 14,316 | 13,370 | 0.02% |
| 予想出生数（人） | | 4,414 | 3,940 | 3,703 | 3,600 | 3,456 | 3,168 | |
| 出生増減率 | | | −10.75% | −16.12% | −18.44% | −21.70% | −28.23% | |

円を上げており，年間800件を超える出産がある。医師の補充には当初難渋したが，現在は安定的に経営されている。

次に神河町であるが医療需要は表4-9に示すとおりすでにピークアウトしており，医療への新規投資は不可能な地域である。実際に町内唯一の病院である公立神崎総合病院も病床をすでに削減しており，そのうち46床を介護老人保健施設に転換していた。その転換病床も老朽化し建て替えの必要に迫られていたが，町の財政事情よりこれを閉鎖し，自力で介護老人保健施設を新築できる民間法人に46床の権利を委譲することになった。介護老人保健施設にプール付きの体育施設を併設することが入札条件となり難しいコンペとなったが，すでに生活習慣病管理センター「パワーハウス赤穂」を運営しており，スポーツ施設運営にノウハウをもつ伯鳳会の提案が採択された。

2009年より「かみかわ健康福祉の郷」として運営が開始され，その後神河町行政の尽力により介護老人保健施設として32床の増床が認められた。現在78床の介護老人保健施設とプール付きスポーツジム，スタジオを運営している。総投資は9億円であったが，施設はつねに満床，デイケアも最近は定員をほぼ満たしており，総収入4.4億円，経常利益1億円弱で安定経営されている。

なお，表4-9のように，神河町はすでに高齢化が進展しており，今後75歳以上人口の増加が他地域ほどには認められず，将来の介護需要減が懸念されることより，施設の敷地はすべて借地，建築も償却の早い木造建築とし，地域の介護需要が減少した場合は撤退が容易な形態をとっている。ただし木造平屋建ての素朴さと木造ゆえの臭気の少なさが評判を呼び，思わぬ人気施設となったようで遠方からの利用者も多く，意外に長寿命の施設となりそうである。

## 5．大阪への展開

2010年に社会福祉法人大阪暁明館を伯鳳会グループに編入した。同法人はまもなく創立100周年を迎える歴史をもち，許可病床数332床（実稼働275床，ケアミックス）の大阪暁明館病院を中心に，介護老人保健施設，透析クリニック，通所事業所，訪問事業所をもつ保健・医療・福祉複合体である。しかしながら過去に和議を申請しており，当時も4年連続で経常赤字，債務超過3億円，社会保険料・税金の未納もあり実質的に倒産状態であった。

病院は2棟の建物で運営されていたが本館が築50年，新館が築35年と老朽化，さらに狭隘化も進んでおり，医療機能の維持が困難な状態であった。大阪暁明館病院は新築移転を模索していたが周囲には土地もなく，何よりも財務状況からそ

第4章　病院経営における外への戦略・地域外への展開

れは不可能であった。

　当時，大阪市此花区に一般病床をもつ病院は大阪暁明館病院と大阪市立北市民病院（200床・全床一般病床）の2病院であったが，北市民病院は2010年3月に廃院が決まっていた。大阪市は廃院となる北市民病院の病床のうち150床を割譲し，北市民病院跡地にて一定以上の医療機能を継続する医療機関を公募することになった。暁明館病院は同地に移転新築することを存続最後のチャンスと考えたが財務の裏づけがないため，メインバンクを通じて「伯鳳会にコンペの共同提案者となってほしい」，「コンペに勝利した場合は暁明館の理事会，評議員会のメンバー交代を行い，伯鳳会グループに加入したい」と打診してきた。

　伯鳳会は暁明館の内部状況および周囲の医療事情を調査したが，北市民病院廃院後は暁明館病院が区内唯一の一般病床を有する病院となること，此花区は淀川，安治川の三角州にあり，区民の地元志向が強く，患者の区外流出が少ないこと，何よりも暁明館は長い歴史を通じて此花区の工場労働者を中心に医療を提供しており，伯鳳会の経営理念「平等医療」と合致することから提案を受け入れることにした。

　表4-11は大阪市の医療需要予測である。大阪市はすでに成熟した地域と言え，人口構成，今後の人口推移は全国平均を上回ることはなく，実は赤穂市の医療需要予測に最も近い。

　此花区の医療需要予測は2005年人口をもとに2008年に社会保障・人口問題研究所より発表された地域人口予測より作成したが，大阪市の平均よりもさらに悪い（表4-12）。しかしながら幸いなことに2010年の此花区人口は予測値よりかなり上振れした。予測では，2005年の此花区人口63,809人に比して，2010年の人口は2005年より1,885人減少の61,942人であったが，実際は2,022人増加した65,831人となった。これは予想より3,889人も多く，わずか5年で対2005年人口比にして6.1％の狂いを生じた。

　主な理由はユニバーサル・スタジオ・ジャパンの開業に合わせたJR西日本桜島線（愛称JRゆめ咲線）の開通や，阪神電鉄の西九条駅乗り入れにより神戸三宮，奈良間が電車一本で結ばれたことなどのアクセス向上による街づくりが成功したためと考える。これは，推計時に対象地域・対象人口が小さくなるほど人口推計の精度が下がる一例であろう。此花区は大阪府内有数の人口増加地域に転じており，積極的事業拡大，投資の可能な地域と判断した。

　以上の経緯をもって伯鳳会は大阪市立北市民病院跡地コンペに大阪暁明館の共同提案者として応募，コンペに勝利し大阪暁明館は伯鳳会グループに編入された。

2 外への展開の実践事例

表4-11 医療需要係数(大阪市)

| | | 2010年 | 2015年 | 2020年 | 2025年 | 2030年 | 2035年 | 2035年/2010年 |
|---|---|---|---|---|---|---|---|---|
| 人口推計（人） | 総人口 | 2,614,324 | 2,572,321 | 2,512,084 | 2,437,148 | 2,350,039 | 2,252,217 | -13.85% |
| | 0～14(歳) | 303,607 | 272,615 | 240,413 | 216,759 | 203,564 | 192,777 | -36.50% |
| | 15～64(歳) | 1,696,163 | 1,605,587 | 1,558,446 | 1,517,884 | 1,440,288 | 1,333,693 | -21.37% |
| | 65～74(歳) | 333,236 | 358,637 | 329,684 | 270,350 | 274,728 | 314,899 | -5.50% |
| | 75～(歳) | 281,318 | 335,482 | 383,541 | 432,156 | 431,461 | 410,849 | 46.04% |
| 医療需要係数 | | 5,359,855 | 5,646,759 | 5,730,530 | 5,712,556 | 5,619,588 | 5,517,899 | |
| 係数増減率 | | | 5.35% | 6.92% | 6.58% | 4.85% | 2.95% | |

表4-12 医療需要係数(此花区)

| | | 2010年 | 2015年 | 2020年 | 2025年 | 2030年 | 2035年 | 2035年/2010年 |
|---|---|---|---|---|---|---|---|---|
| 人口推計（人） | 総人口 | 61,942 | 59,736 | 57,128 | 54,228 | 51,170 | 47,992 | -22.52% |
| | 0～14(歳) | 7,423 | 6,493 | 5,657 | 5,022 | 4,672 | 4,387 | -40.90% |
| | 15～64(歳) | 39,026 | 36,101 | 34,020 | 32,336 | 29,962 | 27,074 | -30.63% |
| | 65～74(歳) | 8,485 | 8,793 | 8,006 | 6,512 | 6,309 | 7,003 | -17.47% |
| | 75～(歳) | 7,005 | 8,349 | 9,444 | 10,359 | 10,229 | 9,527 | 36.00% |
| 医療需要係数 | | 130,224 | 135,080 | 135,169 | 132,027 | 127,236 | 122,050 | |
| 係数増減率 | | | 3.73% | 3.80% | 1.38% | -2.29% | -6.28% | |

　まず伯鳳会より大阪暁明館に3億円を寄付し債務超過を解消，社会保険料・税金の未納分を支払った。同時に診療内容の向上，医療原価の見直しなど内部努力の結果，グループ編入当初より単月黒字化に成功，業績はその後も堅調に推移し2011年度・2012年度はともに総収入約50億円，経常利益約4億円となった。

　大阪暁明館病院は建築，医療設備計60億円を投じ，2013年4月より大阪市立北市民病院跡地に延床面積約23,000㎡，482床のケアミックス病院として再スタートを切った。産婦人科，小児科など診療科目の増加，医師，看護師をはじめとするスタッフの増員にてさらなる医療内容と経営の向上を図っている。移転後2年以内に全病床を稼働し，将来は大阪地区で総収入100億円，経常利益10億円を目指し，赤穂地区の医療を上回る規模を目標としている。

## 6．東京への展開

　2012年7月に伯鳳会を兵庫県認可の医療法人より厚生労働省認可の広域医療法

人に変更し，白鬚橋病院（一般病床199床，東京都墨田区）を中心とした医療法人誠和会の全事業（病院・介護老人保健施設119床，透析クリニック，通所事業，訪問事業ほか）の譲渡を受けた。誠和会は過剰設備投資と放漫経営により経営が行き詰まり2011年末に民事再生を申請したが，当初予定していた有力スポンサーが不参加となったため，伯鳳会に再生スポンサーの打診があった。

表4－13は東京都区東部（墨田区・江戸川区・江東区），表4－14は墨田区の医療需要予測である。人口は2025年まで増加し，医療需要は2035年にもまだピークを迎えていない。これまで伯鳳会グループが展開した地域に比しても突出して有望なマーケットである。

加えて白鬚橋病院とは以前より人的交流があったこと，病院立地が隅田川と荒川に挟まれた三角州であり，地域外への患者の流出が少ないこと，東京の下町で年間約6,000台の救急車を受け入れ，社会的意義の高い医療を提供していること，従来より平等医療を実践しており経営理念を共有できることなどを考慮し，入札

表4－13　医療需要係数（東京都区東部）

| | | 2010年 | 2015年 | 2020年 | 2025年 | 2030年 | 2035年 | 2035年/2010年 |
|---|---|---|---|---|---|---|---|---|
| 人口推計（人） | 総人口 | 1,352,218 | 1,377,384 | 1,390,116 | 1,392,269 | 1,387,215 | 1,377,020 | 1.83% |
| | 0～14（歳） | 174,293 | 170,174 | 158,577 | 145,526 | 137,156 | 133,831 | -23.21% |
| | 15～64（歳） | 919,344 | 907,994 | 918,352 | 932,554 | 921,323 | 879,576 | -4.33% |
| | 65～74（歳） | 150,351 | 165,434 | 155,394 | 133,091 | 145,944 | 186,194 | 23.84% |
| | 75～（歳） | 108,224 | 133,786 | 157,793 | 181,101 | 182,790 | 177,420 | 63.94% |
| 医療需要係数 | | 2,528,254 | 2,724,219 | 2,828,933 | 2,883,561 | 2,923,260 | 2,998,618 | |
| 係数増減 | | | | | | | | |

表4－14　医療需要係数（墨田区）

| | | 2010年 | 2015年 | 2020年 | 2025年 | 2030年 | 2035年 | 2035年/2010年 |
|---|---|---|---|---|---|---|---|---|
| 人口推計（人） | 総人口 | 236,813 | 239,061 | 239,340 | 237,919 | 235,253 | 231,618 | -2.19% |
| | 0～14（歳） | 25,165 | 24,404 | 22,577 | 20,537 | 19,084 | 18,218 | -27.61% |
| | 15～64（歳） | 159,358 | 156,005 | 156,026 | 157,119 | 154,543 | 147,233 | -7.61% |
| | 65～74（歳） | 28,814 | 31,270 | 29,796 | 25,628 | 26,764 | 32,585 | 13.09% |
| | 75～（歳） | 23,472 | 27,383 | 30,941 | 34,636 | 34,861 | 33,583 | 43.08% |
| 医療需要係数 | | 472,483 | 500,988 | 514,638 | 519,408 | 520,758 | 526,736 | |
| 係数増減率 | | | 6.03% | 8.92% | 9.93% | 10.22% | 11.48% | |

を経てスポンサーとなった。

　誠和会の担保権解除に必要な費用は約13億円であったが，社会保険料，税金，労働債権の未払い，さらに診療報酬担保の債務が5か月分あり，最低30億円がスポンサーより拠出されなければ民事再生のスタートが切れない状況であった。入札でもあり，プレミアムをつけ，約35億円で落札した。

　民事再生担当弁護士の判断で倒産に移行した後の事業譲渡となったが，事業譲渡直後より単月黒字を達成した。事業譲渡時の稼働病床は70床にすぎなかったが，13：1看護を10：1に変更，リハビリテーションの基準変更，医師・看護師の増員による稼働病床の増加などを行い，さらに経営状態は改善しつつある。事業譲渡後は救急車搬入台数も月間500台を超え，往時をしのぐ勢いである。将来は老朽・狭隘化した白鬚橋病院の移転新築を果たしたいと計画している。

# 3　M&A後の経営手法

## 1．M&Aという手法

　伯鳳会グループは，地域外へ展開するにあたり，M&Aという手法をとっている。地域医療計画のため，病院・介護施設の自由な開設が困難なことが一因ではあるが，病院を運営するための必要最低限の人的資源である医師・看護師をゼロから採用することは容易なことではなく，すでに一定のスタッフが確保されているM&Aにはメリットも多い。M&A時には既存職員の大多数を引き受けることになる。彼らは病院を立ち行かなくさせた当事者ではあるが，経営トップが変わると変われる人材も多い。また，変われない人材は2〜3年のうちにおのずと入れ替わっていくものである。

　展開する地域の選択には医療需要の見通しが明るいことを最も重視している。医療需要の伸びていく都市部への進出を，競合が激しいことから懸念する者もいるが，私たちは全く心配していない。10軒のラーメン店が営業する地域には10軒の店が営業できる顧客がいる。11軒目のラーメン店が進出できる可能性は高い。それに対し1軒のラーメン店しか営業していない地域に，さらにもう1軒のラーメン店が成り立つか否かはわからない。地域密着型サービス業は地域の顧客数という枠から逃れることはできず，医療・介護も同じである。

## 2．経営情報の全開示

　ここで，M＆A後の病院経営のポイントについて簡単に触れておこう。実は既存の伯鳳会グループの経営手法と，M＆Aを行った病院の経営手法には何の違いもない。私たちの経営手法はただ一つ，全職員への経営情報の全開示とチーム経営である。

　経営トップとなってから過去14年間，守秘義務契約のある事例を除いて，私はすべての経営情報を職員全員に公開している。私の手にする財務諸表と，月次決算報告会で幹部職員に渡し，事業所内で全職員に説明してもらっている財務諸表は全く同じものである。業務推進に関する非数値的な情報も，すべて職員に公開している。

　M＆A先の病院職員には驚かれることもあるが，これ以外の方法をとったことがない。倒産した病院，買収された事業所には必ず原因がある。その原因を取り除き，どのような手段と工程で経営を立て直していくのか，どこまでやり遂げれば経営は安定するのかを，職員に数値で示すことなく経営改善はあり得ない。「がんばれ」と言われてがんばるのは中学生までである。大人はがんばる理由と，そのゴールが見えなければがんばれるはずがない。

　この手法には当初，反対の声が多かった。反対意見の多くは「誤解を招く」，「数字や文書は一人歩きする（一部だけがとり上げられ誤って伝達される）」，「ネガティブ情報は現場の意欲を削ぐ」，「心配になった職員が辞めるのではないか」，「聞いても理解できないのにむだ」というものである。この意見には実は真実が含まれているのだが，「誤解を招いても，理解できなくても説明する」ことにメリットがあると考えてきた。

　「誤解を招く」のは経営リスクであるが，誤解をおそれて情報を遮断することは，職員を信用していないということだ。このような事業体が継続的成長を図れるだろうか。人を疑って，あるいは馬鹿にしてかかると，あなたと相手との関係はそこで終了だ。それ以上の深さを得ることはできず，コラボレーションによる化学反応は生まれず，最高のパフォーマンスを得る機会は永遠に失われるのだ。

## 3．経営指針書，人事考課制度というツール

　次に，チーム経営を達成するためのツールとして用いているBSCを応用した経営指針書，そして経営指針書の内容を実現していくための人事考課制度に触れたい。まず経営指針書の作製手順について述べる。最初に1月末，私より新規事

業計画，今年度重点目標などの総論が各部署，名事業所幹部に手渡される。これらの実現に向け部署，事業所ごとにSWOT分析を踏まえ，BSCをとり入れた事業計画が編纂される。それを私と面談しつつ成熟させ，経営情報課の編纂する財務目標とすり合わせ，3月下旬に経営指針書は完成する。そして年度末である3月末に全職員に指針書が配付され，発表会が行われる。

続いて人事考課制度であるが，考課に用いる個人の考課カードは，経営指針書に記載された各事業所の経営計画を達成するために「あなたが何をするか」を個人目標として必ず盛り込むようにつくられる。職員が個人目標を達成すると事業所目標が達成され，各事業所目標が達成されれば伯鳳会グループの経営目標が完遂されることになる。

私たちの人事考課制度は職能資格等級制度を柱としているが，伯鳳会の特徴として賞与を上半期，下半期終了後の決算賞与としていること，賞与総額を業績連動性としていることがあげられる。賞与総額は半期総収入 × X％ ＋ 半期利益 × Y％ ± 未収金増減額とし，X，Yは毎年期首に兵庫県・大阪府・東京都の3種類の数値を発表している。すなわち，地域ごとに収入が増えるほど，利益が増えるほど賞与総額は増加し，それを少ない人数で達成するほど1人あたりの賞与が増加する仕組みとなっている。また，期首に経常利益目標を発表し，それを超える利益が出た場合はその20％を全員同額の臨時賞与として支給している。

私は「貸借対照表は経営者の責任，損益計算書は全員の責任」とかねてより明言しており，職員には各期ごとの経営責任を分担してもらい，その達成度に応じた報酬を約束している。この業績連動性賞与の副次的な効果として，各部署間，各事業所間の連携が良くなることがあげられる。地域ごとのグループ総収入を最大化，グループ利益を極大化することが賞与総額の増加にほかならないため，各部署・事業所は部署最適，事業所最適の追求を放棄せざるをえず，地域ごとのグループ最適を追求することになる。

医療・介護業界において経営不振の原因の大半は内的要因である。セクショナリズム，職種別ヒエラルキーが業績の足かせとなっており，これらを取り除くだけで黒字化は実は容易である。連携医療で経営的に最も効果があるのは部署間連携，グループ内連携である。グループ外の連携に懸命となるのはその後でよい。まず自分，自部署，自事業体，自グループを見つめ直し，グループの全体最適に目覚めれば，すでに問題の大半は解決したも同然である。そのために，賞与総額に連動するX，Yの数値はあえて事業所ごとに細分化せず，連携のある地域ごとにまとめて設定する方法をとっている。

私たち医療人は，他業界では常識であるチームによる業務推進＝チーム医療にようやく目覚めた。次は他業界でやはり常識であるチーム経営に目覚めるときである。これらの手法は私たち伯鳳会グループのルーツである赤穂地区においても，Ｍ＆Ａで進出していった兵庫県各地・大阪・東京いずれにおいても同様である。全国ほぼ一律の診療報酬，介護報酬である医療・介護業界において，ベストプラクティスがただ一つの方法でしかないのは当然ではないだろうか。

## 4．地域別ポートフォリオの実際

表4－15は伯鳳会グループが進出している地域と医療需要のタイプ，2009〜2012年の4年間に行った投資内容と投資額を一覧にしたものである。撤退をにらんだ地域，現状維持を図るべき地域，事業拡大を狙うべき地域を判断し，医療で攻めるべき地域，介護で戦う地域を見極め，適切な投資を行い安全なポートフォリオを完成させるべく努力している。

先に紹介したウェルネスの2次医療圏データベースを俯瞰すると，全国に348ある二次医療圏のうち国土面積の7％を占める70の大都市型医療圏に日本の人口の52％が居住している。それらの医療圏は当分の間，医療需要の減少危機はないが，そのほかの278医療圏のうち過半の医療圏は今後医療需要の低迷が明らかになっていく地域である[5]。すでに地方では公立病院の統廃合が進み始めているように，その地域で現在と同じ規模の医療供給を続けることは不可能であろう。

表4－15　伯鳳会グループの進出地域および投資

| 進出地域 | 現事業規模 | 医療需要タイプ | 新規事業 | 投資額 |
| --- | --- | --- | --- | --- |
| 赤穂市 | 95億円 | ②〜③ | 特養60床<br>新築病院5床増床 | 6億円 |
| 明石市西部 | 12億円 | ① | 病院移転新築<br>（97床） | 19億円 |
| 姫路市 | 9億円 | ①〜② | 計画なし | — |
| 神河町 | 4億円 | ③ | 老健78床 | 9億円 |
| 大阪市此花区 | 50億円 | ①〜② | 病院移転増床新築<br>（482床） | 60億円 |
| 東京都墨田区 | 30億円 | ① | 病院（199床）<br>老健（119床）<br>Ｍ＆Ａ | 35億円 |

医療需要タイプ　①医療需要のピークが遅く，ピークが高い：積極的投資
　　　　　　　　②医療需要のピークの時期，高さが平均的：現状維持
　　　　　　　　③医療需要のピークが早く，ピークが低い：退却

また一般に，地域のマーケットが減少していく場合，すべてのストアが同じ割合で縮小していくのではない。シェア第1・2位のストアがシェアを伸ばして顧客数を長期間維持し，中小のストアから消失していくのがつねである。今後の医療需要減少地域においては3番手以下，あるいは2番手であってもその寿命は地域の医療需要減少の速度よりも早いと覚悟せねばならない。医療需要減少地域の医療機関・病院は今後の生き残りをかけて地域外への展開も選択肢に入れる時期がすでに到来していると考えている。

　「茹でガエル」になることなど，私と私のグループにはありえない選択である。

# 4　経営者の動機と心理

## 1．地域外展開を好む経営者，好まぬ経営者

　ここまで地域外への医療・介護の展開について述べてきた。その動機，理論は本章の第1節「外への展開への動機」に記述したが，ここでは，実際の経営者の内なる動機は何であるのかを考えたい。

　私には病院経営者には二通りあるように思われる。一つは経営する既存の病院を隅々まで磨き上げ，強化し，その病院の周辺事業を補強することで，当該病院の価値を極限まで高めようとする者。もう一つは経営する病院の充実に一定の成果が出たと考えた場合，他地域での次なる創業を模索する者である。

　前者の病院経営者は，地域の医療需要が減少することに抵抗し，医療需要の維持・改善を図るために，町おこし，地域の振興までも目標にしている。実は私にはそのような行動が腑に落ちない。失礼ながらむだな努力だとさえ思えてしまう。ヒト・モノ・カネは有限であるし，何よりも自分の人生が有限である。「日本全国に目を向ければ自分の，自分たちの力をもって大きな仕事ができる，広いフィールドが広がっているのに」と思えてならない。

　日本には「故郷に錦を飾る」という言葉がある。つまり，たとえどれほどの業績，成功を収めようと，賞賛と感謝を受けようと，故郷で評価されなければ喜びを感じない人，経営者がいるようだ。観察すると，彼らの多くは代々地域に住み，本人も地域に生まれ，地域に育ち，地域で就学し，地域に帰っている。彼らは私とは違うと感じるのである。

　私の祖父は若くして占領下の朝鮮に渡り，朝鮮鉄道の高官をつとめていた。父

は京城（現ソウル）で生まれ，京城大学医学部2年生時に終戦，岡山医学専門学校に編入し医師となった。その後，趣味の狩猟に適しているという理由だけで，全く地縁血縁もない赤穂で開業した。

　私は岡山で生まれたようで，2歳のとき赤穂に転居，小学校を卒業する12歳までの10年間を赤穂で過ごしたのみである。中学・高校・浪人・大学・研修と計14年間を東京で過ごし，その後も中・四国の病院を転々とし，37歳で赤穂へ帰った。私は赤穂の女性を妻に迎えてはいるが，故郷との感覚は薄い。赤穂で評価されなければ成功したことにはならないとは全く思わない。

　かつて私は中国への病院進出を企図していた。陝西省咸陽市に土地を確保し，病院の建築図面もほぼ完成，2008年には着工目前までいったがリーマンショックが起こり，金融機関から必要資金を確保できずに撤退した。当座必要な資金は約10億円であり無理をすれば手当てできない金額ではなかったが，その決断がつかなかった。当時を思い出してみると，そこまでして中国で成功しても，自分は満足するだろうかと自問していたようだ。

　日本で評価されなければ喜びを感じないと気づいた私と同じように，故郷にこだわる病院経営者は，故郷で評価されなければ喜びを感じ得ないのではないだろうか。

## 2．地域外展開のもたらす経営者の心理の変化

　少し違う視点の話もしよう。病院の数が増え，展開する地域が増えるにつれ，経営者の心は軽くなるのをご存じだろうか。私の知り合いの「自分の病院を隅々まで磨き上げる」タイプの病院経営者はいつも以下のようなことを発言し，悩んでいる。いわく，「近隣の〇〇病院にPETが入るらしい」，「△△病院は地域医療支援病院になった」，「□□病院が循環器科を開設する」，「公立●●病院に，▲▲億円の補助金を出すことが決まった」。

　周囲のライバル病院の動向に戦々恐々とし，彼の心は休まる暇もない。事実，広域展開を開始する前の私はこのとおりだった。「1か所でしか勝負していないということは，ここで少しずつでも後退していけば，いつかすべてを失うということだ。その恐怖は限りなく大きく，私のような小心な男が長年耐えていくには辛すぎる。」

　対して，今では競合病院の動向に一喜一憂することはなくなった。現在は戦場が広大となり，一部の地域で敗れてもほかの地域で勝っていればよい。敗れて失う陣地以上に勝って取得する陣地が広ければ，トータルでは少しずつ勝っている

## 4　経営者の動機と心理

ことになり，陣地は広がっていくからである。陣地を広げるための戦略立案は大変であるし，伸びきった戦線のマネジメント，兵站は容易ではない。しかし私の心は以前より平穏で，鬱々と悩むことも少なくなった。

「一病院ピカピカ作戦」が間違っているとは言わないが，それは，より苦しい経営者人生になりはしないだろうか。

医療は患者のためにあり，経営者は患者と職員のためにいるのだろう。しかしながら一度しかない人生を自分の喜びのために使えないとしたら，それは奴隷の人生である。自らの望むところと社会の望むところが一致するのならば，経営者として一歩踏み出さぬこと，躊躇することは罪悪であると思うが，いかがであろうか。


【引用・参考文献】
1）社会保障・人口問題研究所「日本の将来推計人口（平成18年12月推計）－平成18（2006）年～平成67（2055）年」
2）厚生労働統計協会（2011）『国民衛生の動向2011／2012』厚生労働統計協会
3）ウェルネス「2次医療圏データベース」
　＜http://www.wellness.co.jp/siteoperation/msd/＞（2013.2.1アクセス）
4）石川　晃（2010.12）「都道府県別女性の年齢（5歳階級）別出生率および合計特殊出生率：2009年」『人口問題研究』66（4），pp.99～104
5）高橋　泰・石川雅俊・柏原純一（2011.2.1）「2次医療圏をもとに日本の医療提供体制を考える」『社会保険旬報』2449，pp.18～24

# 第5章 病院経営における内への戦略・医療の質の向上とコスト低減への展開

日本大学 商学部 教授　髙橋淑郎
University of Toronto Professor Brown, Adalsteinn

本章では，カナダ・トロント大学の Institute of Health Policy, Management and Evaluation の所長であり，医学部公衆衛生学の教授でもあるブラウン（Brown, A. D.）と議論した内容を一部再現しながら，コストと質が関係することを証明し，これを考慮した政策を立案するうえでの戦略に関して，アメリカおよびカナダ・オンタリオ州の実例の検証と文献レビューによって，イノベーションとパラダイムシフトについて考察していく。

## 1　医療の質とコストとの関連からパラダイムシフト再考

### 1．医療の質とコストの関係性

　世界各国で医療費の高騰に対する対策は様々に行われてきた。そして医療費抑制政策，インセンティブの仕組み，政策の有効性などがこれまで議論され，各国で実行されてきた。しかしながら，大胆な施策を打っても，その施策が終了した途端に，医療費が上昇してしまうということが，アメリカでもカナダでも明らかになっている。

　同時に，医療制度や医療への信頼感が下がってもきた。なぜなら，アメリカでもカナダでも，様々な施策の中で，医療の質のばらつきにより，医療制度全体のコストの増加と効率の低下を招いたためである。医療の質にばらつきが生じるのは地域間だけではない。病院が変われば医師の診療方法も変わるし，日本では，医局が変わればすべて変わるとまで言われるほどである。

　医療関係者は，この制度全体に及ぶ医療の質のばらつきの問題，あるいは医療の質とコストの問題を半世紀近く前から認識していた。しかし，最近まで，多角的で正確な患者に関するデータがそろっていなかったこと，また，データがあっ

てもそこから成果を引き出すための分析ツールが十分ではなかったことなどから，医学的なエビデンスを十分に利用することができない環境であった。医師は自身が受けた医学教育，CPC（臨床病理検討会）や医局カンファレンス，経験と勘や学会・医師会・所属する病院の方針などから治療方針を決定することが多い。その結果，ベストプラクティスが十分活用されず，むだな医療あるいは過剰な医療が行われやすくなり，コストに見合った医療行為の質の確保ができないという問題が起きてしまったのである。

## 2．オンタリオ州の実例

　オンタリオ州政府は通常の方策ではコストを削減することはできないと認識していたため，エビデンスに基づき，医療の質を上げ，コストを下げることをいくつか実験的に行ったところ成功した。そこで医療政策として，質を上げてコストを下げることは可能だと経験的に確信したのである。

　例えば，2005年に「膝の関節炎治療では，関節鏡を用いた膝の創面切除を医師に推奨，また，膝の関節鏡視下洗浄を行うだけの単独処置は，骨関節炎のいずれの段階でも推奨できない」ことが，病院や医師に確実に伝わるような仕組みをつくった。その結果2008年には，コストも下がり，質も改善されたことが実証された。同時に，そのような手術を受けるアクセスの平等性も改善され，患者がより幅広くアクセスできるようになった。良い結果を出しながら，コストを下げることができたのである。

　すなわち，エビデンスに基づく医療行為を行うことにより，臨床医療の格差が少なくなり，医療の質の向上にプラスの影響が生じることがわかったのである。

　これができるようになったのは，患者データの電子化が進み，保険者からのデータの提供，医師のネットワークでの情報共有，臨床試験データの共有，疫学データなどの開示などを受けて，政府あるいは他の中立な非営利研究組織が外部情報を統合し，分析する能力が備わったことで，医師にしても，病院にしても，製薬会社にしても，保険者にしても，医療界と州政府は，お互いのアライアンスやコラボレーションが容易になる共通の新たな道具を手に入れることができたからだと言える。特に，カナダでは CIHI（Canadian Institute Healthcare Information）＊の機能が大きい。

　　　＊　CIHI が誕生する以前，カナダ全土で，HMR（Hospital Medical Record Institute）や MIS（Management Information System）などのプロジェクトが，カナダ統計局やカナダ保健省あるいはオンタリオ州のもとで

存在した。それらがすべて一つにまとまって CIHI という組織ができたのが1991年であった。CIHI の組織としての役割や使命は，臨床医学，人事，ファイナンシャルなどの情報の収集である。その範囲はオンタリオ州だけではなく，カナダのすべての州にわたっている。

　CIHI は，急性・慢性・長期ケアといったセクター別の情報だけでなく，人事情報として，いろいろなヘルスケアにかかわる専門職すなわち医師・看護師・薬剤師などの情報や，各病院やシステムの財務的な支出に関するデータもすべて集積している。

　それらのデータを組織外の研究者に使ってもらうように提供するが，データを使いながら CIHI 独自の分析も行っている。その一つがホスピタルレポートカードで，ある。また，CIHI は特別なレポートも作成している。例えば，産科の出産結果などのレポートを作成している。さらに，システムの指標としては，ヘルスケアへのアクセス性に関する分析も行っている。例えば，社会経済的な要因がいかに影響しているのか，カナダの市民がヘルスケアを利用するにあたり社会経済的な要因がいかに影響を与えているのかというような分析である。

　CIHI の予算の80％は連邦政府から，20％はカナダ全国の州・準州からの拠出金で構成されている。独立した理事会があり，そこが運営している。理事会のメンバーは16人で，その中の2人は，カナダ保健省とカナダ統計局から1名ずつ必ず出ている。残りの14人は CIHI が独自に選んだメンバーである。したがって，政府からは半分程度独立した組織と言える。

このようにエビデンスに裏づけられた質の高い情報は，医療提供者（病院・薬局・医師など）にとっては，実際の診療の現場で，疾患ごとに選択可能な様々な治療法の中から，推薦される医療行為の方法の詳細などを支える根拠にもなってきた。しかしながら，オンタリオ州では，心臓や肺の疾患に関してある一定の再入院が生じている。そこで，質を上げるために再入院率を大きく下げることを考えた。州政府の試算では，州全体で一律に心臓や肺の疾患の再入院が防げれば，5億ドル程度の削減となるが，どのようにして防ぐのが最もよいのか，結論が出なかった。

　また，ばらばらに自立しながら分化してきた医療提供者の状況をみると，最小コストで最高の医療価値を患者に提供するという競争はあまりなかった。その結果，保険者・医療提供者，あるいは製薬会社・医療機器メーカーなどのすべてが，自らの利益を求めて行動することになり，本来第一に考えねばならない患者の利益が置き去りにされてきたのである。この点は行政も調整できない領域であった。

## 3．医療の質とコストはトレードオフか

　多くの研究者が医療の質とコストの様々な関係に強い関心をもっていることは，論文数からも明らかである。特に注目されているのが，アメリカの ACO（Accountable Care Organizations）である。ACO は，統合化された医療サービス供給モデルの一つであり，かかりつけ医・看護師・医療関連専門職種・病院が集団として，地域の医療の質とコストに対して共同で責任をもつ組織である。簡単に言えば，質を上げてコストを下げることを行っている団体である＊。また，アメリカには医療の質に関する IHI（Institute for Healthcare Improvement）＊＊という組織もある。オンタリオ州でも，質を上げてコストを下げるための法律ができた。

　　　＊　ACO は，オバマ政権が2010年3月に成立させた医療制度改革法で創設された，メディケアにおける新たなる医療サービス供給体制である。ACO では「コストを節約すると収入が増える」というインセンティブがある。ちなみに，ACO は，「患者に提供される医療について，質とコストの両方に accountable となる組織」を意味している。メディケア ACO では，さらに，「プライマリケアを基礎としたケアの統合・継続性」が重視されているという。ACO は，保険者にとっても今後のビジネスモデルに影響すると考えることができる。
　　＊＊　IHI は，ボストンにある非営利組織である。この組織は，現場での医療改革推進のためのサポート活動を行うことを主眼としている。主な活動には，医療機関や保険会社と提携した各種医療改革プログラムの策定や，International Forum on Quality and Safety in Healthcare の共催，あるいは，オープンスクールでの新知識の提供などがある。IHI の資金は保険会社・製薬会社・政府からの寄付金およびオープンスクールの授業料などから構成される。一方で，活動で得た知識や経験を無料でウェブ上に公開し，有益な知識・情報を幅広く共有することも IHI の役割である。

　医療の質とコストに関する文献レビューの結果，ほとんどの研究がアメリカかイギリスで発表されているものであり，アメリカは大規模なケース研究を多く行っているが，体系的な研究ではないこともわかった。さらに，研究の方法論的課題も明らかになってきた。それらの研究プロジェクトに持続可能性があるのか，他に研究を拡大していけるのかは，まだわからない。例えば，以下のようである。
① コストの詳細は不明で，QI（quality improvement）プロジェクトのコストを

含んでいない可能性があること[1]。② 医療の質の測定が不完全か，短期間にすぎないこと[1]。③ 改善またはコスト削減の継続可能性が不明確であること[1]。④ プロジェクトの拡張性と一般化の可能性が不明確なこと[2]。⑤ 成功を収めるべく，良好な条件が整った，厳選された実験の場で行われたこと[2]。さらにこの研究領域では，説明責任の方法が重要であるが，その点が十分なされていないことも判明した。

　より良い医療，より良く組織化された医療からのコスト削減はどこから生まれるのか，ということに関して，IHIでは，むだを見極めるための枠組が作成され，年間で，運営予算の1～3％のむだと付帯費用を減らす試みが行われ成功した。例えば，第一次推進要因として臨床医療の質が検討され，第二次推進要因として医療の調整，有害事象および複雑化要因，再入院が検討され，改善された[3]。この成功によって，臨床的な質が上がれば，ケアのコーディネーションが高まり，合併症が減り，再入院率が下がっていくことが証明された。したがって，患者の流れがより促進され，待ち時間も短縮されることになる。同時に，サービスのミスマッチを減らすことができ，患者はより適切なケアを受けることができるようになる。さらには，むだなケアがなくなることで患者も負担が少なくなることが証明された。

## 4．研究のエビデンスは重要であるが，どのように利用すべきか

　病院内でのケアと地域でのケアには違いがあることを理解したうえで，アメリカの研究は，「エビデンスに従っていく」，「成功すると証明されたものに従っていく」という研究スタイルをとっている。医療におけるエビデンスをどのように活用していくか。それは質とコストの関係性で，成功した成果を全部束ねて考えていくことになる。個々の研究で重箱の隅をつつくようなことは社会全体に寄与しない。様々な形態の成功例を束ねて研究する必要がある。

　第一には，まず最初に，例えば四つのエビデンスを電子カルテに組み込んでいき，そして次にチェックリストを使用して，最後に患者の安全についての施策も束にしていく。つまり，一つのエビデンスだけに従っていくのではなく，エビデンスの束にして行っていく方法である。

　第二は，能力について焦点を当てることである。人びとに成功例というエビデンスを提供するだけでなく，成功例を使用していく能力を得られるようにしていくことが求められる。すなわち，球場をつくるだけではだめで，そこにプレイヤーを置かないと成功しないということが重要で，それが成功の秘訣であるとさ

れたのである。

　同時に、コストの削減率は大きい金額でなくとも重要な要因となることを認識すべきである。コストの削減率は数％というように、多くの場合、そんなに大きなものではない。しかし、質は確実に上がっていく。例えば、アメリカの手術安全性チェックリスト（US surgical safety checklist），すなわち、手術室スタッフのチームワーク向上と安全プロセスの一貫性のある使用を図るために考案された2分間ツールを履行することで、心臓以外の手術数が4,000件ある病院で、年間10万3,829ドルを節約できた[4]。ミシガン州キーストン ICU 安全性（Michigan Keystone ICU safety）では、① 安全性文化、チームワーク、意思疎通を向上させるための介入，② セントラルライン関連の血液感染に関する根拠の順守を改善するための介入，により病院平均で年間110万ドル削減したという[5]。ミシガン州の地域手術 QI プログラム（regional surgical QI program）では，QI 開発プログラムに，民間保険会社から支払いがなされていることで，正味1,500万ドル（プログラムコストは500万ドル）の節約になった[6]。

　これらの例からも、様々なエビデンスが多くあり、それが小さくとも、それを束ねてすべてを行うことで、エビデンス個々のコスト削減は小さくとも質は大きく改善されることになる。

## 2　コストとその価値

　コストを考える場合、コストの価値を考えることが重要になる。病院外を考えてみると、地域ケアあるいはプライマリケアは、病院内とは状況が違っているからである。プライマリケアのコスト構造は、病院など医療機関とはかなり異なる。例えば、ドイツにおける糖尿病管理プログラムでは、一次医療担当医が患者を登録し、疾病管理および医療制度の利用に関して教育・助言を行うことで、登録患者1人あたりのコストを209.10ドル削減した[7]。イギリスにおける医療の質と結果の枠組（quality and outcomes framework in UK）では、成果に基づく支払いインセンティブ方式で、10の慢性疾患条件に関する品質指標達成によって支払い額を決定することで、病院のコストを1億3,000万ポンド削減した[8]。Kaiser Permanente 業績向上システムで、1ドルの投資で平均2.36ドルのコストを節約した[9]。Intermountain の QI の取り組みでは、産科のプロトコールを再設計することで、5,000万ドルの削減をした[10]。

第5章　病院経営における内への戦略・医療の質の向上とコスト低減への展開

　これらのプロジェクトで見られるのは，世界的に有名なヘルスシステムの中での研究であり，大きなエビデンスが得られたことである。同時に，それらの研究対象は，エビデンスを使用していく能力を備えていることがわかる。例えば，Intermountain は QI で世界でも有数の実績を残している。そこには測定し，能力開発し，中央化したマネジメントを行い，質のガイダンスを行っていくという特徴がある。Kaiser Permanente はケアのコーディネーションで成果を上げてきた。それは臨床のガイドラインを使用することで，慢性患者へのマネジメントを大きく改善し，ケアのコーディネーションを行い，自分たちが行っていることはどうなっているのかという，自己監査を行ってフィードバックしてきたことからもわかる。ドイツでは，患者に対してそのシステムをいかに利用するかを教育していく中で，そのコーディネーションを行ってきたことが判明した。

　したがって，病院でも，地域ケアでも，能力開発が行われていることが重要になる。さらに，地域ケアでは，成果を測定し，自分を教育し，患者を教育して，多くのコーディネーションを行うことが重要であることがわかった。

## 3　コーディネーションとインテグレーションと能力開発

　エビデンスに基づく様々な新しい知見や成果を活用するという考え方は，それほど複雑なものではないにもかかわらず，これまで適切に実行されてこなかった。確かに，それが活用されれば，メリットが大きいことは明らかである。しかし，実際の導入にはかなりのハードルもある。それは医療界では，関連する組織や団体が目に見える格好で価値連鎖としてつながっていないからである。そして各ステークホルダーが，主体的に前後の関係を考慮しながらお互いが協働して動くことは期待できないからである。さらに悪いことに，医療でコストを抑制するというテーマについては，「総論賛成・各論反対」ということが多く，ステークホルダー間で互いに利害が複雑になり，「売って良し，買って良し，世間良し」というような三方良しという連携はとれなかった。したがって，エビデンスに基づく成果の活用を医療界で採用するには，紳士的で文化的な要素と，政策あるいは行政の規制という二つのハードルを越える必要がある。

　以上のような前提のもとで，コスト削減と医療の QI を実現する有効なプログラムを開発するうえで重要と思われる文化および政策関連要因は多数存在するが，特に，コストと質を考えるうえで重要な要因は三つある。

第一が政策的な課題で，コーディネーションとインテグレーション（統合）である。ケアを統合すればするほど，質が高まりコストが下がる。ケアの価値を高めていくためには，例えば，患者のフローを高めることが必要となる。すなわち統合化は，コスト削減の極めて重要な要素であり，疾病経路と医療の調整における統合化システムは，コストと医療の質のトレードオフの主要要因となりうる。

第二が文化的な要因で，医師のリーダーシップに信頼をもたせていくことであり，医師が素晴らしいリーダーシップをもって行動していくことが必要である。すなわち，病院の中で医師が協力して，コーディネーターとして行動していくプロセスである。医師がリーダーシップをとってコーディネーションすることが最も重要である。つまり，信頼と医師によるリーダーシップは，病院経営において極めて重要な問題である。医師に関係する戦略，すなわち，退院後の看護師による見守り，疾病管理プログラム，コストに比較して効果の少ない医療を，コストの低い医療に可能な限り移行していく取り組みなど，臨床医がコミットメントして，患者が主導するといった，医療の質の管理戦略のほうが，政策立案者主導の戦略より効果が大である。信頼は，ACOの構築においても極めて重要な問題となる。

第三に，これは，政策的な領域の基本であるが，政策の中身が重要であるということである。特に，病院の経営資金の提供構造が重要となる。オンタリオ州ではテクノロジーの使い方を変えていけば，コストが下がるものと思われている。つまりコストや予算は，ヘルスケア全体にわたり柔軟でない方法で配分されていることがわかる。したがって，柔軟な予算配分の仕組みなどを考える必要がある。

## 4 コストの削減に関連して，医療の質の測定に関して，わかっていることは何か

医療の質の測定に関する研究は，多くの問題点によって制限されている。なぜなら，成果に基づく支払い方式の一環として一般に実施される測定は，① インセンティブから測定の効果を分離するのが非常に困難である，② 一般に，測定は，多くの正の特質を有する業績良好なシステムにおいて実施されている，③ タイプや強度が異なる測定を比較した研究は皆無である，ことなどからである。

これらの関係を考えると，第一にコストと質に関する測定，第二にコストと質に関するインセンティブの関係性の明確化といった2要因が重要な成功要因となることがわかる。

ケアのコーディネーションとインテグレーションを行うことで，より測定が成功裏にできることがわかっており，慢性疾患の管理にあたり，入院期間の短縮，供給コストの削減，文書化の改善と医療記録の完了を含め，IHIモデルに見られるような一連の要因によるコスト削減を実現している[11]。

よく使われているシステムでは，エビデンスを明らかにするために測定が組み込まれている一方で，測定の報告が十分に行われていない。したがって，「測定の枠組みも十分でない」，「分析も十分でない」といった指摘がされている。つまり，コストと医療の質に関する測定集中型戦略の効果は不明確で，測定の特質と状況に大きく依存する可能性がある。

例えば，アメリカにおける高齢者インフルエンザ予防接種の効果とそのコストに関する調査報告で生じた矛盾である。すなわち，予防接種1人1回あたり3ドルのコスト増に対して予防接種1回あたりのコスト削減が117ドルであったという報告である[12]。このような場合，調査・測定がどのような枠組みでいかに分析されたのか，適切に行われたのか否かを考える必要がある。この事例の場合，予防接種の実施により1人あたり3ドルの医療費の増加という点については，医師が医療機関内で行ったことだけしか考慮されておらず，それ以外の質の向上には言及されていない。しかし実際には，予防接種によって罹患を免れるといった効果から，ヘルスケア全体では1人あたりに換算して117ドルのコスト削減になったということである。

二つめは，インセンティブは測定とかなり関連づけられているということである。つまり，測定と支払が関連づけられているのである。

イギリスにおける医療と質と結果の枠組み（Quality and Outcomes Framework in UK）では，成果に基づく支払いインセンティブ方式として，10の慢性疾患条件に関する質の指標達成によって支払い額を決定（報告義務あり）することを行い，入院コスト節約額は約1億3,000万ポンドになったという[8]。

これらの研究全体を見ると，考えるべきことが様々ある。どのように測定し，どのように行動を解釈するのか。例えば，一般に適切とされる行動を信頼性のある方法で測定ができるのか。インセンティブを与える場合，金銭で行かうのか，非金銭的インセンティブを使用するのか考えねばならない。

## 5　医療の質を改善し，コストを削減する構造とインセンティブに関して，わかっていることは何か

　病院内の様々な活動で，インセンティブを与える場合，金銭的インセンティブか，非金銭的インセンティブを使用するのか考えることになる。金銭的インセンティブを与えることは，行動を変えることに有効なのか，多少なりとも影響を与えるのか。現時点で言えるのは，「測定をすることは重要である」ということだけである。しかしながら，測定の重要性を証明するエビデンスには強いものがない。測定は絶対的に必要なのか，実際には十分に行われていないのではないかといったことを考慮すると，現在の質とコストの研究では十分に行われていないという結論になる。

　コストを削減し，医療の質を向上させる構造とインセンティブを生み出す最近の取り組みについても，研究は限られている。実際，小規模で，大部分がアメリカの文献である。先行研究を吟味すると，結果の解釈には難題が山積している。例えば，以下のことなどが明らかになっている。

- 多くの医療の質の向上のための取り組みが，同時に実施されていること。
- 多くの研究が特定の人口を対象に，または，優れた業績状況において実施されていること。
- 多くの場合，研究への参加は任意であること。
- 多くの研究が結果の報告にのみ終始し，説明部分を含まないことが多いこと。
- 利益共有を，成果に基づく支払いやその他の金銭的インセンティブに突き合わせて比較していないこと。
- インセンティブの報告から文書化の影響を選り分けるのが困難なこと。
- インセンティブの影響から長期的なトレンドを選り分けるのが困難なこと。

しいて言うならば，病院経営の領域で，インセンティブに関する方法は，P4P（pay for performance）＊とゲインシェアリング（gain sharing）＊＊の二つが有効である可能性をもつことである。

　　＊　P4Pは，アメリカのInstitute of Medicine（IOM）の報告書の中では，「エビデンスに基づいた規準や手法を用いた測定により，医療者が質の高いケアを提供するようなインセンティブを与える方策」と定義している。すなわち，医療機関が，質の高い，効率的な医療サービスを提供した場合に，高い診療報酬を支払うというインセンティブ制度である。その目的は，

医療の質の向上とともに医療費の有効活用を実現しようとするものである。P4Pは，医療費の効率的な支払いを行おうとする民間保険会社が先導してきた。アメリカの医療保険制度では，日本やヨーロッパ諸国のような公的な医療保険は高齢者と低所得者にしか適用されず，一般の患者は民間の保険会社の医療保険に加入し，そこから医療費の支払いを受けている。そのため，保険会社には，高騰する医療費を抑制したいという力が作用している。P4Pにおいて，医療の質，パフォーマンスの測定は，臨床医学的指標，患者満足度，IT化度等についてなされている。特に臨床医学的指標についてはガイドライン準拠率や死亡率・合併症率等のアウトカム指標が用いられる。

＊＊　ゲインシェアリングは，ゲインシェアリング方式報奨制度ともいう。職員の努力・功績による増益寄与分に対しグループとして定期的に現金で割増金を支給することをいう。P4Pの一タイプとも言える。ゲインシェアリングは，医療費を削減するために，医師の多大な努力によって削減された病院のコストの一部を，医師に償還する（与える）ものである。Office of the Inspector General (OIG) of the US Department of Health and Human Servicesによれば，ゲインシェアリングプログラムは，病院と医師によってなされたコスト削減の効果をお互いが分け合うことで両者の経済的インセンティブを同じ方向に向かわせることができる。そのようなことを行うことで，医師はコストエフェクティブな医療を行うようになる。具体的な医療機器および消耗品の使用を減少させるために金銭的なインセンティブを与えることができ，特定のより安価な製品への切り替え，またはコストを削減する特定の臨床医療の実践または複数者が特定の対象となる事柄を確実に実行するための手順等について定めたプロトコルを採用しているという。

　P4Pはシンプルで，実績に対して対価を支払っていくモデルである。例えば，糖尿病のスクリーニングをより行えば，インセンティブとしてより多く金銭を払う。介入的な放射線診断をより少なく使えば，インセンティブとしてよりお金を支払うというものである。
　一方，ゲインシェアリングは，医療費を医師が正当な理由をもって削減して得たものを，シェアしていくというものである。この考え方はP4Pよりも複雑である。つまり，効率を上げ，質を上げて，各年度の終わりに，それから得た利益を株式配当のように分かち合う仕組みである。
　研究の結果からは，ゲインシェアリングのほうが，より効果があるとの示唆が

ある。ただし，ゲインシェアリングが有効に機能することはわかるが，同時に，数多くのリスクも伴うものでもある。理論的に，ゲインシェアリングを正当化する理由は，第一に医師のリーダーシップへの信頼感があることである。P4Pはケアプロセスにおいて，直接に医師が管理をしていく。すなわち，P4Pでは，広範な指標が使用されているが，それは，慢性疾患管理，低コストの疾病予防，医療の調整に焦点を合わせているからである。一方，ゲインシェアリングは，それをリードする医師がよりリーダーシップをとって，信頼感を得て行っていくからである。

第二の理由は複雑性である。医療が複雑であることを前提とすると，プロセスよりも結果を管理するほうがより容易である。ゲインシェアリングは，プロセスにかかわるリスクではなく，医師の成果に重点を移すことができる。

同時に，ゲインシェアリングには，いくつかの倫理的問題もある。医療経済的に，わいろや非競争的方法（医師に何もモニターしないで直接的な金銭的インセンティブを与え，悪い結果になること）への危険性である。

# 6　ここまでのまとめ

病院経営を行っていく場合，経営者は，院内外でイノベーションを起こすということではなく，まずは，エビデンスベースで経営を行っていくことが重要である。すなわち，病院経営において，ICT，コンバージェンスやアライアンスなどを駆使してオープンイノベーションを戦略的に行おうする場合，それらを実施する前段階として，組織として行わなければならないことがあることがわかった。それは，エビデンスを基礎として，確実に質とコストを組織として改善していく仕組みづくりである。

それにはエビデンスの束をつくり，組織や人間の能力を構築し，さらにはそれを測定し，インセンティブが作用する仕組みづくりをすることである。また，それには良い臨床文化が必要で，良い臨床文化を育むことのできるリーダーシップのある医師が必要で，かつ，その医師を患者である国民が信頼することがより重要となる。つまり医師への信頼をいかに構築していくかが，病院としてまず行うべきことである。これらの組織的土壌を改善した後に，オープンイノベーションなどに積極的に取り組むことが必要となる。

## 7 構造変革によって医療の質を向上させ，コストを削減することはできるか　アメリカにおけるACO

　ACOは，新しいアメリカのモデルである。すべてのエビデンスを集め，束にして使用しようとするものである。同時に，そこでは医師と病院がいっしょになってゲインシェアリングを行う必要がある。これは，強力な質の測定があってこそ可能になる。ケアの価値を継続して改選していく仕組みであり，下記のようなエビデンスデータを確認しながらそのケアの価値の向上を行っていく。

$$\frac{(\text{quality} + \text{outcomes} + \text{satisfaction})}{\text{costs}}$$

　ACOの構造には基本的な魅力がある。ヘルスケアにはこれまでの過去40年間，同じような諸問題があった。すなわち，急激なコスト上昇，患者の要求の高度化，高齢化による慢性疾患患者の増加などである。オンタリオ州だけでなく多くの国々のヘルスケアの政策が同じ問題を抱え，同じ解決策を導入しようとしてきた。そして，過去40年間，同じような方法で対応してきたわけである。世界中で，進歩がなかったと言ったならば言いすぎであろうか。

　ACOの構造は，政策を立案する役人によってより好まれる傾向にある。なぜなら，説明責任が達成され，統合も最大限に達成されると予想される組織だからである。すなわち，統合面では，医師と病院とをいっしょにして，それぞれに説明責任を負わせるシステムだからである。しかし，本当にうまく機能するのか，うまく機能している事例があるのかを確認してみよう。

　アメリカを見てみると，ACOがコストを節約し，質の向上を実現したというエビデンスが増大しており，このような組織の総合的な潜在的影響に関して議論がなされている。ACO契約，The Patient Protection and Affordable Care Actに取り組む医療提供者組織は100を超え，12州の法がACOを支持している[13]。評価結果によれば，主要組織において大幅なコスト削減が実現（10の医療団体中，4団体で3,620万ドルの削減を達成）した[14]。初期（1991年）プログラムでは，でき高に基づく払い戻し制度による医療の質の向上，コストの削減が示されている[15]。初期の評価結果を検証すると，質も上がりコストもかなり下がったことがわかる。

　このように，1991年に始まったACOについては，この組織がうまくいくとい

7 構造変革によって医療の質を向上させ,コストを削減することはできるか　アメリカにおける ACO

う論文が多いが,ACO を批判する意見もあることはある。エビデンスに基づいた批判である。例えば,Kaiser Permanente と近しく研究してきたプリンストン大学医療経済学教授のラインハルト（Reinhardt, U. E.）は,ACO は Kaiser Permanente ではないが,それに近い組織であるにもかかわらず,それを実感している人は誰もいない,としている[16]。また,カリフォルニア・ヘルスケア財団のプレジデント・CEO（California Healthcare Foundation, President and CEO）であるスミス（Smith, M.）は,ACO は,神話的な能力をもった架空の生物であるユニコーンのようで,伝説的な力をもっているが,それを見た人は誰もいない,としている[17]。あるいは,初期 ACO 開発の落とし穴は,その能力を過大評価したことに関連している[18]などである。

　ACO には多くの成功例もあるが,同時に,多くの失敗も生じている。過大評価しすぎたこと,ガバナンスが良くないこと,ゲインシェアリングによってリスクを取りすぎ,しかも早く行いすぎたことなども失敗の要因と考えられる。

　説明責任を負う医療機関という意味で,ACO という概念がアメリカで確立されたことは意義がある。上述のように,ACO は,医師と病院に医療の質とコストについての共同責任をもたせることで,患者に対する総合的なケアを奨励するものである。このような医師と病院の説明責任の共有は,電子的な医療記録の統合を推進することにつながることが予想される。診療録を電子化する医療機関が増えるにつれ,その取り組みの成果がより速く,確実に進歩していくであろう。したがって,電子カルテなどの各種の規格の統一などが求められる。保険者・医療提供者・製薬会社・医療機器メーカーなどのいずれもが,エビデンスに基づく成果や知見の活用に,新たなビジネスとして非常に高い興味をもっていることは事実である。その多くがすでに将来を見据えた投資を始めており,成果や知見活用により得られるビジネス価値を踏まえた投資や導入が今後も進むものと思われる。したがって,ここに病院と医師と各企業のオープンイノベーションが成果を出す土壌がつくり出されるのである。科学的な成果や知見をコンバージェンスしたモデルへ移行していこうとする積極的意欲は,多くのステークホルダーの間で高まっており,コンバージェンスに向けた様々な状態のシミュレーションや投資が活発化していくであろう。

　患者（集団）の安全という視点から,質とコストを考慮するならば,ACO は病院とかかりつけ医を統合したものという考え方であると言える（図 5-1）。

　ACO の中に,かかりつけ医・病院・専門医と契約して,外部の精神科,リハビリテーションなどとも地域内で協力していく仕組みである。それによって,患

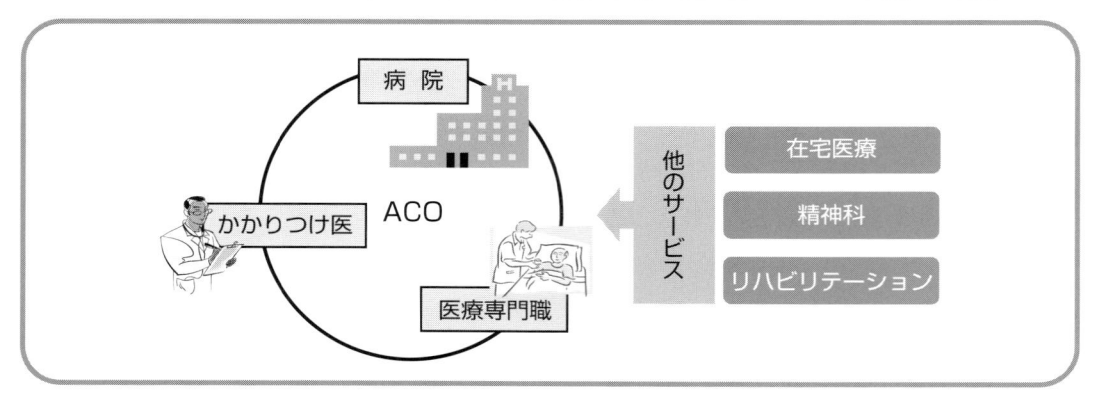

図 5-1　ACO はどのような医療提供者で構成されるか

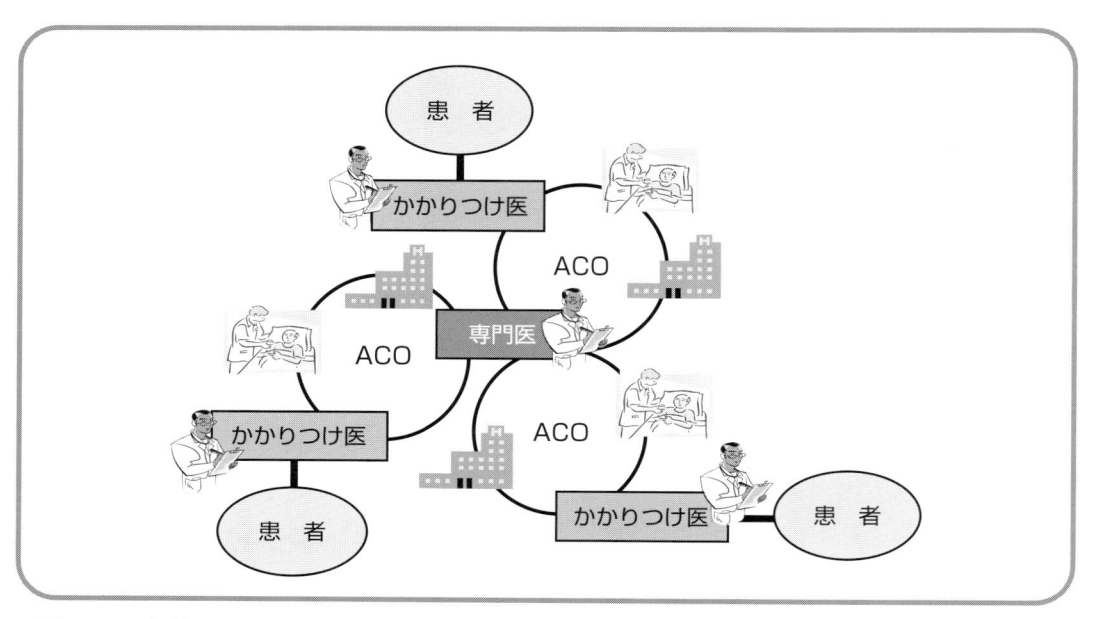

図 5-2　患者と医療提供者と ACO との契約

者の安全を守り，医療のコストを下げて，質を上げるのに，医師と病院を統合していかなければならない。

　かかりつけ医は，一つの ACO と契約し，専門医は複数の ACO と契約することになる。そして，患者は，かかりつけ医と契約することになる（図 5-2）。

　例えば，再入院を防ぐには，病院・専門医・かかりつけ医のアライアンスあるいはコラボレーションが必要である。さらに，慢性的な病気であればそれにプラスして処方せんが適時・適切に必要である。病院の病床が空かない場合には，加

7　構造変革によって医療の質を向上させ，コストを削減することはできるか　アメリカにおけるACO

えて，地域での在宅介護が必要になる。さらには，患者のトータルな満足度を上げるには，ケアマネジャーの調整が必要になる。

図5-3に示したモデルで考えると，現在のACOは，ほとんどは，①の病院と医師だけである。いくつかは②の段階である。③も，数は少ないが，出てきてはいる。しかしまだ，⑤のすべての統合にまでは至っていない。

さらに，質をコストと関係づけるには，透明性が必要となる。例えば，質のゴールの優先順位づけと絞り込みを行っていく必要があり，質の指標が800もあっては何の役にも立たないのである。

ACOは，コスト・質・能力に対する地域的な責任をもつ，節約をいっしょに行う，成果を測定するといった基礎構造をもっている。したがって，患者にとっても，医療提供者にとっても，政府にとってもわかりやすいものになっている。

実際の医療費削減方法をみると，①コストのかからないより適切な職種の活用（nurse practitionerの増加），②ケアのコーディネーションの改善，③むだ（重複検査など）の削減，④組織内部のプロセスの改善，⑤慢性疾患の管理，⑥ベストプラクティスの実施，⑦タイムリーなデータ使用，⑧能力改善，⑨病院から地域の施設へ，などがあげられている[19]。

また，測定だけでなく，リスクをモニタリングする必要もある。したがって，リスクを管理する能力が必要である。電子カルテの質の向上，マネジメント能力

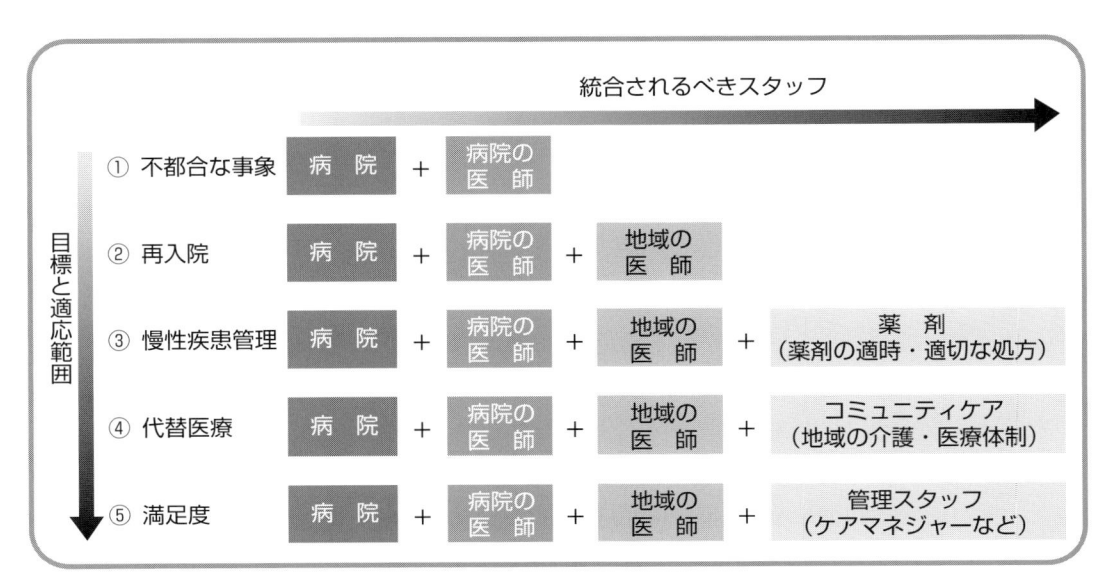

図5-3　目標と適応範囲を踏まえた統合のモデル

## 第5章　病院経営における内への戦略・医療の質の向上とコスト低減への展開

を向上させていくこと，リスクを削減し破産を避けることも重要になる。

オンタリオ州では，これらに対して，業種横断的な統合化として，地域化，各地の地域医療統合ネットワーク（LHINs：Local Health Integration Networks）*，メディカルホーム（medical homes）**などを行っている。また，コスト，医療の質に関する提供者側のアカウンタビリティに関しては，活動に基づく資金提供，CQI/TQM/LEAN，患者側の選択肢の増加，スコアカードおよびレポートカードをすでに実行している。

　　＊　現在，オンタリオ州内に14のLHINsがあり，9人の理事が保健省によって任命されている。州政府とLHINsとの間には合意書があるが，その合意書の中で効率と品質の二つを測定値として入れている。LHINsが個々の病院と契約・合意書を結ぶときにも同じこと，つまり効率と品質の両方を入れてほしいと要請している。

　　　政府がLHINsに資金を渡し，その資金をLHINsがその地域にある病院に割り当てているが，現在のところ，その資金は，LHINsのもとにある病院の既存の予算に従って，その合計として各LHINsに資金を支出している。

　　　州政府の今後の構想では，LHINsに資金を支出するときにも，そのポピュレーションヘルスに従って割り当てたいと計画しており，同じことをLHINsからも各病院に行ってもらいたいと希望している。つまり，これからのビジョンや戦略に従って資金の割り当てをLHINsにも行ってもらいたいと考えている。ただこれはまだ完全には達成していない。いわゆるカスケードの構造で各病院の予算に割り当てることも可能であるが，個々の病院の戦略や方向性はLHINsがある程度決めた方向性と一致しなければならないということになる。測定することもカスケードしなければならないし，戦略もカスケードしていかなければならない。まず州政府が戦略を決め，その下にあるLHINsもそれと同じ戦略を，そしてその地域にある住民のヘルス状況によって，戦略や優先優位を決めていく。その中にある個々の病院も，それと同じ戦略を取っていかなければならないのであるが，まだそこの状態には達していないと思われる。

　　＊＊　メディカルホームとは，PCMH：patient-centered medical homeとして知られているように，医師・PA（physicians assistant, 医師助手）・NP（nurse practitioner, 診療看護師）による，患者の最高のアウトカムの獲得を目標として包括的かつ継続的になされるチームベースの医療サービス供給モデルである。小児・若者から高齢者にまで提供される包括的なプライマリケアと言える。メディカルホームによって，医療へのより良いア

クセス，ケアへの満足度の向上，健康の改善を目指す組織と言える。この組織の本質は，ケアコーディネーションにある。ケアコーディネーションは，上記の人的資源のほかに，チームベースの活動を行うのに適切なトレーニングを受けた医療IT，ICTといった資源が必要になる。

# 8 ACOをつくるには何をなすべきか

「価値」とは，ベクトルである。すなわち方向と大きさを併せ持つ量である。コストの削減にすぐにつながる変更（再入院）がある一方で，すぐにはコストの削減に結びつかない変更（満足度）もある。価値を追求する方法を変更すれば，当然の結果として，それに伴う変更が発生する。したがって，政策立案者は，医療管理の全責任をACOに委譲できるだろうか。関係省庁・地域は，新たな矛盾モデルに適応できるだろうか。各組織はリスク対応策をどのようにして確定できるだろうか。課題が残る。

医療の質のコストを考える場合，平均を考えることが多い。医療制度における不公平性は，医療へのアクセスまたは医療の質の不公平性よりも国民にとって大きな影響を与える。ACOは，自らの不公平性を改善することはできないであろう。なぜなら，資金提供モデルは，不公平を減少させる形での調整が可能であるか，資金提供モデルとガバナンスモデルは，より広範な健康決定要因に拡張することが可能であるかといった課題が解決されていないからである。

カナダとアメリカは，質とコストを，平均的な問題として考えている。ACOに関しても平均的なことで考えている。ヘルスケアを受ける個別の人というよりも，そこにいる人には直接恩恵はないが，受ける方法として平均的な人が，より良くケアを受けていると考える。全体としては改善されていると考える。

このような理想像は，ヘルスケアの中で，すべての人びとが行いたいことであるが，そう簡単に行うことはできない。すべての質の改善がコストを下げるものではない。すなわち，医療の質の向上によるコスト削減が可能か否かは，質の改善の種類と医療制度の状況に大きく依存するのである。

伝統的な形での医療の質の悪さを三つのタイプで分類して考えると，表5-1のようになる。

この三つの中で，過剰治療を改善することが一般的にコスト削減に有効となる。医療の質の向上と医療制度の状況に加えて，医療制度のコスト構造が問題とな

表5-1　伝統的な形での医療の質の悪さ

| 十分でない治療（治療不足） | ・改善によってアクセスが増加すれば，コスト増加が起こりうる。<br>・改善によって治療の選択肢の幅が広がれば，コスト増加が起こりうる。<br>・サービスの改善によって介入の適時性が向上すれば，コスト低減が起こりうる。 |
|---|---|
| 不適切な治療 | ・改善によって高コストの不適切な医療が低コストの医療に置き換えられれば，コスト低減が起こりうる。<br>・改善によって不都合な事象が減少すれば，コスト低減が起こりうる。 |
| 過剰治療 | ・改善によって処置量が減れば，コスト低減が起こりうる。 |

表5-2　医療制度における各種コスト層の機能

| コスト層（レイヤ） | 使用量減少の効果 | 例 |
|---|---|---|
| 第1層：患者治療のための真に価値あるコスト | 消費されない，交換を要しない，後に利用可能である。 | サプライヤー<br>投薬 |
| 第2層：患者治療のための第1層に次いで価値あるコスト | 消費されないが，再生可能性は時間の制約を受ける。<br>医療提供コストは，量を十分に減らせば削減できる可能性がある。 | 時間単位の直接介護<br>呼吸療法士<br>理学療法士 |
| 第3層：患者治療のための準固定コスト | 消費されないが，支払い継続義務は変わらない。 | 機器<br>手術室時間<br>医師の給与 |
| 第4層：患者治療とは無関係の固定コスト | 資源の消費は短時間では変化しないが，続く運用サイクル中で変わる可能性がある。 | 請求業務<br>組織の間接費<br>金融 |

出典）Ruah, S.S., Wadsworth, E.B., Weeks, W.B. and Weinstein, J.N. (2011) The saving illusions—Why clinical quality improvement fails to deliver bottom-line results, *The New England Journal of Medicine*, 365(26), p.e48を一部改変

る。不要なコストを除けるかという問題を中心とする課題が存在する。ヘルスケアのコストは，多くは固定費である。そして質が上がれば，薬・サプライ品の使用が減り，コストが下がる。

表5-2でわかるように，コスト層を第1層から第2層へ，第2層から第3層へ，第3層から第4層へと下げると，コストがより固定費になっていく。しかし，設備はなければならないし，病院内の部門は置き換えられないというジレンマがある。

# 9 質とコスト改善の三つの鍵

　ウーベルバイト（Øvretveit, J.）による医療の質とコストについての興味深い研究を見ていこう[1]。例えば，インフルエンザの予防接種は削減できたか，コストがかかったのか。コストベネフィットはどうか，枠組みを見る必要がある。予防注射の利点・コストベネフィット・質は，すぐに現れるものではない。様々なステークホルダーに散らばっていて，徐々に現れるものである。例えば，地域の中で慢性疾患患者をより管理できれば入院を減らせる。このようにプライマリケアと病院を別のものとして区分すると，質とコストの改善がうまくいかないことになる。

　さらに状況的要因も重要である。すなわち，① 病院・医師は，質の悪いケアを行えば，そのコストを払わなければならない。② コストと質が日常的に測定され，報告されなければならない。③ 能力に改善があったかどうか知らなければならないといった要因である。

　最後にウーベルバイトは，以下を指摘しているが，これらは，わかってはいても実現は難しい。① 医療提供者には，どのように変革に向かっていくべきか，自分たちが何を行っているのかの情報が必要である。② どうやったら改善できるのか，自分たちが知ればその改善に向かって加速化するであろう。③ 行動を変えることが重要である。

　経済学者は，一般に改善にはインセンティブが重要と考える。そして測定，報告は改善に結びつけられている。これは行動を変えることの複雑な要素となっていると言う。

　質とコストの測定と報告は医療では重要である。なぜなら国民皆保険では，医療関係者は皆がよりうまく，良くしていきたいと考えているからである。しかし，自分たちがどのように行っているか，その評価はわからない。州全体のパフォーマンスのデータが発表されても，自分がどこにいるのか，自分の位置がわからないのでは何も変わらない。オンタリオ州での様々な研究の結果，そのパフォーマンスの状況が医師レベルあるいは病院レベルでわかると改善されることが示された。

　医師も看護師もケアマネジャーも，もっと改善したいと考え，自分たちがどうしたらよいか，もっとうまく改善した行動をとろうとしているのである。

## 第5章　病院経営における内への戦略・医療の質の向上とコスト低減への展開

医療システムで医療の質とコストを見ると，三つの鍵がある。この三つの鍵は決して目新しいことではないが，しばしば忘れられがちである。

> ① 公式な特定された改善のゴールを発表することが必要である。
> ② 達成計画が必要である。一般市民に公表し，報酬とリンクして，その目標達成の計画を報告しなければならない。
> ③ 強力な医師による臨床的な改善のリーダーシップと改善のゴールとを整合していくことが必要である。

この三つの基本を見逃して，「電子カルテだ」，「ICTだ」，「新しい枠組みだ」と言って，新しい戦略をつくっていることが多いが，上述の三つの基本がうまくいっていないと新しい試みも成功しない。

例えば，オンタリオ州に良い事例がある。2008年に女性の健康改善についてBSCを利用して研究した結果，オンタリオ州のヘルスケアシステムに大きな問題があることがわかった。様々な病院間で，男女の患者の満足度の違い，男女の受けるケアの質の違い，男女の死亡率に違いがあったのである。この結果を病院のCEO，質の担当者および女性の健康改善をサポートする人びとなどに知らせ，その人たちがBSCを知っていたか，使ったことがあるか調査した。興味深いことに，10病院で調査したが，8病院ではBSCを知っていたし，理解もしていた。その中で5病院はBSCのデータを使って，質を改善しようとしていた。それらの病院の中の1病院のみがBSCのデータを使用した医療の質の改善の成果を出していたことがわかった。

病院がどのようにしてBSCのデータを見て，いかに改善に結びつけてきたか知りたいので，さらに深く調査した。その病院が，いかに改善に結びつけたのか，どのような病院なのか，トロント市内なのか，トロント大学の教育病院なのか，トロント以外の大都市にあるのか，病院の規模はどのくらいか，女性のCEOなのか，女性のヘルスプログラムをもっているのかなどを確認した。その結果，それらの要因は重要ではないことがわかった。重要であったのは，その病院の戦略の中に，女性の健康改善に関することが組み込まれていたか否かであった。

# 10 三つの鍵実現のためのBSC

　時間をかけてコストと医療の質の改善を行ってきた医療制度や病院経営に共通する要素は三つしかない。先に述べたことを換言すれば，以下の3点である。

① 目標に到達するための計画を伴う具体的な改善目標を表明し，公開すること。
② 戦略の一部となる改善計画との明確な結びつきを伴った結果の公開と報告をすること。
③ 改善目標に即した，改善に向けた取り組みにおける医師と臨床関係者が強力なリーダーシップを発揮すること。

　これらの要素を含まない病院経営戦略は，固有のインセンティブの訴求力を欠くことになるのである。

　医療界は今後，患者を中心に据え，エビデンスに基づく知見を活用していくことがより進む。その第一の理由は，医療はアートの面をもつが，基本は科学だという点にある。すなわち医療提供者は患者の健康の治癒・回復につながる医療を考え，確固たるエビデンスに裏づけられた方法で適切な医療を行いたい。この点において医師と保険者の目標は共通している。実際に効果の高い医薬品や医療機器を安価に提供し，その費用を保険制度で支援することができるようにすることが重要である。第二の理由として，エビデンスに基づく成果や知見活用の方法論を確立するうえで，政府が主導的な役割を果たすことである。なぜなら，オンタリオ州の事例からもわかるように，政府は，製薬企業や医師などによる基礎研究の費用を支援する資金提供者であるばかりでなく，同時に，医療費適正化改革の主要な推進役である。また公共政策や規制の実施主体でもあるからである。

　実際，アメリカ合衆国連邦政府では，エビデンスに基づく成果や知見活用の方法の前提条件となる多くの分野において，すでに以上のような基礎づくりが進められている。このように，科学的見地に立ちながら，三つの要素を行うことが，ICTやイノベーションをうまく戦略として組み込んだり，受け入れることにつながる。

　さて，第9節「質とコスト改善の三つの鍵」の事例の調査は女性の健康の調査であり，病院のゴールの中に女性の健康改善に関することをもっていなければならないのであった。したがって，女性の健康改善といったことを，その病院の方

針あるいはゴールへ向かう方向として設定し，病院全体の戦略に組み込み，達成を目指して，その戦略を実行し，管理し，評価し，透明な方法で報告していく必要のあることが実証された。

　これらの思考方法を論理的にもつBSCは，医療におけるICT，オープンイノベーションあるいはコンバージェンスといったことを使いながら，広く企業と病院など医療や福祉を巻き込んだアライアンス，コラボレーションを行うにあたり，新しい病院経営戦略の手法として有効であることが判明した。

　それらの前段階として，医療経営において，ICT，コンバージェンスやアライアンスなどでイノベーションを実施しようとする場合，組織として行わなければならないことは，広くエビデンスを集め，エビデンスの束をつくり，組織や人間の能力を構築していき，さらにはそれを測定し，その他のインセンティブを作用させることを考慮することである。また，病院には良い臨床文化が必要で，それを行っていくには，リーダーシップのある医師が必要で，その医師を患者（国民）が信頼することができるようになることがより重要となる。つまり医師への信頼を構築していくことこそがまず行うべきことである。

　これまで日本で優れた病院経営と見られてきた病院では，一部の優秀な事務部門スタッフと，経営センスとリーダーシップのある医師だけで戦略経営が行われてきたが，これからは，上記の医師への信頼の確保，行うべき三つの鍵を確実に実行するために，病院経営にBSCという経営手法，戦略経営実践の枠組みが広く浸透し，組織として成果を上げていくことが，日本における医療経営のパラダイムシフトにつながっていくのである。

【引用・参考文献】
1 ）Øvretveit, J. (2009) *Does improving quality save money? A review of evidence of which improvements to quality reduce costs to health service providers*, The Health Foundation
2 ）Marshall, M. and Øvretveit, J. (2011) Can we save money by improving quality? *BMJ Quality & Safety*, 20（4）, pp.293〜296
3 ）Martin, L. A., Neumann, C. W., Mountford, J., Bisognano, M. and Nolan, T. W. (2009) Increasing Efficiency and Enhancing Value in Health Care: Ways to Achieve Savings in Operating Costs per Year. IHI white paper
4 ）Semel, M. E., Resch, S., Haynes, A. B., Funk, L. M., Bader, A., Berry, W. R., Weiser, T. G. and Gawande, A. A. (2010) Adopting a surgical safety checklist could save money and improve the quality of care in U.S. hospitals, *Health Affairs*, 29（9）, pp.1593〜1599
5 ）Waters, H. R., Korn, R., Colantuoni, E., Berenholtz, S. M., Goeschel, C. A. and Needham, D. M. (2011) The Business Case for Quality: Economic Analysis of the Michigan Keystone patient

Safety Program in ICUs, *American Journal of medical Quality*, 26（5）, pp.333〜339
6 ）Share, D. A., Campbell, D. A., Birkmeyer, N., Prager, R.L., Gurum, H.S., Moscucci, M., Udow-Phillips, M., and Birkmeyer, J.D. (2011) How a regional collaborative of hospitals and physicians in Michigan cut costs and improved the quality of care, *Health Affairs*, 30（4）, pp.636〜645
7 ）Stock, S., Drabik, A., Büscher, G., Graf, C., Ullrich, W. and Gerber, A., *et al.* (2011) German diabetes management programs improve quality of care and curb costs, *Health Affairs*, 28 (12), pp.2197〜2205
8 ）Dusheiko, M., Gravelle, H., Martin, S., Rice, N. and Smith, P. C. (2011) Does better disease management in primary care reduce hospital costs? Evidence from English primary care, *Journal of Health Economics*, 30, pp.919〜932
9 ）Schilling, L., Deas, D., Jedlinsky, M., Aronoff, D., Fershtman, J. and Wali, A. (2010) Kaiser Permanente's Performance Improvement System, Part 2: Developing a Value Framework, *The Joint Commission Journal on Quality and Patient Safety*, 36 (12), pp.552〜560
10) James, B.C. and Savitz, L.A. (2011) How Intermountain Trimmed Health Care Costs Through Robust Quality Improvement Efforts, *Health Affairs*, 30（6）, pp.1185〜1191
11) Leitman, M., Levin, R., Lipp, M. J., Sivaprasad, L., Karalakulasingam, C. J., Bernard, B., Friedmann, P. and Shulkin, D. J. (2010) Quality and Financial Outcomes From Gain sharing for Inpatient Admissions: A Three-Year Experience, *Journal of Hospital Medicine*, 5（9）, pp.501〜507
12) Town, R., Kane, R., Johnson, P. and Butler, M. (2005) Economic incentives and physicians' delivery of preventive care: a systematic review, *American Journal of Preventive Medicine*, 28（2）, pp.234〜240
13) Dixon, A. and Poteliakhoff, E. (2012) Back to the future: 10 years of European health reforms, *Health Economics, Policy and Law*, 7 (Special Issue 01), pp. 1〜10
14) McClellan, M.B. (2011) Toolkit, ACO Learning Network
15) Mechanic, R. (2011) Opportunities and Challenges for Episode-Based Payment, *New England Journal of Medicine*, 365（9）, pp.777〜779
16) Reinhardt, U. (2011) The Many Different Prices Paid To Providers And The Flawed Theory Of Cost Shifting: Is It Time For A More Rational All-Payer System? *Health Affairs*, 30 (11), pp.2125〜2133
17) Smith, M. (2010) National Accountable Care Organization (ACO) Congress での講演から
18) Singer, S. and Shortell, S. M. (2011) Implementing Accountable Care Organizations - Ten Potential Mistakes and How to Learn From Them, *JAMA*, 306（7）, pp.758〜759
19) Shortell, S. M. (2011) 講義資料

・Rauh, S. S., Wadsworth, E. B., Weeks, W. B. and Weinstein, J. N. (2011) The savings illusions - Why clinical quality improvement fails to deliver bottom-line results, *The New England Journal of Medicine*, 365 (26), p.e48
・髙橋淑郎編著（2011）『医療バランスト・スコアカード研究　研究編』生産性出版
・髙橋淑郎編著（2011）『医療バランスト・スコアカード研究　実務編』生産性出版

第 5 章　病院経営における内への戦略・医療の質の向上とコスト低減への展開

> 本章は，独立行政法人日本学術振興会科研費基盤研究（B）25301033（研究代表者：髙橋淑郎）「地域社会における持続可能な病院経営に寄与する SBSC に関する実証研究」の助成を受けた研究成果の一部である。

# 第6章 病院経営における内への戦略・ファシリティマネジメントへの展開

株式会社 竹中工務店 医療福祉・教育本部
本部長付　上坂　脩

　ファシリティマネジメントは，施設管理や技術支援，施設計画のような方法論ではなく，いかに経営に寄与できるかが問われる管理手法である。近年，病院の事業継続計画（BCP：business continuity plan）の必要性が指摘され，今後は，地域社会と一体になった病院群のBCPが必要となる。ライフサイクルマネジメント（LCM：life cycle management）の視点こそ，FMの重要性が注目されるゆえんである。ここでは，JFMAの活動を基に記述する。

## 1 変化する病院にこそ必要なFM

### 1．FMとは何か

#### （1）FMと施設管理

　ファシリティマネジメント（FM：facility management）について，次のような言葉がある。「FMの最も重要な役割は，施設の死亡診断書を書くことだ。」[1] これは，ながく施設の価値を見極め続けてはじめて語れる言葉であろう。また，次のような言葉もある。「病院には本来，備えるべき知識が2つある。1つは病院経営の知識であり，もう1つはファシリティマネジメントの知識である。」[2] おおかたの医療関係者は，医学を学び高度な医療技術を研鑽し習得していても，病院経営について学んだ人は少なく，FMについての知識を持ち合わせている人はさらに少ない。

　FMはオフィスや工場のものと理解されがちであるが，他に先駆けて，1985年の第14回日本病院設備学会において，「病院建築とファシリティマネジメント」[3] と題する特別講演が行われ，病院の視点で発信されている。経済原理を踏まえて，施設死亡診断書を書かず，適切な建替・増改築・改修計画などの治療や手術を立

第6章　病院経営における内への戦略・ファシリティマネジメントへの展開

案するのがFMである。

　1985年にヘルスケアFMを初めて日本の病院界に紹介した名古屋大学名誉教授の柳澤忠は，「FMは，コンピュータがオフィスを劇的に変えた1970年代にアメリカで登場し，全世界に広まりました」[4]と述べている。柳澤が1984年に訪問したFM研究所（FMI：Facility Management Institute）では，病院を主要なターゲットにしていたと言う。

　柳澤は医療を支えるFMの重要性を以下のように紹介している。「アメリカでは，1990年に国民医療費が12％に達する予想の中，如何にコストを抑えて病院を維持するかという課題の重要性を強調していた。病院の診療行為を生産ラインと捉え，施設運営が円滑に行われる程，より良い医療サービスが提供できると主張していた。……病院には新技術による新製品が導入されるが，全体像を見ている人がいない。……組織の再編成や部門間のコミュニケーションが重要であり，洗濯・薬剤・給食・院内感染対策・物品管理・環境向上などの包括的問題を重視しなければならない。」[4]

　変化が激しくリスクが生じやすい事業において，経営者が土地・環境・建物・付帯設備を効率的に活用して，最適な効率を生み出すためのサポートこそが，FMの本来の役割といえる。FMIの主張によれば，「変革が激しいとリスクを生じ意思決定を必要とする。従って運営主体を創り，支持機構を整備しなくてはならない。変化の激しい空港と病院には常にFMが必要」[1]なのである。

　ところが，FMを「施設管理」と訳してしまうと，建築物や設備機器・医療機器の日常維持管理と理解されてしまい，全くの受身の概念になってしまう。FMは，施設管理や技術支援，施設計画のような方法論ではなく，いかに企業経営に寄与できるかが問われる管理手法である。

　ファシリティには，「或る事象に便宜を図るとか，目的を達成するために手段を与える」[5]という意味があり，環境や建物や土地等の物質的なものを人間の活動のために最適化させることこそがFMである。すなわち，事業目的を達成するための環境やハード・ソフトがもたらすサービスの効用をファシリティと定義して，その場の効用を最適化するための経営活動がFMである。

（2）専門職，ファシリティマネジャー

　1980年設立の国際ファシリティマネジメント協会（IFMA：International Facility Management Association）では，ファシリティマネジャー（FM'er：facility manager）という専門資格者制度を確立してFMの普及につとめている。日本でも1987年に日本ファシリティマネジメント協会（JFMA：Japan Facility

1 変化する病院にこそ必要なFM

Management Association）が発足し，1996年には社団法人となって，1997年からFM'er資格制度試験を実施している。累計合格者は10,899名，認定FM'er登録者は6,521名に達している（2013年3月時点）。

JFMAは発足時から，調査研究部会にヘルスケアFM研究部会を設け，「健康・医療・福祉に関わる施設経営戦略を，包括的に扱うヘルスケアFMの導入と普及を図る」ことを目的に活動しており，病院内の認定FM'er登録者も多数にのぼる。

(3) FMの概念

FMは，オフィス・工場等の生産系施設での普及が目覚ましく，職能も確立しているが，サービス系施設ではまだ十分とは言えない。FMの概念では図6-1に表されるように，企業の3P（place, process, people）を進化させて，3S（space, service, staff）を統合したカスタマー志向のFMを実現することが必要となる。

JFMAはFMの概念を，「企業・団体等が保有又は使用する全施設資産及びそれらの利用環境を経営戦略的視点から総合的かつ統括的に企画，管理，活用する経営活動」[6]と定義して，手法というより広い経営的視点に立った総合的な活動ととらえている。

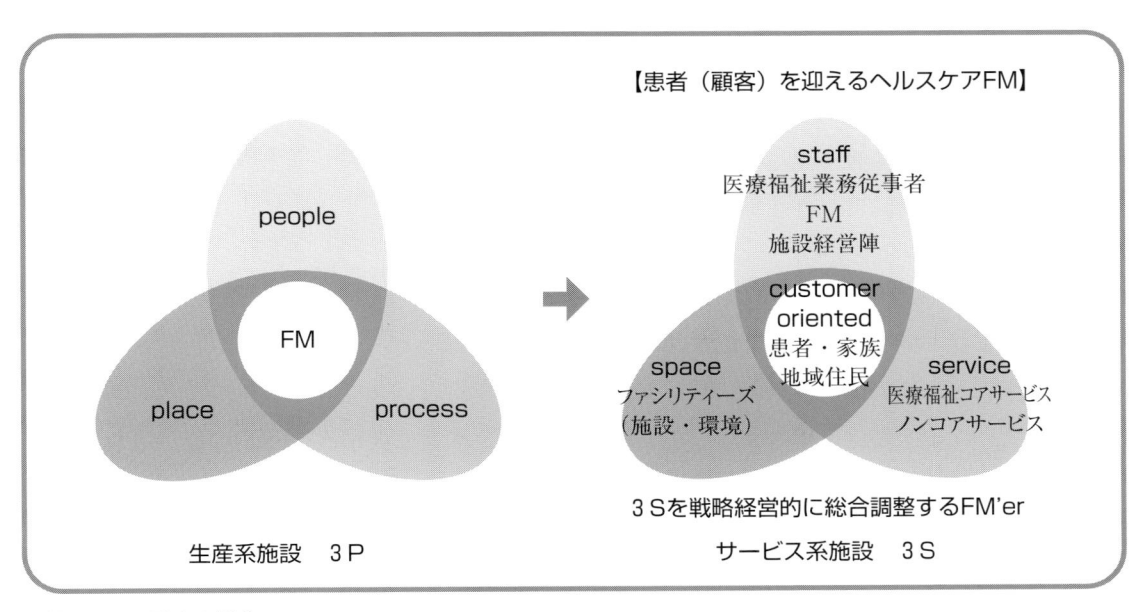

図6-1 FMの概念
出典）JFMA ヘルスケアFM研究部会（2008.5）「「病院建替・増改築」に関する調査報告書」p.9

第6章　病院経営における内への戦略・ファシリティマネジメントへの展開

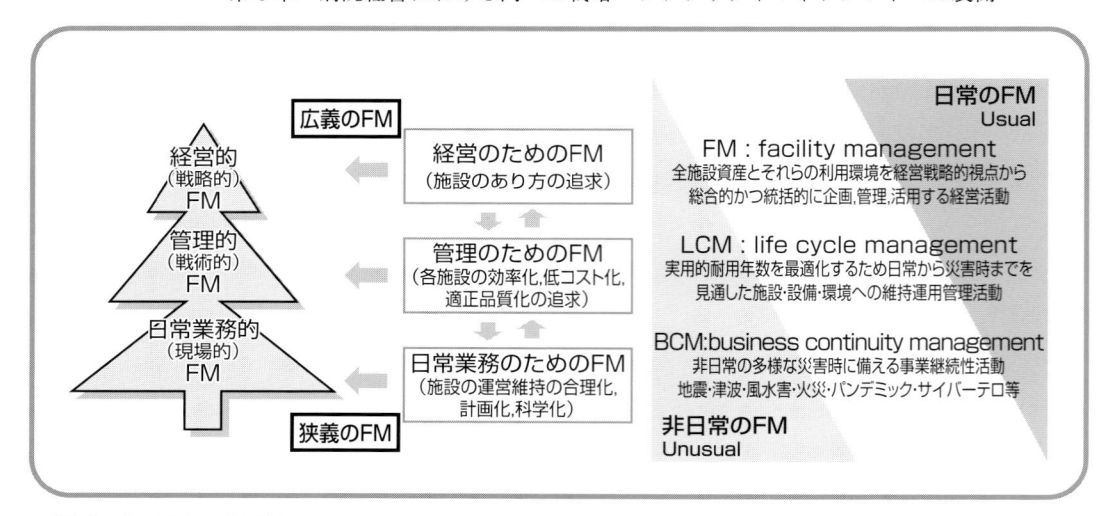

図 6-2　FM の階層性
出典）JFMA　ヘルスケア FM 研究部会（2012.8）「タイ・マヒドン大学病院視察団セミナー資料」

　FM は図 6-2に表されるように，基底となる日常業務のための FM から，管理のための FM，さらに経営に直結する FM までを包括する体系的業務で，単に施設を管理するだけではない。
　日常 FM の中核業務は LCM であり，実用的耐用年数を最適化するための，平常時から災害時までを包含した，施設・設備・環境への維持運用管理活動である。これに経営戦略への視点が付加されて，全施設資産とその利用環境を総合・統括的に企画管理活用する経営活動領域にまで広がっている。非常時 FM となる事業継続活動（BCM：business continuity management）は平時の LCM から派生する活動にすぎない。

## 2．ヘルスケア FM は役に立つのか，本当に必要なのか

### （1）ヘルスケア FM の意味

　建物をつくる行為がいつのまにか自己目的化し，つくることによって生み出される空間こそが本来の目的であったことが忘れ去られることがあるが，医療でも同様のことが言える。患者の生活を最適なものにして，生活の質（QOL：quality of life）を向上させることが本来の目的であるにもかかわらず，疾病回復にのみ医療の視点が集中し，患者の一部分しか見ていないことがある。
　FM が日本に紹介された1980年代後半は，オフィスや生産系施設での導入にとどまっていたが，近年，病院・学校・ホテルといったサービス系施設にまで普及

## 1　変化する病院にこそ必要な FM

している。病院は，単に医療技術を提供する場ではなく，個別的で複雑かつ患者の生命にかかわるというリスクの高いヘルスケアサービスの提供に対して，患者が決められた対価を支払うという極めて特殊な社会資本である。このような病院経営思想のもと，ヘルスケア FM の重要性はますます高まってきている。

医療の世界において，医療技術・医療制度・医療経済の変化は激しく，情報通信技術（ICT：information and communication technology）の導入によりその変化はますます加速している。また，改正エネルギーの使用の合理化に関する法律（通称，省エネルギー法）・地球温暖化対策の推進に関する法律・原子力発電の廃止・再生エネルギー利用等，「持続可能な地球環境」へ向けて今なすべき"治療"が待ったなしにスタートして，多消費型施設である病院も省エネルギー・低炭素化への取り組みが本格化している。

ヘルスケア FM による経営固定資産の戦略的な管理手法が，病院経営における事業継続性にとって必須となってきた。そして，その実現には ICT を駆使して病院経営と施設運営を統合したデータ一元化・クラウド化が必然となる。

（2）ヘルスケア FM の必要性

質の高い医療サービスを納得のいくコストで提供し，地域から選ばれる病院として生き残っていくためには，病院経営の根幹を支える顧客中心主義に貫かれたサービス提供システムが必要で，ハート・ソフト・ハード面からの業務環境改善が重要となる。

医療の質を確保するには，サービスの質・施設の質が問われることとなる。患者満足度を向上するには，スタッフ満足度を高め，施設満足度を高めることが重要であり，施設を構成する土地・環境・建物・付帯設備のマネジメントを経営の視点から包括的にとらえることが特に必要となる。

FM の視点からは，施設維持が主眼ではなく，施設から生み出されるサービスにこそ真の目的がある。施設からサービスを生み出すのは人であり，何をサービスするかではなく，どのようにそれを行うかが重要である。無形のサービスが形として現れるとき，装置的なかかわりが第一印象をつくるが，医師・看護師たちの人間的なかかわりが患者のサービスのうえでは大変重要となる。この二つのかかわりが調和した中でこそ，真に最適なサービスが生み出される。このため，人を中心に病院経営を考える BSC の考え方に，施設から病院経営を考える FM の考え方を統合していく必要性がある。

（3）FM と BSC

ヘルスケア FM 研究部会でも，BSC に関しては，財務・顧客・業務プロセス・

〔戦略マップを用いた"利用する人・組織の効用"の明確化の例〕

戦略マップ：病院LCM戦略マップ
ビジョン：施設およびその環境を活用する人・組織の存続と成長に寄与する。
ミッション：施設および環境情報を可視化し，人・組織の活動を有効化する。

| 財務 | 収益性の向上 ← 投資的経費の平準化と縮減 → FMコストの縮減 |
| 顧客 | 患者数の増大，患者満足度の向上，患者サービスの向上・待ち時間短縮，医師・看護師の業務向上 |
| 業務プロセス | 資産の利活用の促進，資産運用可視化・電子化向上，維持管理費の適正化向上，施設管理室の業務向上，医療情報室・MEセンターの業務向上 |
| 学習と成長 | 職員・医師・看護師資産の活用管理研修，業務委託会社 設備・警備・清掃業務の改善，医療機器・医療情報システムメーカー業務の改善 |

患者（外来・入院）
医師・看護師・コメディカル・事務

利用する人・組織の効用と成長 ⇅ 建物・設備の長寿命化

施設課
設備管理・清掃・警備等，日常管理

図6-3　FMとBSC
出典）JFMA　ヘルスケアFM研究部会（2013.3）「JAMA FORUM 2013講演資料」

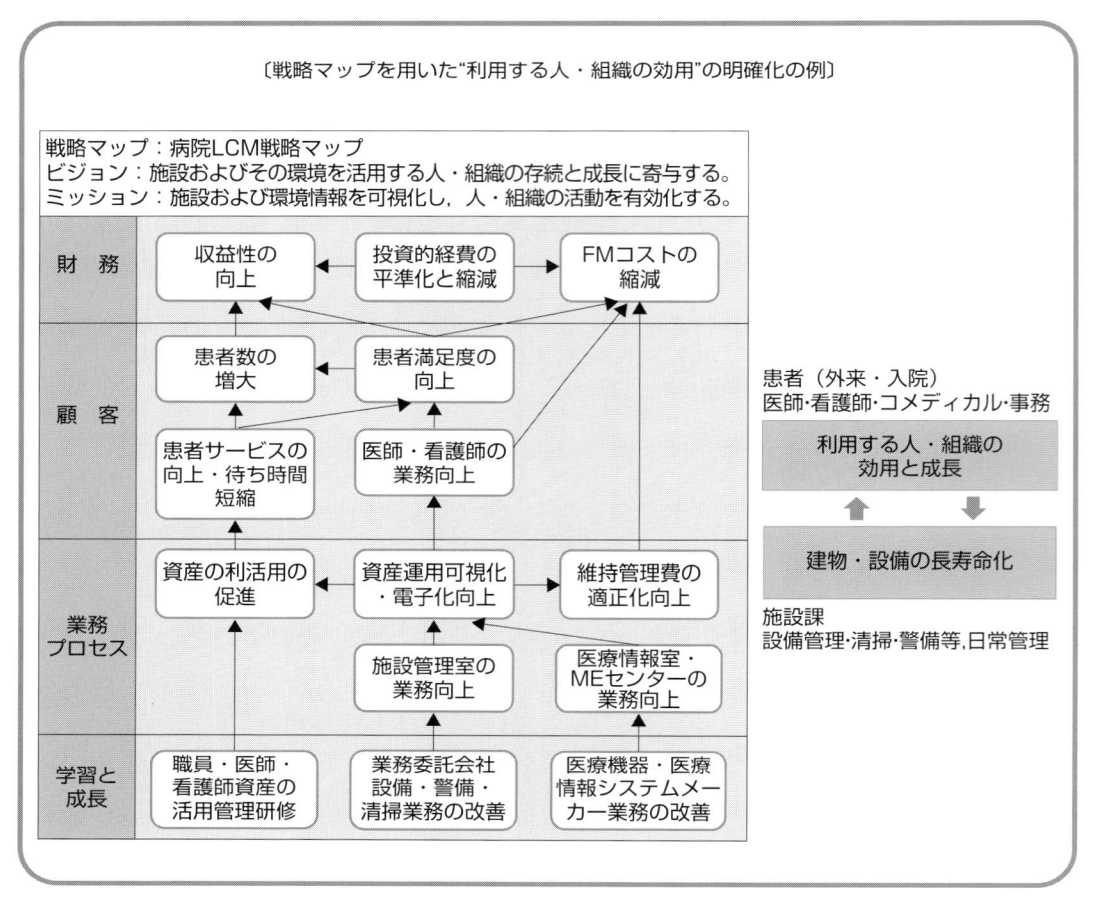

　学習と成長の視点を戦略的に連携させて業績評価を含めたBSCを，日常FM業務から経営戦略に連携する病院LCMモデル構築に最適なツールとして，戦略マップを用いて，ICT化による可視化を図っている（図6-3）。

## 3．ヘルスケアFMの役立ち

### （1）ライフサイクルコスト

　病院施設のライフサイクルコストは経年により増加していくが，建設費の占める割合は減価償却の更新周期を39年とすると1/4[2]にすぎない（図6-4）。建設コストに費用をかけても維持保全の容易な施設が，長期的には真に最適なコストの病院と言える。

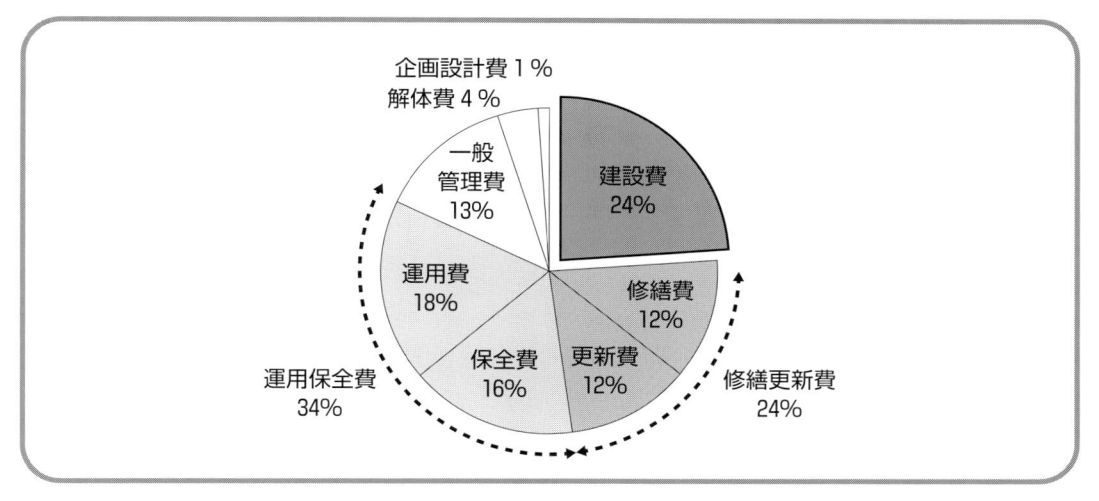

1　変化する病院にこそ必要なFM

図6-4　ライフサイクルコストの累積値（39年間）
出典）JFMA　ヘルスケアFM研究部会（2009.7）「岡山病院協会　LCMセミナー資料」

　ICTにより，施設の管理データを1年間投入できれば，次年度の空調運転をはじめ，病院設備の運用予測が可能となる。これは，よりきめの細かい，無理やむだ・むらのない省エネルギーにも通じるものでもある。

（2）建物カルテ

　建物カルテは，有用な基本データとなる。患者の病歴データがDPCで疫学的に分析活用できるように，病院間で施設データを共有活用していけば，不測の故障・事故の縮減につながり，平時からの共同購入などのコスト平準化とともに，震災等の非常時における蓄積データの有効活用にもつながる。このシステムは医療の質と安全にとって大きく貢献できるかけがえのないものになるであろう。

（3）定点観察

　サービス系施設の中で，軽視されがちな重要業務に，清掃と警備業務がある。これらは表面には表れない裏方業務であるが，実は変化に対応するマネジメントとみたとき，アンテナとして重要な役割がある。

　清掃業務では建物の経年劣化を毎日の変化から敏感に察知し，傷みを真っ先に発見し，危険予知をする。これは建物の長寿命化におおいに役立つ。警備業務では，日常観察から異質な動きを見抜き，不審者の侵入や異常事態の発生に即応できる。品質保証制度（SLA：service level agreement）や重要業績評価指標（KPI：key performance indicator）の委託契約以前に，組織のあり方が問われているのである。

## 4．ヘルスケアFMの理想形

### （1）ヘルスケアFM'er

　現在，FMは多くの病院で実施されている。病院経営者がFMを実施しているという認識がなくても，人・物・施設・運営とのかかわりの中で，意図せずにFMが実践されている。これは「病院建替・増改築調査報告」[7]をはじめ多くの調査から確認されている。

　認定FM'erが病院内に常駐しヘルスケアFMを実践していく基盤があれば，それは極めて望ましいもので，病院とともにFM'erが健全に育っていくことは，日本の医療にとって歓迎すべきことであろう。現状では，FM'er資格の有無にかかわらず，ヘルスケアFMをよく理解し，病院の現況を十分把握できて，病院運営と施設連携に関心をもつ人材がすべての病院に存在することが求められる。

　FM'erの存在が重要なのではなく，FMの視点で病院をリードする存在が重要である。実質的にFM'erの役割を果たす人材が日常的な施設運営・管理から，ヘルスケアFMに課せられた主要テーマに関する課題解決・業務改善によって，病院経営の改善・再構築にと活躍する姿こそ理想の形と考える。

### （2）FM'erの役割

　FM'erにとって重要なのは，医療スタッフに対して，いかにストレスフリーとして，患者サービス向上へつなげるか，と同時に，エンドユーザーである患者・家族・地域に焦点を当てた顧客志向な立場を貫けるかであり，それがサービス系施設での原点となる。医療供給者には組織があるが，エンドユーザーには組織がない。供給者側の視点はつねに貫かれていても，エンドユーザーへの視点は見失われがちであり，FM'erはエンドユーザーの立場からも全体を統合していく役割を担う必要がある。

## 5．変化する病院だからこそ必要なFM－重点となる6項目

### （1）変化に対応するFM

　施設を取り巻く環境がつねに変化し，そのためにリスクが生じ，決定に大きなエネルギーを必要とし，管理主体やサポートシステムの確立が必要となるからこそFMが必要となっている。2025年に向けて，施設医療から在宅医療へと大きな変革が進行しているが，この変革も単なる通過点である。

### （2）安全・安心のFM

　地震・洪水等の自然災害，火災・爆発・テロ犯罪等の社会災害，パンデミッ

ク・院内感染・医療事故等の病院経営上の重大な不安定要素・リスクを予測し，防止策とともに対応策を講じることは，医療の質と安全ならびに病院利用者の安全と安心の確保にとって最優先事項である。そのため，リスクの予防策と発生後の対応策が整備されていなければならない。医療の質を担保するためのヒヤリハット報告は，医療・看護面のみにとどまらず，施設からも配慮する必要がある。

人は施設や環境を把握するとき，使い方を特に考えなくてもパッとわかる，そのもの自体が発するメッセージとして受け止めている。病院において，安全・良質・高度・信頼等の理念は，すべて患者のために収れんする。患者の視点に立って，医療・看護の業務の流れに沿い，システマティックに施設設備がなされ，最高の医療が提供されることが前提であり，同時に，医療者のメッセージ（理念・哲学）が患者へのサービス，接遇，施設，備品等，病院の隅々にまで浸透し，その恩恵を患者が享受していることが求められる。安全・安心は施設の細部からすでに形づくられている。

(3) 患者中心のFM

病院建築に込められるメッセージは，患者への励まし，苦痛の緩和，医療人への尊敬などであると考えられる。患者の身体・精神の状態を考えれば，苦痛の緩和は必須であり，わかりにくい，待たせる等のストレスはもちろん，五感への直接的なストレスをなくすことが求められる。

ナイチンゲール（Nightingale, F.）は『看護覚え書』の中で，「看護とは，新鮮な空気，陽光，暖かさ，清潔さ，静けさを適切に整え，これらを活かして用いること，また食事内容を適切に選択し適切に与えること。こういったすべてを患者の生命力の消耗を最小にするように整えることを意味すべきである」と述べている[8]。

病院建築は一歩誤れば患者の生命力の消耗を促進するような要素で満ちあふれている。逆に，患者の生命力の消耗を最小にし，さらに身体や精神の回復を助ける力ももっている。患者は苦痛や不安に耐え，自己治癒力の励起を待っている。フィンランドの都市，パイミオのサナトリウム（結核患者のための療養所）を設計した建築家アアルト（Aalto, A.）は，その革新の契機を次の言葉に残している。「病室は横たわる人のために設計されておらず，立った人の立場で設計されていた。その病室は落着きも安らぎも与えてはくれなかった。」[9]

(4) 根拠に基づくFM

医療を取り巻く状況が変化する中，病院経営者が土地・環境・建物・付帯設備に代表される経営固定資産をいかに効率的に管理運営・稼働させているかは，病

院のFMを考える重要なポイントである。それが究極の形として現れるのが病院を建替および増改築するときである。病院事業の拡大成長を目指して建設を意図する、病院経営における重要な局面と言える。どのような意志決定のプロセスを経て事業計画が練られ、建替・増改築が決断されたか、FMが認識・活用されているかを探り、「失敗しない病院建替・増改築」の方向性を示す調査事例をもとに、重要な七つのポイントを以下に示す[10]。

① 事業による経営改善効果あり：施設更新だけでなく、病院経営の再構築の契機となる。経営方針に基づく優れた医療の実践が結果として収益を生み出している。
② 建物整備ありきではない：病院の将来展開（医療提供の質と方向性）を十分に検討したうえで、それを実現する手段として取り組む。
③ 事業成功のポイントは初期段階：基本方針策定、組織体制整備、課題解決等の準備作業が最重要となる。
④ 確固たる基本ポリシー（病院理念、経営方針、マスタープラン）が必要：事業はそれに沿って進めなければならない。
⑤ 最大課題は病院内部の意思統一：解決策として建設委員会等のプロジェクト対応組織を設置して実質的なFM'er的存在がいる。
⑥ 成功はトップダウン型合意形成が主流：同時に「建設委員会」等による現場レベルでの細かな工夫や調整等も適切に行われている。
⑦ 病院FMへの試み：施設と運営の調整、経営戦略の工夫、安全・安心への配慮、サービス向上への取り組みを通じて、多くの病院で実行されている。

（5）サポートシステムとネットワークFM

　主要サービスである「医療技術の提供」を支える様々な周辺業務が、病院内各部門に存在している。また、複雑多岐にわたる外部委託業務を総合的に管理評価し、病院全体のサービス水準を維持し効率化を図るために統括マネジメント業務がある。病院運営を支援し、外部委託業務を統括して、隙間のない同時性のある管理のためには、ICTの活用が必要である。

（6）人材育成・教育・確保のためのFM

　病院ビジネスにおいては、優れた知的生産によってつくられるアイデア・知識・知恵が競争力の鍵となる。病院をワークプレイスととらえると、知的生産の向上だけでなく、働き方の改革や、楽しく働く意欲の向上を支援する「人と場を

活かす」経営基盤へと導く FM の役割が不可欠となる。

## 2 戦略的経営に貢献するFM

本節では，具体的な事例をとおして，ヘルスケア FM の視点を確認していく。

### 1．マスタープランと FM －戦略を支える普段力

経営者の理念・精神と中長期戦略が生み出すマスタープランは，その骨格が揺るぎないものであれば戦略的な成功と言える。

倉敷中央病院は「経営者・医療者・設計者が三位一体」となって毎週病院を巡回し，現場の課題を戦術的にすくいとり，トップクラスの病院群の長所をベンチマークとして相互比較し，次の課題解決へ結びつけて，戦略的 FM を検証して変化を確実な成長につなげている。

図 6-5 は，倉敷中央病院の FM 体制の考え方を表したものである。「患者本位の医療」をその時代に最適な形で受け継ぐための，成長と変化へのマスタープランが存在することで，FM'er の役割が明確となる。経営者と設計者との連携のあり方を示す実践事例と言える。マスタープランの存在は，継続的な建替・増

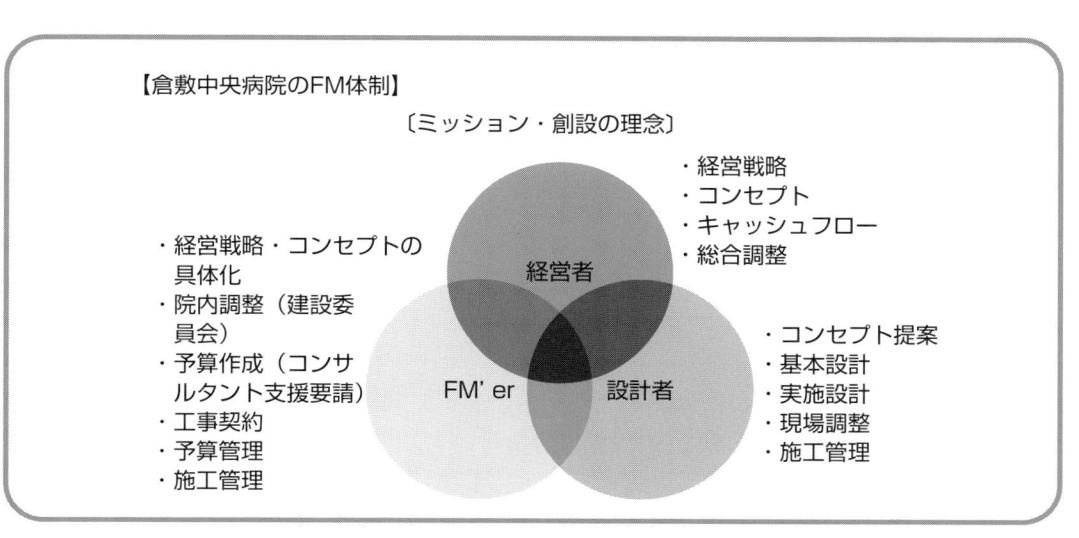

図 6-5　倉敷中央病院における FM 体制
出典）藤本良秋（2013.1）「経営者・医療従事者・設計者の三位一体の FM」『JFMA ジャーナル』169, pp.46～49より一部改変

第 6 章 病院経営における内への戦略・ファシリティマネジメントへの展開

改築・改修を可能として，医療の変化に適合するとともに，キャッシュフローに対応した適切な工事を可能にする。

特に，マスタープランによって主要動線が確保され，既存・新設間のギャップを感じさせないシームレスな維持更新により，施設の新鮮さを保ちつつ，コンセプトを継承している。ハードの変更がソフトの変革に基づいていて，スタッフのモチベーションを確実に向上させている。設計者・施工者との継続した関係構築もミッションを共有できるまでに高められていて，スピード感のある投資判断に貢献している。

また，聖路加国際病院は，FM の必要性に着目して，毎週の院内巡視により全施設の状況や使われ方を把握して，病院経営陣の広範な FM 戦略に応答して，社会的な価値を高め収益性の高い高機能病院への建替と，文化的価値の高い既存施設の保存を組み入れ，施設課が具体化への調整実務を行っている。FM 的な発想からの病院経営が実践されていたと言えよう。

## 2．地域間で本当に競うこと－病院から健院へ

地域内で病院が競うことから，地域間で病院群が競うことが，これからは必要となる。施設医療から在宅医療へのシフトにより，病院は病を癒す所にとどまらず，治癒後の健康保持へのネットワークサービスまで提供する存在へと進化していく。そこでは病院・診療所・福祉施設・在宅サービスの包括ケアシステムで対応するため，患者だけでなく健康者もが不断にネットワークシステムにつながり，食生活から始まるワークライフバランスのとれた健康保持のための地域環境を，生涯居住地として選択する時代が到来しようとしている。FM は単に病院内にとどまらず，施設の束ね役としての役割を，地域の束ね役にまで拡大していく先駆けとなる必要がある。

## 3．実例に見る FM の使い方－聖路加国際病院

創立当初から患者中心の医療の提供で知られる医療施設の FM 実践事例で，1992年竣工の新病院計画時点から FM が考慮されて，全室個室病棟，陣痛分娩室（LDR：labor delivery recovery），災害時に対応する施設計画など施設利用者満足度調査（POE：pre/post occupancy evaluation）実施の成果が盛り込まれている。経営陣が中心となり，FM'er と連携した FM の推進体制も施設課を中心に整い，確実な施設経営を実現している。その FM 戦略[11]は，サービス提供施設の管理運営に関する基本的理念や顧客満足視点から，他施設にも実践のうえでお

おいに参考となる。本事例のおおきな特徴を以下に列挙した。

> ① 収益性のある建物建設と高機能病院への建替，既存施設の保存活用などの再開発の立案・遂行はFM戦略の好例。
> ② 定期借地権制度を用いた施設資産戦略などの経営方針に適した手法選択。
> ③ 全個室型病棟計画など，ニーズを反映した患者本位の施設計画と運営。
> ④ 経営陣や施設担当部署が，施設とその管理の重要性を認識し，FMを実践。
> ⑤ リスクマネジメントに対応した施設計画とその実証。

# 3 災害時の運営に寄与するFM

## 1．BCP（事業継続計画）

　東日本大震災の教訓を活かすべく，病院は，地域の重要なセーフティネットとなるBCP策定を社会的責任として要請されることとなった。ここで言う非常時とは，自然災害にとどまらず，パンデミック・アウトブレイク・環境汚染事故・トンネル橋梁事故・爆発事故・車両事故等を包含する必要がある。また，この狭義のBCPのほかに，地域社会とともにどう存続していくのかという広義のBCPも存在している。狭義の病院BCPの実践に重要な点は，災害時の病院機能状況把握である。すなわち自院トリアージと地域医療トリアージが必要となる。その課題は以下の6点[12]である。

> ① 災害の程度や被害状況は立地や周辺状況によって異なり，個別対応が必要。
> ② 準備していても，ライフライン・情報・サプライチェーンの途絶が発生。
> ③ 被災状況は時間とともに変化し，状況を早期に把握し迅速な対応が必要。
> ④ 時系列で変化する医療供給能力（新規患者，投薬等）の発信と受信が重要。
> ⑤ 対応は単独病院では困難で，地域連携ネットワークの確立への備えが必要。
> ⑥ 被災地域外の支援ネットワークから，人や物資の支援を有効活用する必要。

　病院BCPの概念を図6-6で説明する。BCPを考える場合は，災害発生後の機能低下を最低限に抑え【課題1】，機能低下からの復旧期間を短くする【課題

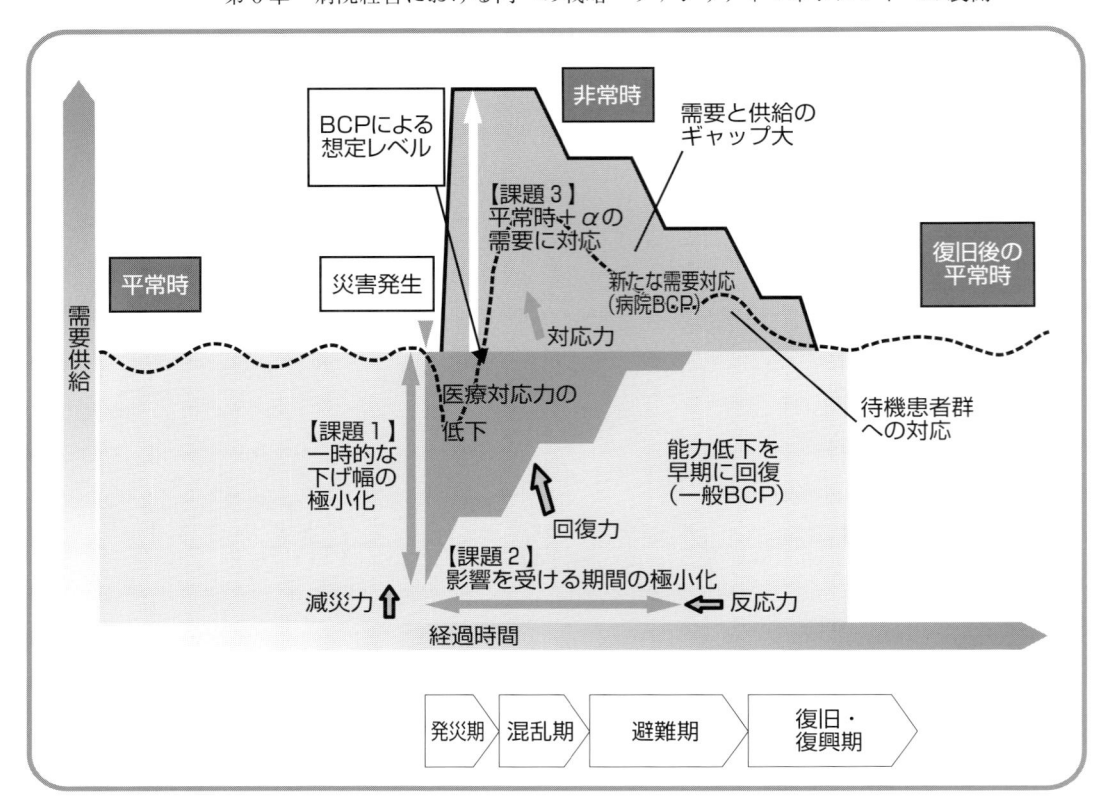

図 6-6　病院 BCP と企業 BCP
出典）上坂　脩（2012.12）「特集　病院 BCP　病院のファシリティマネジメントと BCP」『病院』71(12)，p.965より作成

2】ことが重要である。ところが，医療機関では災害により新たな医療需要が発生して，通常以上の患者増大にどう対処するかという新たな課題が生じる【課題3】。これが病院 BCP の重要ポイントである。減災力と反応力から生み出す回復力とは別に，新たな対応力を付加する必要がある。

　複雑多岐な対応を迫られる災害時の医療活動には，病院 BCP の実践が不可欠である。それには，病院の医療提供能力を早期かつ総合的に把握し，その状況を時間経過で把握することである。また，図 6-7に示すように医療需要が時系列で変化することも大きな特徴である。

　病院 BCP は，平時の LCM の一断面にすぎないため，平時からの業務とエネルギー活用の最適化という病院業務改善こそが，非常時の事業継続への最短路である。災害時の自助努力から地域医療の共助へと，地域全体が効率的に医療活動をいかに展開していくのか。各病院の医療状況は時間経過とともに患者受入から

## 3　災害時の運営に寄与するFM

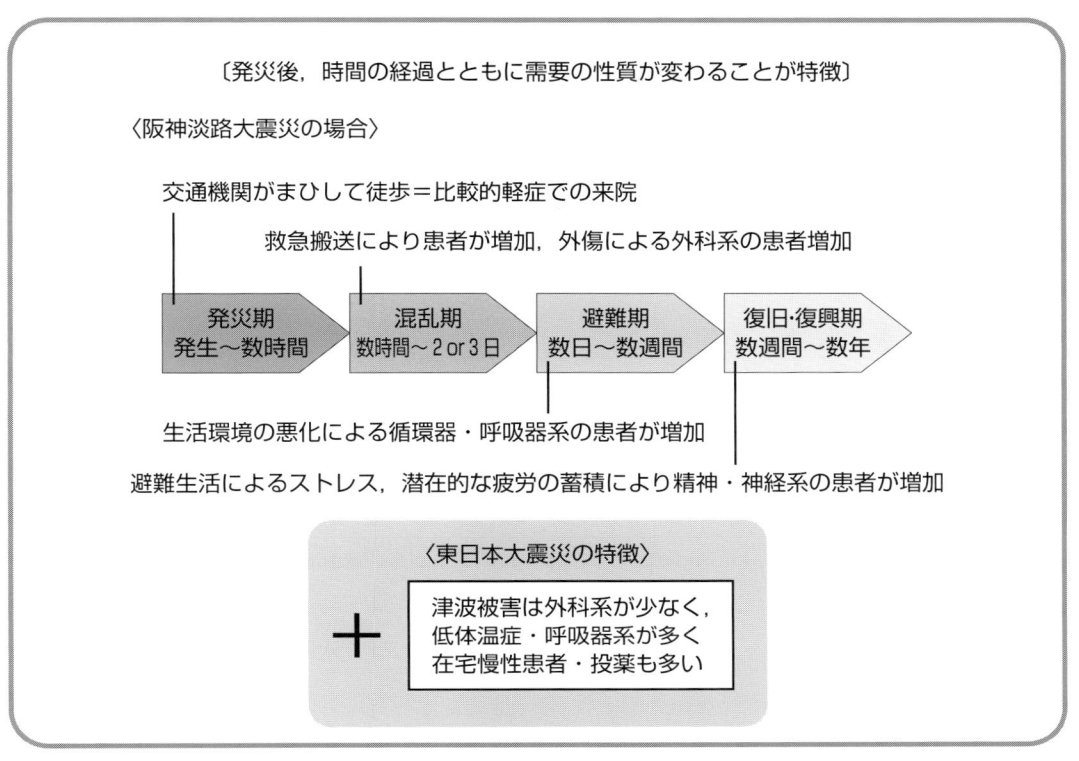

〔発災後，時間の経過とともに需要の性質が変わることが特徴〕

〈阪神淡路大震災の場合〉

交通機関がまひして徒歩＝比較的軽症での来院

救急搬送により患者が増加，外傷による外科系の患者増加

発災期　発生〜数時間 → 混乱期　数時間〜2 or 3日 → 避難期　数日〜数週間 → 復旧・復興期　数週間〜数年

生活環境の悪化による循環器・呼吸器系の患者が増加

避難生活によるストレス，潜在的な疲労の蓄積により精神・神経系の患者が増加

〈東日本大震災の特徴〉
＋
津波被害は外科系が少なく，低体温症・呼吸器系が多く在宅慢性患者・投薬も多い

図 6-7　医療需要の時系列変化
出典）上坂　脩（2012.12）「特集　病院BCP　病院のファシリティマネジメントとBCP」『病院』71(12)，p.964

移送まで多岐に分かれる。地域全体でとらえた構図で災害医療を展開することが重要である。

　自院トリアージを目的とした病院BCPの全体診断ツールによる，被災把握と早期復旧が必須となってきている。

　図6-8の全体診断ツールは，災害時の医療活動状況を把握する手段となる。建物ハード面と医療器材やスタッフ，患者など流動的なソフト面の状況把握から，医療提供能力を示す機能レベル段階を時間経過で表し，将来の予測と対応策の検討に役立てる。医療提供を把握する項目一覧では，レーダーチャートに大項目10種を配置し，各項目平均点で4段階に図示し過剰な状況を加えた5段階としている。時間経過を発災から復旧初期まで3か月を6段階で設定し，医療活動状況を把握する。左表が状況把握項目の機能点数を表し，右上表が大項目の機能平均点である。レーダーチャートは，機能平均点を6段階の時系列で示し，全体状況の変化がわかる。

第6章 病院経営における内への戦略・ファシリティマネジメントへの展開

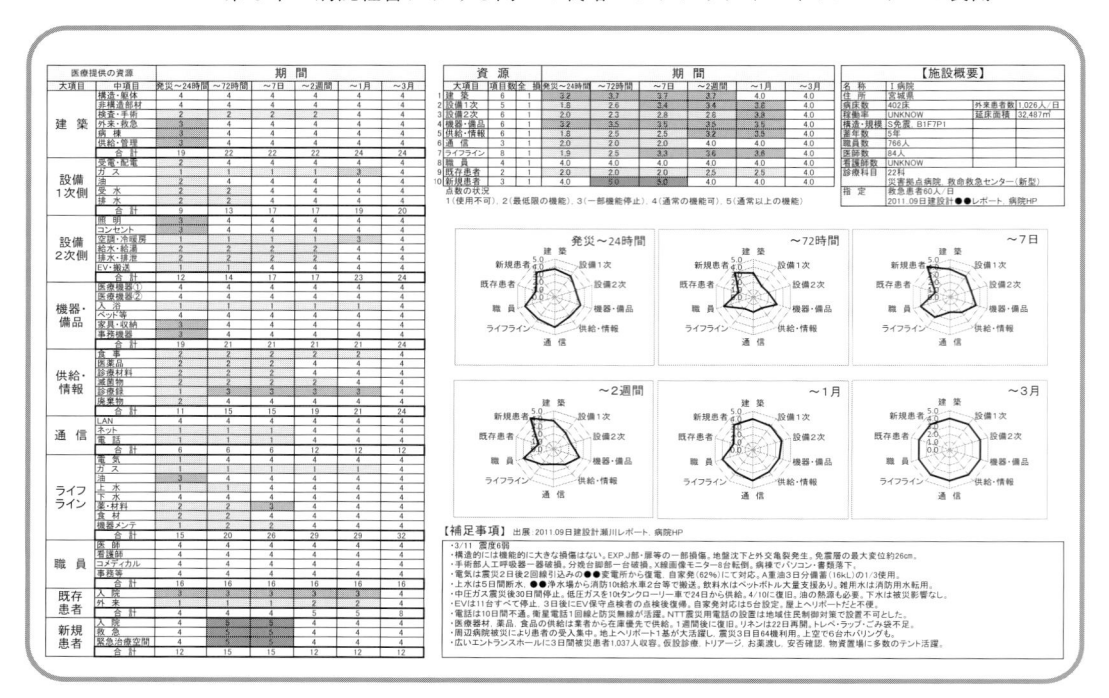

図6-8 全体診断ツール事例（宮城県I病院）
出典）上坂 脩（2012.12）「特集 病院BCP 病院のファシリティマネジメントとBCP」『病院』71(12), p.967

　図6-9の病院BCP策定手順の概略フローを説明すると，まず災害時に自院が担うべき医療サービスの設定を行い，地震や津波，液状化等の被災の種類や規模を想定する。全体診断ツールに被災や復旧の想定を入力し，自院トリアージの事前結果を参考に医療継続対策を練る。そして費用対効果を検討し，予防減災対策の実施項目を決めて，最終的な自院の防災計画書や防災マニュアルとしてつねにブラッシュアップが必要である。日常運用では，災害時の実行に向けた日頃の訓練や対策とともに必要な地域連携も検証しておく。今後は全体診断ツールをクラウド環境の医療情報システムに組み込む必要がある。地域災害に対応できる地域医療診断ツールへと地域医療ネットワークへの連携も重要となる。使わないと忘れてしまう人間の性ゆえ，日常から使っているシステムへ高める必要がある。

3 災害時の運営に寄与する FM

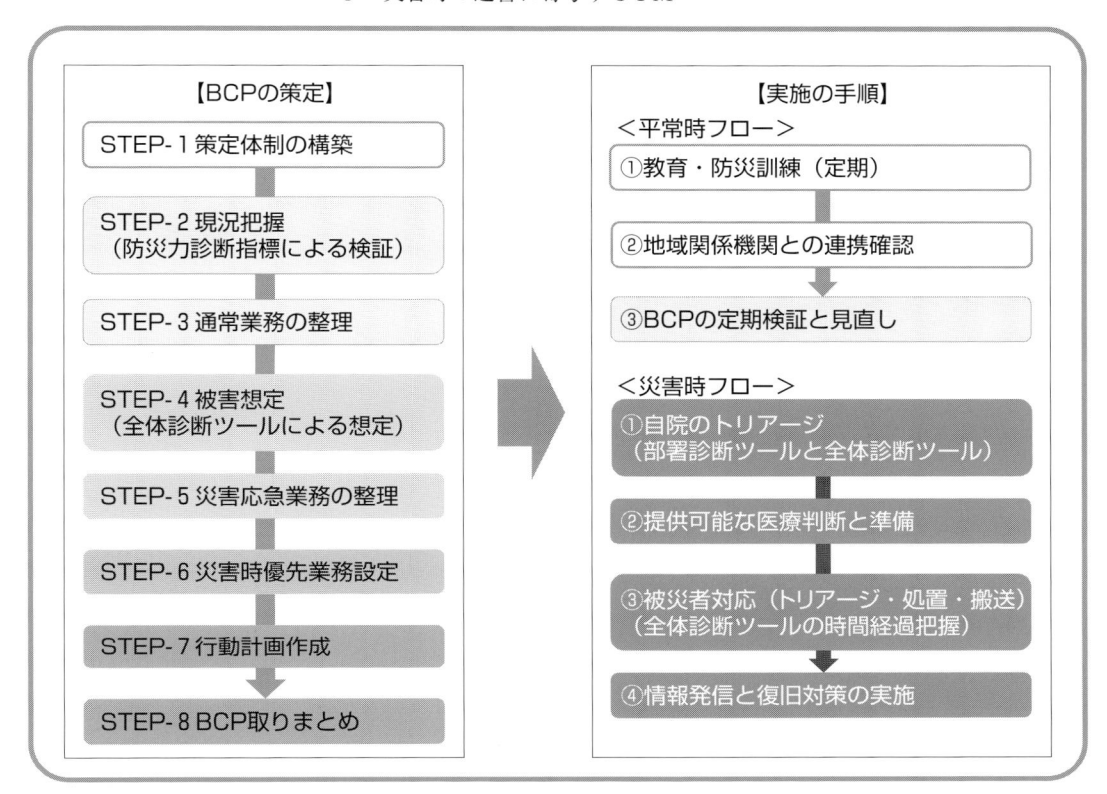

```
【BCPの策定】
STEP-1 策定体制の構築
STEP-2 現況把握
    （防災力診断指標による検証）
STEP-3 通常業務の整理
STEP-4 被害想定
    （全体診断ツールによる想定）
STEP-5 災害応急業務の整理
STEP-6 災害時優先業務設定
STEP-7 行動計画作成
STEP-8 BCP取りまとめ

【実施の手順】
＜平常時フロー＞
①教育・防災訓練（定期）
②地域関係機関との連携確認
③BCPの定期検証と見直し

＜災害時フロー＞
①自院のトリアージ
    （部署診断ツールと全体診断ツール）
②提供可能な医療判断と準備
③被災者対応（トリアージ・処置・搬送）
    （全体診断ツールの時間経過把握）
④情報発信と復旧対策の実施
```

図 6-9 BCP 策定と実施手順
出典）上坂 脩（2012.12）「特集 病院 BCP 病院のファシリティマネジメントと BCP」『病院』71 (12)，p.969

## 2．ヘルスケア FM'er とホスピタルエンジニアの役割

### （1）ヘルスケア FM'er の資質

　ヘルスケア FM'er は，病院職員として各種の FM 情報を管理・活用して，経営層へ提案するという重要な職務を担当する。アメリカ病院協会では資格認定制度により，病院経営に直結する業務とされている。しかし，日本においては，FM は取り入れやすい概念であるにもかかわらず，病院経営者にも医療スタッフにも普及していない現実がある。

　「使い勝手のよい病院」は FM の腕の見せどころでもある。リスクマネジメントも FM の重要分野である。医業経営コンサルタントの槇孝悦は以下のように述べている。「病院経営を改善する時，病院で実施される多くの専門技術と管理技術を明らかにする必要があり，このバランスと統合が重要である。しかし，定

性的な議論はできても，前提となるデータが無く定量的には困難な場合が多い。FMの真の狙いは，経営資源として経済的なコストで生産性の高いファシリティを必要最小限にかつタイムリーに提供することである。医業経営コンサルタントは，医業経営が厳しい中で短期的な視点で投資抑制への示唆をすることが多々あると思うが，初期投資は膨らんでも中長期的には経営的に貢献できる機能を見極めて，ライフサイクルという時間軸の空間利用という視点から，医業経営コンサルタントとFM'erの連携した経営判断が今後は重要である。」[13]

（2）ホスピタルエンジニアの領域

ホスピタルエンジニアは，日本医療福祉設備協会が2012年度から設けた資格制度である。病院等における諸設備を運用管理する基本知識をもち，利用者である医療従事者・供給保守事業者とのコミュニケーション力のある人材を専門資格として認定している。高度な専門技術にのみ特化することなく，管理技術を併せ持ったFMへの連携が今後必要と考える。

600床を超える高度医療を提供する大規模病院での事例としてNTT東日本関東病院の例がある。2000年竣工の新病棟の計画時点からFMを考慮しており，PDCAサイクルを回し継続的改善を行っている。FM推進体制は専任の技術者と病院経営陣とが一体となっており，定期的に評価・改善に取り組んで，省エネルギー，ファシリティコスト削減も継続している。

# 4 日常的管理に役立つFM

## 1．FMベンチマーキングの重要性

ベンチマーク（BM：benchmarking）は，FM'erを支援する重要なツールである。エネルギー，不動産・建設コスト，面積規模，医療機器，情報機器等の優先順位の高い業務課題を具体的に見ていく手法としておおいに活用されている。これは病院経営のチャートとコンパスとして機能し，新病院計画や既存病院運営を経営判断する投資対効果の判断材料としてのエビデンスを提供してくれる。

$CO_2$削減の活用事例を図6-10で紹介する。省エネルギー法の改正に伴い，2006年から$CO_2$排出量が実名で公表されている。年間排出量の大きい（原油換算≧1,500kL/年）事業体は届け出義務があり，病院でも696件[14]の施設が届け出

4 　日常的管理に役立つFM

【$CO_2$排出量に関係する主な要素】

〔以下の複数要素を表す「病院フェイスシート」を作成する〕

〈プロセス〉　　　　　　　　　　　　　　　〈ストラクチャー〉
設備運転 ― エネルギー ― 設備仕様

〈アウトカム〉
1患者あたり排出量 ― 在院日数 ― 延床面積 ― ㎡あたり排出量
退院患者数 ― 病院特性を表す複数の要素 ― 1床あたり面積
稼働率 ― 病床数 ― 1床あたり排出量

【病院フェイスシート】

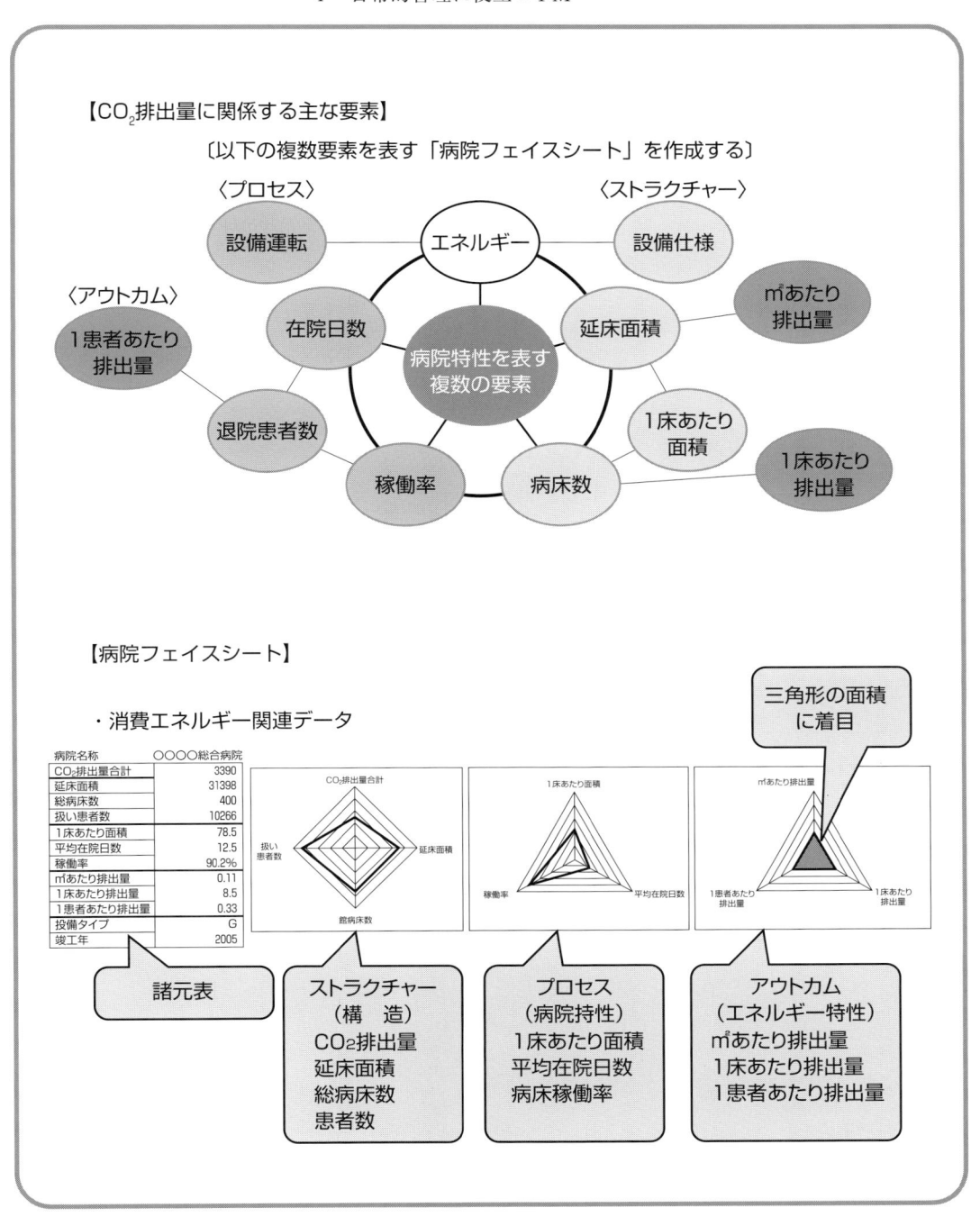

・消費エネルギー関連データ

| 病院名称 | ○○○○総合病院 |
|---|---|
| $CO_2$排出量合計 | 3390 |
| 延床面積 | 31398 |
| 総病床数 | 400 |
| 扱い患者数 | 10266 |
| 1床あたり面積 | 78.5 |
| 平均在院日数 | 12.5 |
| 稼働率 | 90.2% |
| ㎡あたり排出量 | 0.11 |
| 1床あたり排出量 | 8.5 |
| 1患者あたり排出量 | 0.33 |
| 設備タイプ | G |
| 竣工年 | 2005 |

諸元表

ストラクチャー
（構　造）
$CO_2$排出量
延床面積
総病床数
患者数

プロセス
（病院特性）
1床あたり面積
平均在院日数
病床稼働率

アウトカム
（エネルギー特性）
㎡あたり排出量
1床あたり排出量
1患者あたり排出量

三角形の面積に着目

図 6-10　$CO_2$排出量に関する主要素と病院フェイスシート
出典）JFMA ヘルスケア FM 研究部会（2013.3）「JFMA FORUM 2013講演資料」

ている。これを，日本医療福祉建築協会（JIHA）がまとめている病院諸元データ2,053件とリンクさせ，整合性をとったうえで，一般急性期病院を中心に183件を抽出し分析している。これらから病院フェイスシートにまとめて，トップランナーの病院にヒアリング調査を重ね有効なBMを評価して目標値設定に活用している。

## 2．FM'erの存在意義

日常的管理にかかわるFMとFM'erの役割について，元北里大学病院の酢屋ユリ子は以下のように述べている。「環境整備で重要なことは費用対効果である。これからの病院にはマルチ対応できる人材が求められている。環境整備は実務がなかなか評価されないが，数値化した客観的判断の取り組みを病院に取り込んでいき，リスクは組織で対応し価値観を共有して全員へ展開する。家政係4名で清掃，廃棄，リネン，ユニフォーム等の管理から，院内感染管理を軸に徐々に管理範囲を広げて環境整備課7名に育ち，多くの工夫がマニュアルに共有化されていった。安くできても継続性がなければ駄目だからFMが必要で，FM'erがいることで全体がやり易くなる。FM'erには権限を与えることが必要で，トータルで束ね，医療を入れ込む資質が求められている。」[15]

# 5 組織内FM'erの重要性

本章では，実証的な取り組み分野について紹介したが，ヘルスケアFMの役割は，病院という器が同じとき，何で競うのかという1点に尽きる。FMは課題を解決するサービス手法であると言うことができるだろう。

したがって，顧客である患者に提供するサービスの品質向上こそFMの目標である。すでに，患者が医療施設を選択し，提供される医療技術とともにサービスの品質を評価する時代となっている。何をサービスするかだけではなく，どのようにサービスするかが重要である。FMでは，施設ができあがれば，基本的な建築設備性能をコミッショニング（性能検証）で確認し，運用面での確認は，POE調査という使用後評価で問題点を発見する。問題の緊急性と重要性の相関から優先順位をつけて対応することが必要である。これは，施設を活かすのはすべて運用にかかっているためである。

1999年に民間資金等活用事業（PFI：private finance initiative）法が「民間資

## 5　組織内 FM'er の重要性

金等の活用による公共施設等の整備等の促進に関する法律」として成立しているが，医療そのもののコアサービス以外の支援サービスへの取り組みとして，施設のあり方を見直す新しい経営環境という意味で，FM では重要な概念である。しかし，支援サービス委託業務の条件を提示し，成果を評価できる専門的な人材が内部に存在することが前提であり，FM'er が組織内に存在することが基本となる。中核となる医療のプロは存在するが，それを支援するサービスのプロが少なすぎるのが現状である。東京大学助教の岡本和彦は，「英国では NHS（National Health Service；国民保健サービス）が PFI 導入へ政策転換したことで業務範囲が明確になって FM'er の担う役割が高まってきた」[16]と述べている。

筆者は2001年 JFMA キャンパス FM 米国調査団として FM 現況をつぶさに見聞してきた。ボストンでマサチューセッツ工科大学の FM 研究創始者マイケル・ジョロフ（Joroff, M. L.）から贈られた「FM'er の21世紀の役割と展望」にかかわる次の言葉を本稿の結びとしたい。組織の束ねたる FM'er の重要性が今後ますます増大していき，俊敏かつ可変性のある対応能力で事にあたることの重要性を再認識させる言葉であった。

「これからは，Band と Agility がとても重要である。」[17]

**【引用・参考文献】**
1) 尾島俊雄（2008.5）『「病院建替・増改築」に関する調査報告書』p. 4，JFMA
2) JFMA　ヘルスケア FM 研究部会資料（2000）
3) 柳澤　忠（1986.3）「特別講演」『病院設備』28, p.19
4) 柳澤　忠（2002.6）「連載　医療を支えるファシリティマネジメント 7 話　第 1 話」『病院』61（6）
5) 国広哲弥・安井　稔・堀内克明編（2002）『プログレッシブ英和中辞典』小学館
6) JFMA「ファシリティマネジメント（FM）とは」
　<http://www.jfma.or.jp/whatsFM/index.html>（2013.2.1アクセス）
7) 上坂　脩・毛呂正俊・安川修治（2008）『病院にこそ必要なファシリティマネジメント』p.91，JFMA
8) Nightingale, F. (1859) *Note on Nursing*（湯槇ます他訳（1968.4）『看護覚え書』現代社）
9) 平山　達「北欧建築ゼミ　アアルト」
　<http://hokuouzemi.exblog.jp/>（2013.2.1アクセス）
10) 上坂　脩・毛呂正俊（2008）『病院にこそ必要なファシリティマネジメント』日本建築学会中国大会梗概
11) JFMA（2005.7）『ファシリティマネジメント事例集　第 2 集』p.272，JFMA
12) 上坂　脩（2012.12）「特集　病院 BCP　病院のファシリティマネジメントと BCP」『病院』71（12），p.964
13) 槇　孝悦（2012.7）「コンサルの立場から見た FM とファシリティマネジャー」『病院設

備』54（4），30
14）環境省（2006〜2008）「温室効果ガス排出量算定・報告・公表制度に基づく開示」
15）酢屋ユリ子（2009）「JFMA ヘルスケア FM 研究部会講演録」
16）岡本和彦（2012.7）『病院建築講座　外来・救急・診療部の計画』日本医療福祉建築協会
17）JFMA（2002.1）『キャンパス FM 米国調査団報告書2001　MIT』

# 第7章 内への戦略と外への戦略をつなぐバランスト・スコアカード

日本大学 商学部
教授 髙橋淑郎

本章では，BSCの理論と『外への戦略と内への戦略』（青島矢一・加藤俊彦，2000）を関係づけ，さらにミンツバーグ（Minzberg, H.）の指摘，すなわち，戦略は「試行錯誤しながら形成されていく」を意識して，BSCを活用した経営戦略策定とその実行・評価の有用性を明らかにする。その議論の前提として，諸学派の経営戦略の定義を再考し，経営戦略をシンプルに理解するための二つの視点「外への経営戦略」，「内への経営戦略」の考え方を整理する。

## 1 経営戦略は経営の「地図」

### 1．環境の変化と経営戦略の必要性

病院経営者にとって，外的環境の変化は比較的気づきやすいし，つねに注視していることが多い。一方，内部環境の変化は，日常業務に追われて少しずつの変化に気づかず，大きな変化になったときや課題が表面化したときに気がつく場合も多い。これまで医療経営を取り巻く環境は，企業を取り巻くそれのようにめまぐるしく変化するものではなかったが，護送船団方式の見直しの中，厚生行政の変化に対応し，かつ，外的・内的環境の変化に対応しながら，病院が長期的に存続することは容易なことではなくなってきた。特に，規制緩和，ICTの進展などが進み，今まで以上に不透明感が増してきたと言える。したがって，これまで以上に，病院経営者の望む病院の将来像に向かって組織をまとめ，ビジョンを見据え，設定した目標を達成するために確実に一歩一歩経営を進めていくには，経営戦略を策定し，実行し，評価し，修正し，再度実行していくといったPDCAサイクルを回しながら組織のベクトルをそろえていくことが求められる。

## 2．戦略とは何か

　戦略を考えるときに，まずは，戦略と戦略でないものを区分して考えることが必要である。病院で経営戦略というと，経営幹部の中には，ベストプラクティスへ向けての改善，ビジョンの作成，リストラクチャリングあるいはリエンジニアリングについて話し出す場合があるが，これらは戦略ではない場合が多い。戦略とは何かをまずは理解する必要がある。

　戦略は，現状を客観的に踏まえて，目標達成に必要な道筋や病院組織の変革のシナリオを考えることである。目的を達成しようとする場合に，私たちは様々な道筋を考えることができる。すなわち，戦略をいくつかのパターンとして考える。

　そう考えると，経営戦略とは，組織の経営に関する「地図」のようなものであると考えることができる。しかし，知り得るすべての情報を詰め込んだ地図は，厚くて重くて情報がありすぎて使用しづらい。地図は，使用目的に合わせて地上の建築物や道路の状況の一部を描き，多くの情報を捨象して表現しているから使えるのである。したがって，実際にある様々な地図は，不要な情報と必要な情報を取捨選択することで特徴を出しており，地図の利用者は，自らの利用目的に沿って地図を選択する。たとえ目的地が同じでも，そこに到達する道筋として何に注目するかによって，必要な地図は異なる。ゴールや将来像が同じでも，そこへ到達する道筋は地図の利用方法によって同じことにはならない。

　経営戦略においても，どのような点に着目するのか，何が重要な要素なのかによって，様々な経営戦略論が生まれるのである。さらに，地図はそろったとしても，地図を使う利用者の様々な状況，経済状態，歩くスピード，設定時間，自家用車のタイプなどによって様々な道筋が制約を受けることになる。

# 2 経営戦略が登場する背景

　20世紀に入り，経営において「計画」という機能が重要であるということが認識された。当初，経営管理の基本システムは，「経営目的－経営計画－経営行動」という枠組みで理解され，実行されてきた。その後，経営の複雑化，環境変化のスピードの早まり，消費者ニーズの多様化・高度化などから，経営計画について，長期・短期計画への区分，全体・部分の計画への分化などが行われ，実際には「計画」という枠組みでは，経営目的と経営行動を有効に連結できないという問

題が生じてきた。

その後,「経営目的－経営方針－経営計画－経営行動」という枠組みになるが,それも現実に則してうまく機能しなくなり,実際の経営問題に対処する考え方として,1960年代には,「経営目的－経営戦略－経営計画－経営行動」という枠組みが生まれた。経営戦略が経営管理の基本枠組みの中に生まれ,組み込まれてきたのである[1]。

1962年に発刊されたチャンドラー（Chandler, A.D.）の『経営戦略と組織』によって,経営学の領域に戦略という考え方が導入された。しかしながらチャンドラーの経営戦略論は大企業のマネジメントに関する歴史的な研究成果であり,理論化されたものではなかった。

特にアメリカでは,従来の経営政策（ビジネスポリシー）に代わって戦略が重視されるようになったのが1960年代と言われ,その後,広い意味での戦略は目標と計画と政策を含むということが確認され,様々に変化しながらハーバード大学ビジネス・スクールのポーター（Porter, M. E.）によって競争戦略などが出現することになった。

したがって,戦略的経営の過程に関する責任は,業務活動の管理に対する責任と同じように管理レベルや職能によって個々に担当されるのではなく,すべての管理者が責任を負うことになる。別の表現をすれば,戦略的経営の過程に何らの責任をもたないような管理者は1人もいてはならないのである。すなわち,すべての管理者には戦略を理解し浸透させていく任務がある。

この考え方は,BSCによってトップの戦略をオペレーショナルなレベルまで落とし込んでいくことと同じである。以上のようにアメリカ的な戦略的経営の枠組みが形成されてきた中で,キャプラン（Kaplan, R. S.）らが,アンドリュース（Andrews, K.）らを起源とするハーバード流のSWOT分析から入るBSCの具体的な作成方法をブラックボックスに入れて考えてきたことは自然な成り行きである。

# 3 経営戦略の定義

経営学での「戦略」という言葉の定義は,論者によって範囲や内容が異なるが,代表的な定義を検討しながら,私たちのここでの共通の考え方を理解しよう。

チャンドラーは「戦略とは,一企業体の基本的な長期的目的を決定し,これら

の諸目的を遂行するために必要な行動方式を採択し，諸資源を割当てること」としている[2]。さらに，彼は上述のような諸活動と関係して経営トップが担っているのが戦略的意思決定であり，日常の業務をスムーズに行うように意思決定するのが戦術的意思決定として区別して考えている。彼の主要な関心事は，経営の多角化とその事業をまとめる事業部制組織であり，彼の戦略という発想は製品ラインの多角化に関することに限定されていた。

アンゾフ（Ansoff, H. I.）は「企業とその企業を取り巻く環境との関係に関するもの」[3]とし，そのポイントは，どのような事業や製品・市場を選択すべきかに関することであり，企業の事業活動について示し，新規の機会を求める指針を示し，意思決定ルールを示すことを行うことで，これも多角化の決定問題として戦略をとらえていた。アンゾフの考え方のポイントは，「部分的無知」すなわち不確実性のもとでの意思決定に「決定のルール」を与えることが戦略であるという考えである。しかし，決定のルールだけで戦略ということは理解できない。正確に言えば，アンゾフは，戦略の定義を明確にしていない。戦略を考える構成要素を説明しているにすぎないと考える。

ホファー（Hofer, C. W.）とシェンデル（Schendel, D.）は，戦略とは「組織がその目標を達成する方法を示すような，現在ならびに予定した資源展開と環境との相互作用の基本パターン」[1]であるとしている。ここでの考え方は，組織はオープンシステムとして，環境適応を通じて成長し，存続していくものであり，環境適応は組織の目的と環境の変化を調整するように機能する基本的なパターンということを強調している。

クリステンセン（Christensen, C.R.）らは，「企業戦略とは，① 企業目的，目標，個別目標を生み出し，② これらの目的を達成するための基本的な政策や計画をつくり，③ 企業が参入しようとしている事業分野，企業が生み出そうとしている経済的・人的組織，株主ならびに従業員や顧客，地域社会への経済的・非経済的貢献を定義する，企業のなかの意思決定プロセスである」[4]として，戦略は目的・目標・政策・事業の定義などを行うのであるが，それらを行うための意思決定プロセスとして一歩踏み込んでいる。

ホファーとシェンデルの定義は，現在および計画された資源展開，そして環境との相互作用の基本的なパターンとしているのに比して，クリステンセンらは，戦略が実行されて初めて戦略と言えるという立場を明らかにしている。

ミンツバーグは，戦略の定義は二つの意味合いを組み込むことが必要としている。それは「計画あるいはそれと同等のもの，例えば方向，ガイドライン，行為

## 3　経営戦略の定義

の道筋」であり，もう一つは「パターン，つまり経時的に一貫した行動の方」であるとしている[5]。

したがって，創発戦略という概念が公表される以前から「意図された戦略」や「計画的戦略」とは異なった，自然発生的に生まれてきた戦略を意識してきたことがわかる。

伊丹敬之・加護野忠男では，「組織としての活動の長期的な基本設計図を市場環境とのかかわり方を中心に描いた構想」[6]であるとしている。ここでのポイントは，企業と市場環境とのかかわり方の基本としての戦略，長期的な展望としての戦略，行動につながる大まかな設計図としての戦略，人間の集団として組織を方向づける戦略という四つの意味が含まれている。なお，伊丹・加護野はその後，この1995年の定義を発展させた定義を同書第3版で使用しているが，筆者は，病院で考えた場合，1995年の定義が説得力あるものとして理解しているので，1995年のものを引用した。

バーニー（Barney, J. B.）は，「いかに競争に成功するか，ということに関して，一企業が持つ理論」[7]と定義し，「ミッションと目標を達成するための手段」として，ミッション，目標，戦略，戦術の構造の中で，戦略を位置づけている。

青島矢一・加藤俊彦は，「企業の将来像とそれを達成するための道筋」[8]と，ざっくりとシンプルに記述している。

このように「戦略」という言葉の定義は，論者によってまちまちであるが，多くの場合，「到達すべきゴール」，「シナリオ」，「経営者の意図」，「行動の選択」，「環境適応」というキーワードが入っていることがわかる。すなわち，戦略は経営者が意図をもって策定し，環境の変化に対応あるいは先取りして環境に適合するために，組織行動を選択し，資源配分をしていくという経営者の意思決定が入っていることが多い。

戦略がクローズアップされるのは，経営環境が大きく変化して不確実な要素が多くなる場合や，組織が自己革新をして大きく変化しようとする場合が多い。なぜなら，例えば，病院を取り巻く環境が安定している場合は，病院の経営成果に大きな影響を与える要因は，マネジメントであり，内部管理の巧拙，つまり，効率や能率の尺度で測定できる領域であることが多い一方，環境の変化が大きい場合には，内部管理の問題以上に，病院と環境との関係が重要な経営問題として浮上し，病院の長期的存続のためには何を行うべきか，そのうえで業績をいかに高めるのかという問題が出現する。そしてこれは，有効性の問題としてとらえることができる[1]。この指摘は，重要な指摘と考える。経営戦略と言うと，すぐに収

― 117 ―

益性や効率性などを意識したものを策定することが一部に行われてきた。しかし，組織が継続して発展していくには，組織有効性が重要であり，戦略にこの考えを入れ込むことが強調すべき点である。

すなわち，効率ということは，今行っていることをいかにしてうまく行うかということを考えて生まれてきた。したがって，組織の成果に対する内部基準として機能し，投入され消費された資源と生産されたものの比率として産出/投入として機械的に計算され，その数値だけでは組織全体の価値判断から切り離されているものである。そこで重要なのが，効率のような部分の問題，すなわち，部分の効率化が組織全体の有効性に寄与しないことが多々あることである。

組織が複数の目標をそれぞれどの程度達成したかを考える組織有効性は，全体最適をつねに考えて，バランスをとっていくことであり，BSCの戦略の実施に関連させて，全体最適を目指す発想に合致するものである。

一方，何らかの切り口を用いて戦略を分類することも行われている。その代表格が，ミンツバークらの仕事であった。最初，彼らは著書の中で戦略をとらえる五つのP（表7-1）を指摘し，どこに焦点をあてるかによって戦略の理論構造が変わってくると主張する。さらにこれまでの戦略研究を10のスクールに分類（表7-2）している[9]。分類の中から，現在の様々な戦略論の基本となっているデザイン・スクールとBSCで戦略を形成するとき，実行するときによく出てくる発想に近いものとしてアントレプレナー・スクールについて若干考察する。

デザイン・スクールは，1957年に発表されたセルズニック（Selznick, P）の『組織とリーダーシップ』あるいは1962年に発表されたチャンドラーの『経営戦

表7-1　ミンツバーグらによる五つのP

| | |
|---|---|
| plan（計　画） | 戦略とは，将来に向けて取るべき行動の指針や方針。 |
| pattern（パターン） | 戦略とは，事前に明確に意図したものではなく，過去の行動の一つひとつが集積され，そのたびごとに学習するプロセスでパターンが形成されていく。時を超えて一貫した行動を示すもの。 |
| position（ポジション） | 戦略とは，特定の市場における特定の製品の位置づけである。 |
| perspective（パースペクティブ） | 戦略とは，組織構成員を動機づけ，行動を導く，企業の基本理念を表すものであり，組織の内部に目を向ける。 |
| ploy（策　略） | 戦略とは，競争相手の裏をかこうとする特別の計略である。 |

出典）ミンツバーグ他著，齋藤嘉則監訳（2013）『戦略サファリ　第2版』pp.10～17，東洋経済新報社より作成

## 3 経営戦略の定義

表 7-2 ミンツバーグらによる戦略の10スクール

| 10スクール | 戦　略 | 理論の代表格 |
|---|---|---|
| デザイン・スクール | コンセプト構想プロセスとしての戦略形成 | アンドリュース／企業戦略論の先駆者 |
| プランニング・スクール | 形式的策定プロセスとしての戦略形成 | アンゾフ／多角化理論 |
| ポジショニング・スクール | 分析プロセスとしての戦略形成 | ポーター／競争戦略の大家 |
| アントレプレナー・スクール | ビジョン創造プロセスとしての戦略形成 | シュンペーター／イノベーションの大家 |
| コグニティブ・スクール | 認知プロセスとしての戦略形成 | サイモン／経営とは意思決定であるとした |
| ラーニング・スクール | 創発的学習プロセスとしての戦略形成 | センゲ，プラハード，ハメル／学習する組織 |
| パワー・スクール | 交渉プロセスとしての戦略形成 | マクミラン／政治プロセスとしての戦略形成 |
| カルチャー・スクール | 集合的プロセスとしての戦略形成 | シャイン／企業文化論 |
| エンバイロメント・スクール | 環境への反応プロセスとしての戦略形成 | ハナン，フリーマン／エコロジーモデル |
| コンフィギレーション・スクール | トランスフォーメーションプロセスとしての戦略形成 | チャンドラー／事業部制 |

出典）ミンツバーグ他著，齋藤嘉則監訳（2013）『戦略サファリ　第2版』pp. 5～6，東洋経済新報社より作成

略と組織』を起源とする。その代表的な考え方が，アンドリュースによって提唱されたSWOT分析である。つまり，組織の外的環境と内的環境を評価し，外的環境の評価を通じて戦略を立案するモデルである。ミンツバーグの見解では，デザイン・スクールは，その後の他のスクールの発展のための基礎を提供したとしている。つまり，デザイン・スクールが提唱したいくつかの基本的な考え方が，その後の様々なスクールの戦略形成プロセスの中で展開されてきたと言える。

　アントレプレナー・スクールの中心概念は「ビジョン」である。それは組織のリーダーの頭の中でつくられ，描かれるメンタルな「戦略の表現」であるとしている。また，ビジョンとは，完璧に言葉や数字で明確に表現されたプランではなく，ある種のイメージのようなことが多く，それゆえに柔軟性をもつものとしている。リーダーは，自らの経験に照らし合わせてビジョンを考え，その結果として，計画的でありながらも創発的な戦略が生み出せるのである。

## 第 7 章　内への戦略と外への戦略をつなぐバランスト・スコアカード

　アントレプレナー・スクールでは，計画的かつ創発的な戦略の形成プロセスを，ただ 1 人のリーダーである起業者（アントレプレナー）だけに集中させ，直観・判断・知恵・経験・洞察など，人間の知的活動に特有な要素を強調していくことになった。

　アントレプレナー・スクールの計画性かつ柔軟性のある戦略は，デザイン・スクールの理論で形成される戦略と大きく異なっている。デザイン・スクールの戦略は，どちらかというと融通のきかない確定的な戦略になっていく傾向がある。

　以上のような検討と様々な角度からの分類を併せて考察すると，本書では，経営戦略を「不確実な情報の中で，経営体のあるべき将来像を意図を持って描き，それを達成するための道筋を時間とともに考えるいくつかのシナリオ」（加藤俊彦・青島矢一，2003[8]）を参考とした）と，広くかつ時間の概念を入れて定義し，不確実な情報での部分的無知な状況下で，病院が将来どうなりたいか，それにはどうやってたどり着いたらいいのかというシナリオを考えることが戦略\*であると定義したい。

　　　　＊　戦略と戦術の区分については，一般的な合意が得られていると筆者は理解している。確かに全社戦略が戦略であり，事業戦略が戦術であるという考え方もあるが，ここではより現場をイメージして考えている。戦略とは，短期的な状況だけにかかわらず，組織として一貫して追求されるべき中長期の方向を示している。すなわち病院経営において What to do を組織が決定することである。戦術は，状況に応じて臨機応変に部分最適で細かい方針を決定することであり，それは戦略に基づいていることが必須である。すなわち，病院の How to do を決定することである。

　病院の経営戦略を考察するとき，自分の病院がどのような病院を目指しているのか，地域社会にどのようにかかわり合っていくのか，患者やその家族に対してどのようなサービスを提供していくのか，という将来構想について自分達の意図をもって描くことが最初に求められ，それがいわゆる病院のドメイン\*，病院のコンセプトといったことになる。そして，それをいかに達成していくかという道筋を考えることが経営戦略論には求められる。現在の戦略論の多くの成果は，この道筋の体系化にある。

　　　　＊　ドメインは，単に病院の生存領域や，勝負する土俵あるいは既存事業の領域を規定するものではなく，病院持続可能な成長の方向性を示唆するものが含まれていることが必要となる。ドメインを定義する考え方としては，エーベル（Abell, D.F.）[10]）の事業定義が有益である。

## 3　経営戦略の定義

- 顧　客　層：病院がサービスを提供する対象であり，地理的人口的軸。
- 顧客機能：顧客が保有するニーズの種類であり，病院が提供するサービスが満たすべき顧客ニーズ。
- 技　　　術：病院が提供するサービスを実現するための技術。

　上記のように顧客層（市場）・顧客機能・技術の三つの次元で事業を定義することを提唱した。これらの三つの次元を用いて，事業の広がりや企業独自の価値を決定することで，ドメインに企業の成長の方向性を示唆するものを盛り込むことが望ましいと言われている。また，組織はドメインを定義することで，ステークホルダーに対して実現したい価値を明らかにし，組織とステークホルダーの間で共通認識を得られることが望ましい関係と言える。

　経営戦略も同様であり，組織全体にかかわる戦略を「全社戦略（corporate strategy）」すなわち「成長戦略」，選択されたドメイン内での個別事業にかかわる戦略を「事業戦略（business strategy）」すなわち「競争戦略」，および資源調達とその有効利用に関する「機能戦略」（functional strategy）」に区分する（図7-1参照）。

　一般に，経営学では，事業戦略，機能戦略は全社戦略により規定されるが，内容は異なるというように理解されている。経営戦略は，BSCで言うところの「目的-手段関係」を見るのであるが，どのような点に視点をあてて見るかによって戦略の内容が様々あり，上記のように，全社（成長），事業（競争），機能という三つのレベルで考えるとわかりやすい。

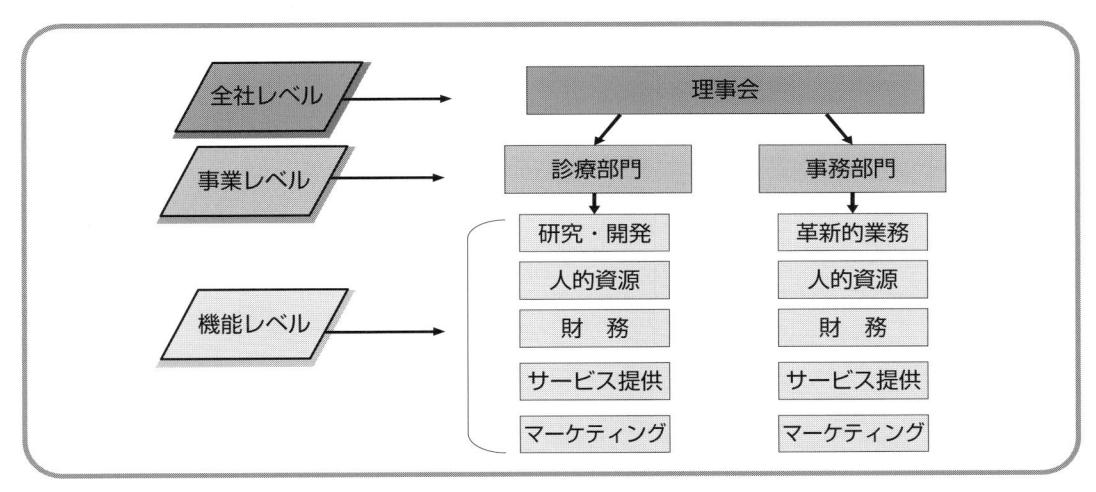

図 7-1　戦略のレベルと組織構造
出典）Grant, M. R. (1998) *Contemporary Strategy Analysis*, 3rd ed., p.20, Blackwell Publishers

## 4 戦略の階層とその関係性

　本項以降は，基本となる戦略の分析として，全社戦略（成長戦略），事業戦略（競争戦略），機能戦略を考察したうえで，青島・加藤の考え方を下敷きにして病院での戦略を考察していく。

### 1．全社戦略すなわち成長戦略

　全社戦略（成長戦略）は，全組織的な視点から，組織の長期的な成長を目指すものであり，病院の経営資源の価値を最大化するためのものでもある。事業のバランスをとりながら病院全体の成長を図るための戦略であり，病院のドメインや多角化戦略などが含まれている。

　全社戦略のポイントは，病院経営戦略においてどこに重点的な経営資源を配分するのかという意思決定であり，医療・福祉機関では，事業内容や組織構造あるいは組織のケイパビリティーを統合，あるいは編成替えを行い，どこの事業領域に新しく進出するのか，経営資源をどのように配分するのかといったことを考え，事業戦略や機能戦略との整合性をとりながら進めていく戦略である。つまり，事業分野の決定や経営資源，あるいは，無形資産を蓄積・配分することを行うものとして考えられる。そして，新規の事業に参入するための能力の育成も必然的に必要になる。また，事業責任者は意思決定することが難しい，病院全体としての事業構成にかかわることを決定するのが全社戦略である。したがって，全社戦略では，①病院の活動領域を設定すること，②病院全体の資源配分を行うことの二つがポイントになる。

### 2．事業戦略すなわち競争戦略

　事業戦略（競争戦略）は，病院の特定のサービスで，どこで勝負するのかを決めていくことである。つまり，特定の事業で，どのように競争していくかに関する指針と言える。医療・介護領域で，それぞれの事業がどのようにしたら，他の同様の事業と競争し，ライバルより優位性をもてるか。個別のサービス，市場の地域などを単位として展開される戦略で，各事業のもつ能力，特に，個人のみならず，組織として，無形の資産をも含めて競争優位性をもつための戦略である。すなわち競合相手への優位性と差別化での成功を求めていくものである。特に，

SWOT分析を中心にしながら，それをミッション，ビジョンと整合性をもたせることで戦略が必要になる。

　市場でダイナミックに変化する外的環境と，自院の独自のコアとなるような能力と，現存する経営資源を把握することは，自院の現実を冷静に見ることとして重要である。単科病院のように，大きなくくりでは一つの事業で構成されている場合は，事業戦略が全社戦略になることもある。事業戦略で主に扱う領域は，競争優位の源泉の解明と維持である。すなわち，競合するライバルの病院との競争で，いかに自院に優位に展開できるかを考えるのであるが，その優位性の源泉がわかれば，その病院の収益性が他の病院と比較して継続的に高い水準を保っている原因を究明できることになる。

## 3．機 能 戦 略

　各機能部門における「戦略」である。ここでいう機能とは，病院が行っている様々な活動を種類ごとに分類して考えるもので，「職能」ともいうことができる。機能戦略は，研究開発・購買・財務・人事などの各部門レベルでの戦略である。したがって，「研究開発戦略」，「購買戦略」，「財務戦略」，「人事戦略」などと表現される。これは事業全体の戦略と密接に関連している。例えば，ある病院の競争戦略で「サービスによる差別化」ということがあったとする。それを実現するには，医事課の職員あるいは受付の職員といった，患者との出会いの瞬間を担当する職員の教育訓練が意味をもってくる。すなわち，人事戦略が重要になる。

## 4．3層の戦略の関係

　このように，全社戦略で「その病院がどこで競争するのか」を定め，事業戦略で「病院の各事業でいかに競争するのか」の方針を定め，機能戦略で「各機能分野で何を行うべきか」を検討することによって，基本設計図としての経営戦略がそれぞれの具体的活動に関連していく。ただし，これらは机上では区分して考えることができるが，実際には，三つの階層は，それぞれが密接に相互に関連し，場合によっては依存しているので，区分することは難しい。同時に，全社戦略・事業戦略・機能戦略もそれぞれが独立して存在し，個々に機能することは現実的ではない。実際の病院経営で考えてみても，「院長・事務長・医事課長」，「院長・内科部長・内科医師」を切り離して，独立して活動することは不可能であることからもわかる。

## 5 意図した戦略と意図せざる戦略

　織部焼の名品と言われる『破袋（やぶれぶくろ）』という水さしが五島美術館に所蔵されている。『破袋』は，名高い茶人と言われた古田織部によって高く評価された逸品である。その姿は，私たち凡人には失敗作ととらえられかねないであろう。しかし，力強く，おおづかみで大担な形態が，激しい炎を受けて歪み，ひび割れ，焦げが残り，実際は水さしとしては使用できないであろうものが古田織部によって高く評価されたのである。古伊賀では，このような窯の中での予期しない変容が見所の一つとなっている。すなわち，窯に入れる前の意図とは違った結果に新しい美を求めたのである。この，偶然がもたらす変化に美を見い出す心は，琳派が水墨画の分野で言われる「たらしこみ」などにも同様のことが見られる。このような日本的な美意識と一部共通すると筆者が感じているのが，ミンツバーグの創発戦略である。

　ミンツバーグらは，戦略には，経営者が事前に意図した戦略という側面と，戦略を実行しながら，現場で試行錯誤しながら，学習していくプロセスを通じて現れてくるパターンとの2種類があるという[9]。通常は，意図した狙い（意図した戦略）を達成するために詳細な計画（計画された戦略）を立てる。その計画された戦略によって戦略の実行がなされるのであるが，それが意図したようには動かない，すなわち，計画された戦略がすべて実現されるわけではないのである。実現された戦略も，最初に意図されたものもあるが，一方で，明らかに最初に意図したものでないものも出てくる。現場やその上のマネジメント層での試行錯誤や学習によって様々なパターンが現れてくることもある。この，事前には意図していなかったパターンや行為が事後的に観察されたものを「創発戦略（emergent strategy）」と呼んだのである。つまり，事前に予想しても，それが100％達成されないで，特定の結果が実現してから，過去のできごと，結果を振り返ることで見えてくる戦略にも光をあてたのである。したがって，「戦略は計画的に策定される，と同時に創発的に形成されなければならない」[9]と主張している。この視点は，経営者や戦略担当者が備えなければならない「懐の深さ」あるいは「複眼的な思考」を求めているものと言える。すなわち「戦略は未来の計画であり，過去の踏襲でもある」[11]というミンツバーグの主張からも理解される。そして戦略は理路整然と意図され，計画されるものではないのであり，「戦略は試行錯誤しな

## 5　意図した戦略と意図せざる戦略

がら形成されていく」[11]という考え方に注目する必要がある。

　ミンツバーグのこのような考え方は，筆者に強く影響を与え，BSCを考えるうえでもかなりの創造的視点を提供してくれている。

　すなわち，ポーターなどのポジショニングアプローチやバーニーのような資源ベースのアプローチでも，両者とも戦略を策定する側から主として考えているのであるが，ミンツバーグは，戦略を策定する側の視点と同時に，策定された戦略を実行する側すなわち，現場からの視点も踏まえた，ダブルループ[12]の戦略的重要性を指摘している。

　前述したように，戦略論でこれまで受け入れられてきた考え方では，「経営目的－戦略策定－経営計画－経営行動（戦略実行）」といった考え方をしており，そのため想定外の環境変化によって，戦略が計画どおり進まないことに伴う戦略と実行との間の乖離に対して硬直的になっているという指摘がされてきた。結果，戦略策定時にはどんなにすばらしい戦略あるいは経営計画であっても，戦略の策定が，部分的無知な状況を克服できないので，環境を正しく理解することはできないのである。これは戦略策定の失敗ではなく，戦略実行の失敗とも言える。

　現場重視という視点からは，環境変化に対して創意工夫することによって，戦略を柔軟に変更し，その時点では現場レベルで個別的・創発的（emergent）に対処することが可能となる。このような計画された戦略策定からの視点と試行錯誤で戦略実行されてつくられていく視点といった複眼的な見方を戦略論で展開し，戦略をダイナミックな環境変化に対応させながら，現場で擦り合わせ，つくり込んでいく戦略として登場したのが，ミンツバーグのいうクラフティング戦略（crafting strategy）であった。ここでは，経営トップの「戦略および計画」と，現場で試行錯誤の創意工夫によって「創発された戦略」との間でのダブルループが組織的に確立され，環境に適合的な戦略策定と実行が可能となる。そしてトップとボトムとのダブルループが重要になるほど，ミドルがアップ・アンド・ダウンしてつくり上げるBSCの考え方に通じるものがある。

　さて，BSCでは，ダブルループ学習によって，病院の日常の業務と仮説としての戦略の実行を結びつけている（図7－2）。すなわち，戦略を実行し，その結果やプロセス情報を，戦略へとフィードバックし戦略学習を行うことが必須となっている。具体的には，戦略マップで示した意図した戦略を実行する際に，スコアカードで根拠をもって業績評価しながら，その目標の達成を検証していく仕組みをもっているので，意図された戦略が実行されてもされなくても創発戦略が生まれた場合，それを理解して次年度の戦略マップに，意図した戦略として

〔戦略を継続的なプロセスにする〕

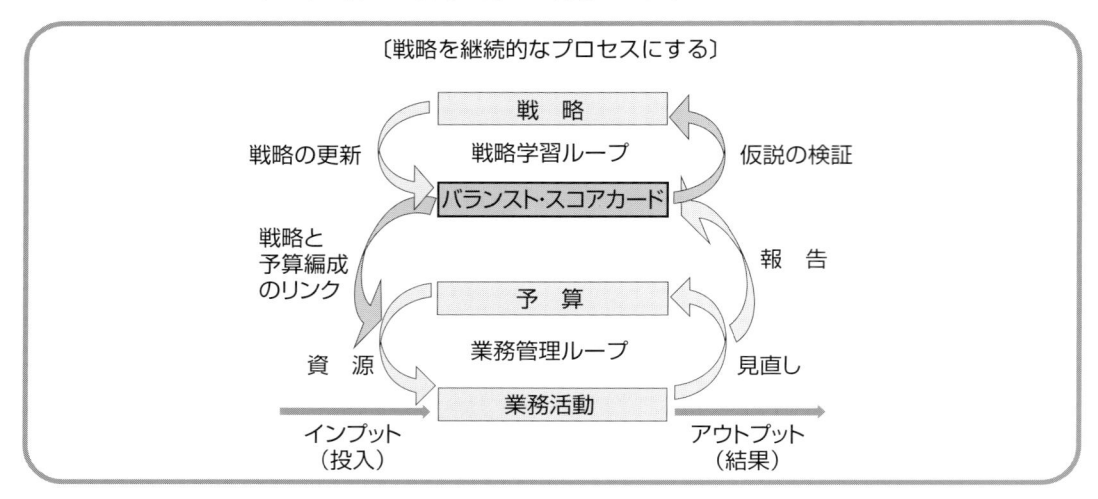

図7-2　BSCのダブルループ
出典）櫻井通晴監訳（2001）『キャプランとノートンの戦略バランスト・スコアカード』p.348, 東洋経済新報社

フィードバックすることが可能になっている。

　すなわち，BSCを活用しようとしている病院では，事前に設定された戦略（意図した戦略）を成功に導くための手段（シングルループ学習）のほか，ビジネス環境内で入手した新たな情報により，戦略それ自体がどのような課題に直面しているかを議論するための戦略的フィードバックシステムを基盤として（ダブルループ学習），BSCを使用する必要があることを理解し，実行する組織力が求められている。

## 6　経営戦略論の諸説と変化

　アンゾフの『企業戦略論』が発表される以前は，企業は将来の方向や指針や計画はほとんどもっていなかったと言われている。企画があったとしても，単なる予算との関係と継続性をもって，年間予算をもとに数年先を見るにすぎなかった。これは，現在の日本の役所と同じような感覚と言える。そのような中で，アメリカ企業の世界進出・多角化・M&Aなどが急激に行われるようになり，企業を取り巻く環境が一変した中で，戦略決定として，つねに環境の変化に対応した戦略を実行し，戦略的要素として，企業の中核となる何らかの強みをもつことが必要となってきた。そこから生まれたのがアンゾフの成長ベクトルの構成要素である。部分的無知な状態で意思決定するとき，組織はこれまでにない知識や技術や資源

を利用することが必要となり，多角化によるメリットとデメリットを分析していくフレームが提供されたと言える。

それまでは全社戦略（成長戦略）がメインであり，全社的視野のみで考えてきた発想を変えたのが，ホファーとシェンデルである。彼らは，対象を事業レベルに落とし込んで事業戦略を考えるべきことを，『戦略策定』[1]で明確に示した。ポイントは，経営レベルの戦略と事業レベルの戦略を区分したことである。具体的には全社レベルの戦略の下に事業戦略をおいて考えることを示した。その背景には，多角化と事業部制という二つの課題への対応があったものと考えられる。

1980年代になると，ポーターの「競争戦略（事業戦略）理論」が戦略論の中心となる。これは『競争の戦略』[13]によって初めて示された，産業の構造やその産業内での地位（位置）といった外的環境条件が企業収益に影響を与えるとした産業組織論を基礎としてつくられた体系と言える。組織全体の方向性を見ながら，それぞれの事業分野で競合する他の組織に対して，いかにして「競争優位な市場での地位」を獲得するかという考え方である。組織の競争力の源泉を見極め，そのあり方を問うことがなされた。そして，競争優位な条件を見い出す原点の基本となるのが，BSCを作成するときに行うSWOT分析である。

その後，戦略論は，ポーターを筆頭とする，組織の外部の市場・環境分析に根拠を置くポジショニングアプローチと，その反対の概念として，ペンローズ（Penrose, E. T.）を筆頭とする，組織内部の資源や能力に基づいた資源アプローチに区分して考えることが一般的になった。すなわち，組織の「内へ」を考える内部要因思考と組織の「外へ」の位置づけを考える外部要因思考に分けて議論することになった。

# 7 経営戦略をシンプルに理解するための二つの視点

一般に，経営的に成功したと言われる病院においては，その成功の要因として病院の外部環境によるものと内部環境によるものとがある。厚生行政が結核に力を入れる時期には結核病床を増やし，精神科に力点を置いた時代には，素早く精神病床を増やすという厚生行政の流れに合わせて成長してきた病院が多くある一方で，環境が多少変化しても，その変化に耐え，自らの医療の理念やミッションを追求するように内部環境を整備して，技能・人格の高い医師を集め，質の高い看護サービスを提供し，精度の高い検査，経営感覚のある事務職などを集め，時

間をかけて育成してきた病院もある。

　つまり，成功要因は「外」と「内」に区分して考えることができる。多くの場合，そのどちらかに力点を置きながら分析するので，「外」に注目した経営戦略と「内」に注目した経営戦略として区分することができる[14]。

　この，「内」と「外」の考え方をわかりやすく示すと，以下のような比喩があたるだろう。オリンピック日本人金メダリストの優勝インタビューでは，「優勝できたのは，サポートしてくれた皆さんのおかげです」というのをよく聞く。これは「外へ」の発想である。一方，「(血を吐くような，人並み以上の努力をしてきた)自分を褒めてあげたい」というのが「内へ」という思考である。あるいは，正月元旦に，国立競技場でサッカーの試合に出たいと思っている選手は，「強豪のサッカーチームに入ることを考える」が，これは「外へ」の行動である。一方，「サッカーの練習後，毎日人知れずドリブルやシュートといった個人技を磨く」行為は，「内へ」の行動である。このように考えると身近に考えられるであろう。

## 1．「外へ」の経営戦略

　「外へ」の経営戦略では，いかに自分の病院を都合(条件)の良い環境に位置づけるかということを強く意識する考え方であり，ポジショニングアプローチと呼ばれる。病院の成功要因を外部に求めるのであれば，目標達成に向けて条件のよい環境に自院を位置づけることが重要になる。この考え方は，ポーターが1980年代以降に展開した競争戦略が中心と言える。

　業界によって平均的な経常利益率が異なることはよく知られている。例えば，医薬品業界のように，何百億円もの研究費を投じ，10年に1回，千に一つの研究開発が実って製品化できれば良いという業界では経常利益率が15～20％とかなり高い。

　一方，病院の経常利益率は，診療報酬制度に基づく定額の診療による収入で支えられている。通常のサービス価格の決定方法と異なる仕組みの中で，科学的根拠も明確でなく，政治的に決められることが多い診療報酬制度内で，病院を経営している。そこでは，各費用の削減にも限界があり，院内システムの効率化で何とかしのいできても，最後には人件費に手をつけざるをえなくなるという病院も多い。その背景には，人件費の上昇というジレンマもあり，バランスをとるのが難しくなってきているのが最近の病院経営であり，利益率も一般にかなり低い。このように構造的に経常利益率が低い業界もある。この二つの業界にあって，「病院経営のほうが製薬企業経営よりも経営能力が劣っている」というようなこ

とは，単純に言えない。

　どのような産業・業界にあっても，それぞれの企業や病院の個々の経営努力ではどうしようもない構造的問題がある。その構造的問題を分析し，理解して自分の組織を位置づけることを行うことが「外」への経営戦略である。つまり，病院の外部環境構造を分析し，自院の目標達成にとって最も良好な環境に自院を位置づけることを中心として考える戦略である。

　日本の病院のこれまでの発展経緯を見ると，特に診療所からスタートした多くの民間病院の経営基盤が非常に脆弱であることは事実である。その背景には，日本の医療および病院経営が過度に行政に頼り，自らの基盤を自らで築いていくという「自立と自助」，「自立と自律の精神」を忘れてきたのではないかと考える。ある意味では，業界全体が「半官半民」，「護送船団方式」で守られてきたのが日本の医療の姿と言えるだろう。

　さらに，何をするにも行政官庁に「お伺い」を立てないと進まないこれまでの厚生行政を受け入れることで，経営の自由を制約される代わりに責任追及から逃れられた。弱者にとっては，庇護を求めるうえで好都合であるとともに，強者にとっては，経営の自由度はかなり制約されるものの，他の参入を許さないことによって，結果的に外敵の参入を許さないという環境をつくってきたことは，まさにポジショニングアプローチそのものであった。

　とはいえ，構造的に魅力的な領域を見い出し，そこに進出していくことで成長してきた病院もある。厚生行政や診療報酬の変化を敏感に感じ取り，敏感に反応して拡大してきた病院もある。ただ，その際，事業展開に人材が不足すれば，育てるのではなく外部から連れてくる式の場当たり的な経営で成り立っていた。したがって，ポジショニングファーストであり，資源がセカンドということになる。

## 2．「内へ」の経営戦略

　成功していると評価されている病院の成功要因を「内」に求め，成功の要因は病院の経営システムや能力の高い人材による知識や技能の蓄積によるという視点である。すなわち，資源アプローチである。代表的な研究としては，ポジショニングアプローチが企業が異なる生き物であることを重視してこなかったことを指摘したバーニーや，アンドリュースによって示された「企業独自のコンピタンス（能力）[15]の研究を深めたものに『コア・コンピタンス（core competence）経営』を著したプラハド（Prahalad, C.K.）とハメル（Hamel, G.）らの「資源ベースの戦略」などがあり，古典的な戦略論の多くがこの範疇に入る。1980年代には競争

## 第7章　内への戦略と外への戦略をつなぐバランスト・スコアカード

戦略が一世を風靡し，一時は下火になったが，1990年以降に再度見直されつつある。資源ベースの戦略は，要するに，「コア・コンピタンスは企業を，おのおの独特のものとして定義し，価値創造の源泉になる」[15]ということであり，企業は人に真似されない独自の資源をいかにもち，育成し，蓄積し，展開し，顧客価値を創造していくかという考え方である。

　バーニーは，競争優位の条件として企業のもつ資源には四つの特徴，すなわち「価値」，「希少性」，「模倣困難性」，「非代替性」を満たすことが必要であると示した[16]。すなわち，①顧客に価値をもたらすことに有益な資源であること，②希少な資源であること，③模倣するのに困難な資源であること，④戦略上同等か同等以上の代替が存在しない資源であることという四つの特徴をもった経営資源によって持続的な競争優位がもたらされることを示したのである。

　ビジョンと戦略を関係づけた見解である「コア・コンピタンス」とは，競合他社を圧倒的に上回るレベルで顧客に特定の利益をもたらす経験，人的ネットワーク，企業文化，技術，スキル，ノウハウの集合であり，その組織独自のものか，競合組織よりも断然多く保有している資源であると理解できる[17]。その資源は，具体的にイメージされる製品や技術力とは異なる。サービスや製品の既存の枠の中で考えるのではなく，様々な人脈・技術・知識・部門間の壁などを乗り越えて集約されて生まれるものと考えられる。つまり，その企業や病院の核となるもので，なかなか目には見えない独自能力の強みを言う。すなわち，顧客価値を創造するものを考えるのである。経営体が存続し発展するには，自分の組織の独自の能力であるコア・コンピタンスを認識し，理解し，育て，利用して，利潤を確保していくという考え方を言う。

　ブランド力・企業文化・他院にないノウハウなどは目に見えない資産であり，他社から購入できるというものではない。よく例えられるのが大樹である。根がコア・コンピタンスで，幹がコア・プロダクトであり，枝が戦略事業単位（SBU）であり，花や果実がエンド・プロダクトであるというのである。果実であるエンド・プロダクトだけを見て考えていると，枝葉だけ見て，肝心の根や幹を見ないという落とし穴にしばしば陥る。どのようにすばらしい事業展開のチャンスを見い出しても，その事業展開に必要な見えざる資産としてのコア・コンピタンスがなければ，何もできない。組織のすべての構成員がその能力にかかわり，コアである根っこを強くすることが必要になる。したがって，コア・コンピタンスは新規事業，競争力の源泉であり，内への企業戦略の核となるという考え方である。

コア・コンピタンスという考え方については，プラハドとハメルが『コア・コンピタンス経営』で，戦略的意図，コア・コンピタンス，競争の場，ストレッチ戦略，レバレッジ戦略などの鍵概念を示しながら新しい戦略の形成を考察した[17]。要するに，「内」に注目することで，市場から安易に調達することができないような病院の独自資源に着目し，これまでとは違った戦略を考えること，そして他の病院に真似されない病院の能力とは何かを多角的に考えていくことになる。

このように，資源ベースの戦略論の基本的思考においては，どのように魅力的ですばらしい事業機会を見い出して，そこに参入しても，その事業展開に必要な人材やその能力などが準備できないのであれば，絵に描いた餅になってしまう。したがって，病院経営における病院の競争力の源泉は，どこに上手く参入していくかというポジショニングではなく，他の病院が簡単には入手できない独自の能力にあるというものである。

戦略をつくるときに，病院の職員が納得し，合意したビジョンの浸透がポイントになる。ビジョンは将来，こうなりたいという価値観を提供しているので，戦略を現場に落とし込む際にもビジョンが活きてくる。

ここで示した鍵概念を詳細に検討すると，BSCの考え方，特に1996年以降のBSCの「成長と学習の視点での無形資産のとらえ方」や「業務プロセスの視点と顧客関係重視の戦略テーマの考え方」，「ストレッチ戦略とスコアカードでの成果尺度設定や目標値設定」に類似するところが大きい。かなりの影響を双方が与えたのか，キャプランらが受けたのか定かではないが，双方の考え方は同じ方向に向いている。

## 3．外へ・内へ・要因・プロセスから見る四つの戦略論

青島と加藤はマトリックスを使って，四つの戦略論にアプローチしている。

図7-3からわかるように，外-要因でポジショニングアプローチ，内-要因で資源ベースの戦略，外-プロセスでゲームの理論を使った戦略，内-プロセスで学習アプローチとしている[14]。

## 4．要因とプロセス

前述したように，その視点を外に置くか，内に置くかで区分して考えると，シンプルに病院の経営戦略を見ることができる。さらにより深く考える場合，青島・加藤に従えば，「要因」に着目する場合と，「プロセス」に着目する場合を加味すると，より現実に沿った病院での経営戦略を考えることができる。「要因」

第7章　内への戦略と外への戦略をつなぐバランスト・スコアカード

|  | 要因 | プロセス |
|---|---|---|
| 外 | ポジショニングアプローチ | ゲームアプローチ |
| 内 | 資源アプローチ | 学習アプローチ |

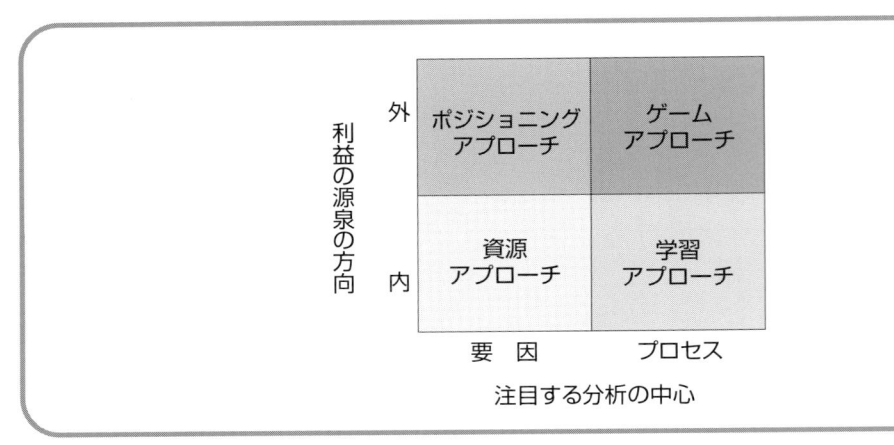

利益の源泉の方向（縦軸）／注目する分析の中心（横軸）

図7-3　戦略論の四つのアプローチ
出典）青島矢一・加藤俊彦（2012）『競争戦略論　第2版』東洋経済新報社，p.18を一部改変

は，病院間の業績の違いを，どのような「要因」でそれが生じているかということに焦点をあてるものである。一方，どのようにして，その違いが生み出されるのかということに焦点をあてるのが，「プロセス」に着目することである。成功したのは，どのような「要因」があったからなのか，どのように行ったからなのか（プロセス），の違いによる区分である。

　あるすし屋が大変おいしいという評判があったときに，そこの板前が，新鮮な素材を選び，素材の味を生かしながら，近海の本マグロを，利尻の昆布を……というような，素材が厳選されていておいしいことを説明するのが，「要因」からのアプローチである。一方，板長は東京の有名なすし屋で20年修行し，その後，京都の料亭で修行を重ね，日本中のネタの特性を知り尽くし，さばきもよく，酢飯の相性を知り尽くし……というアプローチが，「プロセス」からのアプローチである。

　おいしい料理は，このどちらかだけではできない。伝統的な経営学では，ヒト・モノ・カネは，料理の器具や材料という点で必要要件である。しかし，料理をおいしくつくれるという板前（料理人）の腕前は買えるものでもなく，育てるものあるいは育成に時間がかかるものであり，無形の資産である。

　したがって「要素とプロセス」が重要であり，プロセス部分を育て，プロセスの記述を正確に行い，可視化して戦略を実行していく枠組みを提供しようというのがキャプランらのBSCと共通の意識と言える。特に，BSCの「学習と成長の視点」では，戦略を実行させる準備段階の中でも，その教育を個人と組織で考え

ている。

　上手な絵を描くというゴールがあるとする。その準備として，キャンバス・絵の具・筆といった物的環境の準備に加え，デッサンなどの基礎的技能の向上のための教育を受けることなどは，重要な教育的要素である。ここまでは，内への戦略やプロセスや要因でしっかり議論されている事項である。確かに，「要因とプロセス」を上手に組み込んだのが BSC であり，スコアカードで戦略目標達成のための要因を絞り込み，その要因を配置しながら戦略策定と実行のプロセスを戦略マップとスコアカードで可視化しながら落とし込んでいる。したがって，BSC は，「外へ」と「内へ」，「要因」と「プロセス」をうまく組み込んだフレームワークととらえることができる。

　しかしながら，戦略論では「上手な絵を描きたい」という心・気持ちまでは入ってこない。BSC では，その実行する人の心や意欲を織り込むことができ，そこが通常の戦略論とは異なるのである。

## 5．「内と外」および「要因とプロセス」の関係

　病院間の業績の相違を考える場合に，「内」の要因に着目すると，他院との差別化につながるような独自の経営資源の獲得や運用，人材の育成の分析に焦点をあてることになる。一方，「外」の要因に着目すると，診療圏・医療圏・競合病院・地域の診療所など，病院を取り巻く外部環境要因が，自院に対してどのような影響を与えているかを主として分析することになる。どちらの要因についてもその要因が生まれてきたプロセスは，あまり重視されないで議論される。全く捨象されているとは言わないが，多くの場合，軽量なものとして扱われている。

　一方，「プロセス」に着目し，「内」に視点を置けば，差別化に関係するであろう，その要因独自の経営資源や組織能力が病院医よって獲得・蓄積されていくプロセスが分析の対象となる。例えば，ある領域の内視鏡下の手術を自院の外科で行うことができるようにするという差別化は，トレーニング場所や予算取りをする段階ではまだ要因であるが，アメリカの□□大学医学部の△△チームのもとでの1年間のトレーニングに若手の外科医2名を順番に出し，看護師もチームとして働かせるために同様の看護プログラムに参加させる，といったことを行うようになると「プロセス」に視点を置いたものになる。すなわち，自院が必要とする，競合病院がもたない独自の経営資源の獲得と蓄積のために，より複雑で間接的な個人と組織の学習プロセスを考えるのである。

　「外」に焦点を置いてプロセスを考えることは，自院にとってよりプラスとな

るような外部環境を自らつくり出していくことである。そこには間接的であるが同時に複雑な仕事が待っている。医薬品の購入でパワーのある卸業者と病院が個別に値下げ交渉を行うといったことは，「内へ」の考え方である。一方，そのような状況で，同じ医療圏で，競合する病院と連携して値下げをさせよう，あるいは，連携して他の卸業者を巻き込んでそれらを育てようというのが，プロセスに着目して「外」を変えようというものである。

## 6．「内へ」の経営戦略と「外へ」の経営戦略との関係

　病院にしても企業にしても考えることは同じで，自らの組織が組織目的を達成して成功することを目指す。つまり，より良い外的環境に位置して，自らの組織の独自の見えざる能力を蓄積し，外の力をうまく利用したりしながら，状況に応じた「駆け引き」を行い，自らの組織が有利なように行動するのである。すなわち，「内へ」と「外へ」それぞれに力点を置いた研究や活動が相互作用をもつのであり，「外から内へ」，「内から外」へという相互関係が互いを刺激し，バランス良く経営戦略を考えることにつながるのである。

　「駆け引き」を経営戦略論の中で醸成してきたのが，相互作用の中でも「外」に力点を置いてゲームの理論を展開してきた研究者たちである。「他者との関係からその反応によって変化する」あるいは「協調関係」を重視することが，その特徴となる。

　ゲームアプローチ（ゲーム理論）において，利益の源泉すなわち目標達成にとって都合の良い環境に身を置くことについては，ポジショニングアプローチと同じ発想である。ただ，ポジショニングアプローチにおいては，好条件を探し出し，そこに入っていくということが基本であるが，ゲームアプローチは，好条件を自らつくり出していこうとするものである。すなわち，競合病院との駆け引きや医療行政などを先取りしながら，構造的な要件を変えようとして動き，好条件づくりをしていくのである。例えば，同一医療圏内の病院を買収し，病床を200床増やし，同時に全面新築移転をするといった戦略的な行動によって外にいる競合病院の意欲をそぐといったように，競合病院の行動に影響を及ぼし，自院に都合の良いように導くこともできる。このような戦略的行動の基礎としてゲームアプローチを利用する考え方である。

　一方，相互作用の中でも「内」に力点を置いて考えてきたのが，学習アプローチである。これは経営資源，特に無形資産あるいは見えざる資産と言われる教育・知識・情報・人材といったものが組織に蓄積されていくプロセスに焦点をあ

てるものである。したがって、そのような無形資産を組織が蓄積すれば良い、といった単純なものではなく、戦略をもって、組織に不可欠なものを考えていくことが重要となる。

学習アプローチは、競争相手との駆け引きを中心としたものではなく、利用者の反応を見ながら学習していくというアプローチであり、顧客（患者・利用者）との相互作用から様々な情報を得ることで、将来の有望な製品やサービスをつくり出すという手法であり、目の前にある製品やサービスで利益を出すことのみを考えるのとは大きく異なる考え方である。例えば、マイナーチェンジをしながら消費者とメーカーとのやり取りで良質な車が生まれてきたのであり、4〜5年でフルモデルチェンジを行い、新たな需要を喚起するといった、自動車産業の新車開発がその代表的例であろう。

「内へと外へ」の考え方は、BSCでも戦略テーマとしてよく現れている。例えば、「新製品・新サービスによる革新を起こす」、「良き企業市民となる」という戦略テーマは外へのアクションであり、「顧客との関係重視」、「業務プロセスの効率化」は、内へのアクションと言える。したがって、BSCは両面をバランス良くとらえていると言える。

# 8 BSCでの戦略を考える

キャプランらは、1993年の論文「Putting the Balanced Scorecard to Work」で戦略に焦点をあてる必要性を示している[18]。その後、1996年の書籍で、全社的変革プログラムとして全社戦略らしきものを示してから、ビジネスユニットのBSCという表現で戦略を考えるように促している[19]。その記述で、ビジョンと戦略を明確にし、全社戦略をコミュニケーションさせ、SBU*を横断する戦略的プログラムに着手し、全社戦略にいかに矛盾しない形で、各SBUに戦略を立案させるかという手順を示している。したがって、全社戦略は彼らにとって、所与のものであり、事業戦略とそれを実行するSBUこそがBSCでいう戦略とその範囲であるというように読める。

 ＊ SBU（strategic business unit, 戦略事業単位）は、アメリカのボストンコンサルティンググループが開発した戦略策定のための組織区分である。1970年代にゼネラルエレクトリック（GE）で導入されたPPMで用いられて普及した分析単位。日本においても大手企業で導入されている。

SBUの設定については，次のような基準がある。① 明確に識別される独自のミッションをもつ，② 事業単位ごとに独自の競合相手の想定が可能である，③ 責任ある経営管理者がいる，④ 一定の経営資源のコントロールが可能である，⑤ 独自の戦略的計画の策定が可能である。

実際に設定されるSBUは，組織によってその形態は様々である。一つの事業部が一つのSBUと見なされる場合もあれば，単一の製品群あるいはブランドのみで設定される場合もあれば，複数の事業部を組み合わせてSBUとする場合もある。また，一つの事業部が複数のSBUに属する場合もある[20]。

キャプランらの著書では，「SBU」としているので，事業単位としてよりも戦略を策定・実行するための戦略的事業単位という意味を強調すべきである。同時に，キャプランらは，ビジネスユニットという表現を区別して使用している。

さらに，BSCの戦略目標と成果尺度は，SBUのミッションや戦略に基づくトップダウンで構築したものであり，BSCは，SBUのミッションや戦略を，具体的な戦略目標や成果尺度に書き換えることができる[19]。SBUを基本としているので事業戦略が中心であり，全社戦略は考慮されていないと考えることが妥当であろう。よって本書では，BSCでの戦略は主として事業戦略を考える戦略としてとらえておく。

事業戦略は，競合病院との競争を自院にとって有利に展開できることから，競合病院と比較して収益を得るためのアドバンテージあるいは潜在能力が高いことを示している。したがって，高い収益を実現できる可能性が高まるのである。競争戦略の基本は，「差別化の追求」あるいは「低コストの実現」と言える。差別化とは，「言うはやすく行うは難し」であるが，病院のサービスや診療行為の「違い」を患者や患者の家族，地域の開業医などの顧客に認識してもらうことであり，それは複合的なものの組み合わせでもある。

医療は定価として診療報酬が定められている。したがって，価格は自費分を除けば，顧客にとってどこでも同じであり，大きな判断材料とはならないことが多い。したがって，病院は，それ以外の「違い」を求めて行動し，それを顧客に認めてもらえるように知らしめることが重要となる。病院や医療機関でのサービスの差別化が十分に行われていれば，顧客は代替的な競合医療機関での各種サービス間での「違い」にその価値を見い出すこともある。

そこで必要となるのが，病院を取り巻く外的環境と内的環境を分析し，洗い出し，それらを環境適合していくことであり，それが，高い成果を出すことになる。

しかしながら，現実の病院経営では，価格は一定であっても，サービス内容やサービス水準の組み合わせが無数にある。また，利用者である顧客のそのときの様々な状況によってもニーズが異なり，選択肢は変化する。したがって，前述のように，現実の病院にあっては，特定の一つの要因だけで競争優位の状況をつくることはできない。競争優位性を考えるときに，重要となるのがSWOT分析である。

# 9 SWOT分析とその後の展開

## 1. SWOT分析とは

　SWOT分析（strengths and weakness and opportunities and threats analysis）とは，組織内部の強みと弱み，組織を取り巻く環境における機会と脅威を記述することによって，ミッションやビジョンを追求するにあたって障害や強みになるような要因を深く明らかにすることで，戦略策定，評価を行う基礎となる枠組みと言える。

　ミンツバーグらの戦略論の分析に従えば，デザイン・スクールがSWOT分析を重要視している。ミンツバーグによるとSWOT分析の手法は，セルズニックやチャンドラーにまで遡ることができるという[9]。その後，ハーバード大学のアンドリュースに代表されるアプローチ，すなわち『ビジネス・ポリシー：テキストとケース』によって，広く戦略論の基礎として定番となった。そして1970年代には，スタンフォード大学などでも広く展開され，SWOT分析は世界に広まった。

　アンドリュースは，図7-4のように，戦略として企業が何をなすのかを決める前に，策定プロセスとして，①外的環境の機会とリスクを評価し，②自社の資源を検討し，③それを動かすシニアマネジャーの能力を検討し，かつ，④社会に対して利益以外の非財務的責任を明らかにすることから始めている[21]。戦略策定段階で，組織の社会成果を意識していることは，後世の私たちも意識しておく必要がある。

　これらの内的外的環境分析を実行して，戦略を策定し，企業のスタンスを決めてから，戦略実行のためのa.組織構造の変化，b.組織行動，c.リーダーシップある行動という一連の活動，すなわち，組織をつくり，戦略を策定実行し，それを成功裏に収めるためのリーダーシップに言及していることがわかる。このよ

第7章　内への戦略と外への戦略をつなぐバランスト・スコアカード

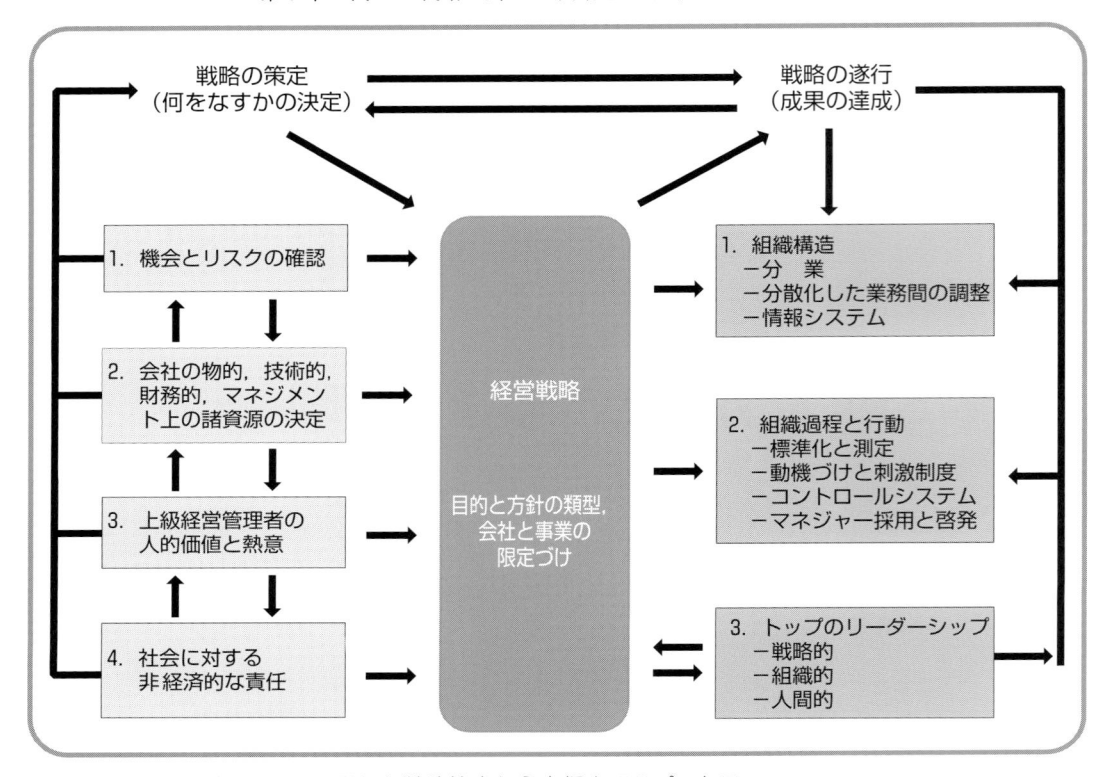

図7-4　アンドリュースの示した戦略策定から実行までのプロセス
出典）Andrews, K.R. (1971) *The Concept of Corporate Strategy*, p.28, Dow Jones-Irwin

うにアンドリュースらは戦略を策定することと実行することを別物として考えることを基本としている。ここにハーバード大学ビジネス・スクールの戦略の基本形があるのではないかと思われる。

　アンドリュースは1982年にクリステンセンやポーターらと共著で『ビジネス・ポリシー：テキストとケース』を第5版に改訂している。そこでは外的環境の検討で，ポーターの業界分析，すなわち，ポジショニングアプローチの一部が援用されていることを考えると，SWOT分析から考えることがハーバード流の考え方に馴染み深いものと判断するが，注意しなければならないのは，アンドリュースはミンツバーグと同じように，戦略は人間が行うアートな面，経験的な面も考慮するという意識が強く，アンドリュースの教え子であるポーターらの科学として押していくポジショニングアプローチとは本来，相容れないものであるということを理解してBSCの戦略を考えることが必要であろう。さらにアンドリュースらは，戦略を形成する具体的な記述はほとんどないことから，BSCでキャプランらが，戦略に関しては簡単に，かつ事例として記述するにとどめていること

9 SWOT 分析とその後の展開

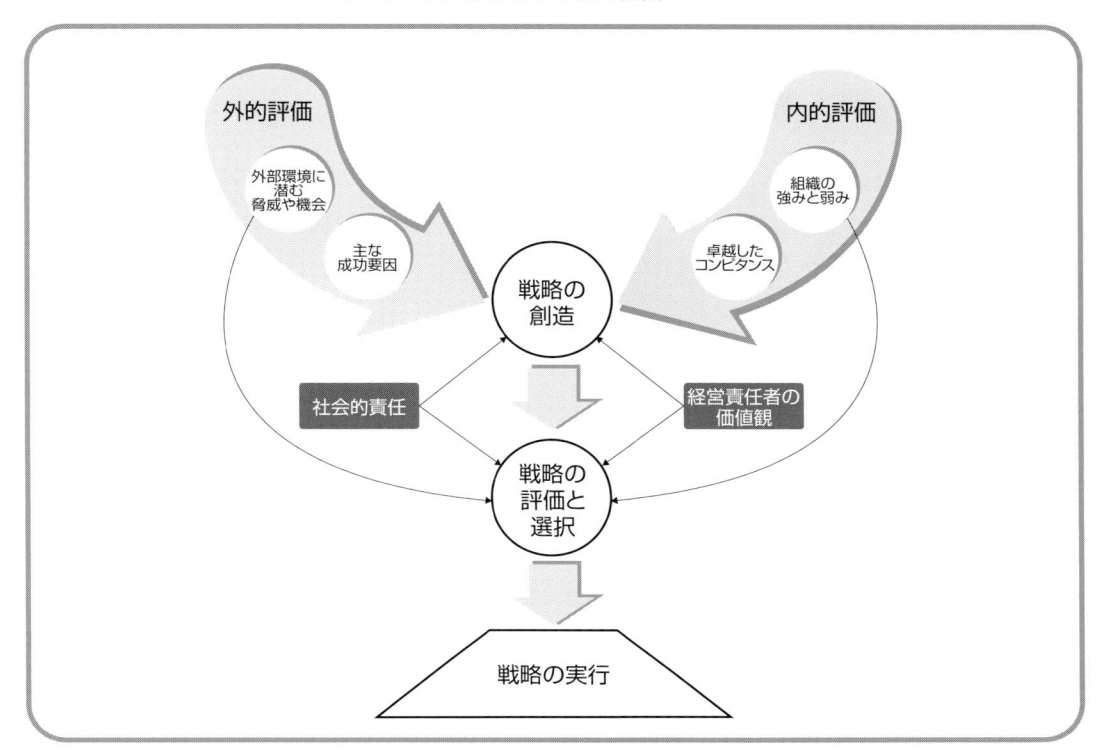

図 7-5 デザイン・スクールの基本モデル（SWOT 分析）
出典）ミンツバーグ著，齋藤嘉則監訳（2013）『戦略サファリ 第2版』p.29，東洋経済新報社

に通じるものがあると感じられる。

　さらに SWOT 分析は，過去と現在の状況を広く分析することを基礎として，組織の内部の「強み・弱み」と外部環境の「機会・脅威」をミッション・ビジョンの達成という基準に照らして，各項目を洗い出し，ミッション・ビジョンの達成に向けて，内部の課題と外部の環境から近い将来行わなければならない課題を抽出し，組織の方向を明らかにし，経営課題を調和させ，適合させて戦略を形成することを行う基礎である。したがって，BSC を作成するときの基本スタンスとしては，内部外部環境を理解したうえで，ミッション・ビジョン達成に向けた現在の組織の「立ち位置」を定めるということであり，組織の戦略，内部組織の強みや弱みと同時に，外部の可能性との間の適合性を見ようとするものである。環境に適合させることがデザイン・スクールの原点と言える。この SWOT 分析（図 7-5）は，わかりやすい分析方法であり，参加者に気づきや事実に基づいた議論を行うことができ，コミュニケーションの向上にもつながるので，学部や大

学院教育で長年使われている。

### 2．SWOT分析の展開

　SWOT分析から出発するデザイン・スクールは，思考から行動を独立させて，戦略形成を学習プロセスとしてではなく，コンセプト構想プロセスと位置づけている[22]。すなわち，戦略の形成を意図的かつ計画的に行うプロセスとしてとらえており，その責任を経営トップに委ねることで，戦略と実行を明確にすることである。この一連のプロセスの中で，組織の強みと弱みを見極めることで示されるが，BSCにおいても戦略は，初期の頃はコンセプト構成プロセスであり，仮説として扱っていることでも，その関係性がわかる。

　デザイン・スクールの欠点としては，戦略の策定と実行を分けてしまっていることがある[22]。すなわち，実行からフィードバックされる様々な情報をもとにした創発戦略などの展開や，トップ以外のメンバーの関与ができないことが弱点と考えられる。つまり，組織と戦略を統合して考えるシステムとしてみることはできるが，その実行に関しては不明な点が多いのである。

## 10　BSC運用と経営戦略

　経営戦略は「実行と策定がワンセット」であり，戦略策定だけを考え，実行は別の問題と考えると実際の経営には障害が起こる。BSCでは，その問題を克服することができる。

　キャプランらにおいては「戦略マップとスコアカードはワンセット」という趣旨の説明が2002年から多くなり，戦略の失敗は策定にあるのではなく実行にあるということを示唆している。

　BSCでは，コーポレートレベル（全病院）BSCではなく，部門や部署に落とし込んでいったときの問題として，ある種の問題が病院には存在する。例えば，それまでは仲間として行ってきた病棟業務で，ある看護師が師長になったとしよう。「管理職が計画をつくり，その計画を現場が実行し，さらにその実行を管理職がチェックすればよい」といったテーラー流の計画と実施の分離は，アメリカであれば，人格とは別の職位や職能と割り切るだろう。しかし，日本の病院では管理職は管理業務だけを行っているのではなく，看護部では，看護部長は管理職ではあるが，看護の現場を十分に知っていることが条件で，「計画は管理職，実

行は部下，部下の仕事をチェックするのが管理職の仕事」と割り切れないところがある。管理職になったからといって，看護師の仲間としての雰囲気を壊したくないので，上司として明確に述べなければならないことも言えないという難しさが存在する。このような場合にも，BSC という道具を使うと，戦略マップで可視化することができるので，それぞれの立場が理解できることになり，仲間との距離感と業務上の距離感がお互いに納得できるようなるということも大きなメリットである。

　戦略の実行に関しては，戦略の作成と実行は区分されてきた。それはハーバード流の戦略作成が，分析至上主義になってしまい，ミンツバーグが指摘[23]するように，本来，マネジメントがもつべきアート（直観），クラフト（経験），サイエンス（分析）という要素がアンバランスであったことが原因であろう。

　すなわち，いわゆる分析屋が戦略をつくるのではなく，経験や直観も含めたうえでの分析を行うことがマネジャーには求められるのである。これまでのポーター流の考えでは，経験と直観が軽んじられてきたことが，分析して戦略を作成しても，実行できないことにつながるのである。戦略は，現場が納得しなければ成功しない。職員が戦略に共感しなければ成功しないということをキャプランらは肌で感じ，それを実行できるフレームとしてボトム・アップを包含した，トップ・ダウンという特徴をもつ BSC を考案したのであろうと考えることができる。

　キャプランらは，1996年の書籍で，戦略の実行の阻害要因を四つ指摘している[19]。

① 実行不能なビジョンと戦略：これは病院でもよくあるが，ミッションをビジョンに表現できないときに起こる。ビジョンと戦略を理解して実行できるように現場や多くの職員が理解できるようにわかりやすく表現できない場合である。現場がどのように戦略やビジョンを納得し，共感するかという課題であると言える。これが明確でないと，戦略目標も重要成功要因もそのパフォーマンスドライバーも認識できないことになり，BSC も成功に向かわなくなる可能性が高くなる。

② 部門，チームおよび個人の目標とリンクしていない戦略：ビジネスユニットの長期的な方向性が部門，チーム，そして個人へ落とし込まれていないときに生じる。伝統的なマネジメントコントロールシステムの一部分として確立されている財務予算を達成することに焦点化しているのが部門の業績評価システムであることから，個人やチームは短期的なゴールを目指してしまう。

③ 長期および短期の資源配分にリンクしていない戦略：戦略を実行するとき

に，長期の戦略的な優先順位に準じて資源配分を行えないことから生じる。長期の予算と短期の予算を別々に立案することから生じるものである。

　④　戦略ではなく戦術へのフィードバック：戦略がどのように実行され，どのように機能したのかという情報を，フィードバックする仕組みがないことから生じる。戦略の実行に関する本当に欲しい情報がないこと，それを検討する時間もないことが問題を大きくしていると言える。

　これらの指摘からわかるように，戦略を実行するには，分析主導ではなく，実行するのは人間であることを意識する必要がある。アメリカでもBSC導入は，コミュニケーション向上あるいはチームの総合力などの向上を意識している。また，少なくとも日本の民間病院のBSC導入では，人間は感情やプライドをもっているということをビジョンや戦略とからませて考えようとしていることが経験的にわかる。

　その後，キャプランらは，2001年の著書『キャプランとノートンの戦略バランスト・スコアカード』[24]の中で，「戦略テーマ」という新しい概念を提唱し，戦略は以下の4本の柱に入れ込むことができるとして，戦略は分解できるという発想を示した。この，便宜的に4本の柱で網羅できるという発想は，戦略を戦術レベルで見ているものと言える。

> ① 新サービス・製品で革新を起こす
> ② 顧客との関係性を重視する
> ③ 内部業務プロセスの改善
> ④ 企業市民としての行動

　この発想は，ポーターの事業戦略すなわち競争戦略を意識したものであり，業務遂行のための政策づくりと何ら変わりのないものと考えられる。ポーターの戦略は，産業組織論が基本にあり，それをもとに企業間の競争環境を「脅威」と「機会」に分類することで，わかりやすくしたものである。したがって，事業レベルの戦略を中心に据えているとも言える。このことは，前述したようにキャプランらがポーターの考えを参考にしているからと考えられる。

　このようなポーター流の分析が，SWOT分析での「脅威」と「機会」の分析と理解に広がり，戦略策定のための理解と共感が生まれやすくなる。同時に，SWOT分析での病院の内部の強み・弱みを分析することが求められる。特に，無形の資産の洗い出しをすることが組織のケイパビリティー，すなわち，その病院に競争優位な状況を導くコアとなる経営資源やノウハウや技能である。これら

10　BSC 運用と経営戦略

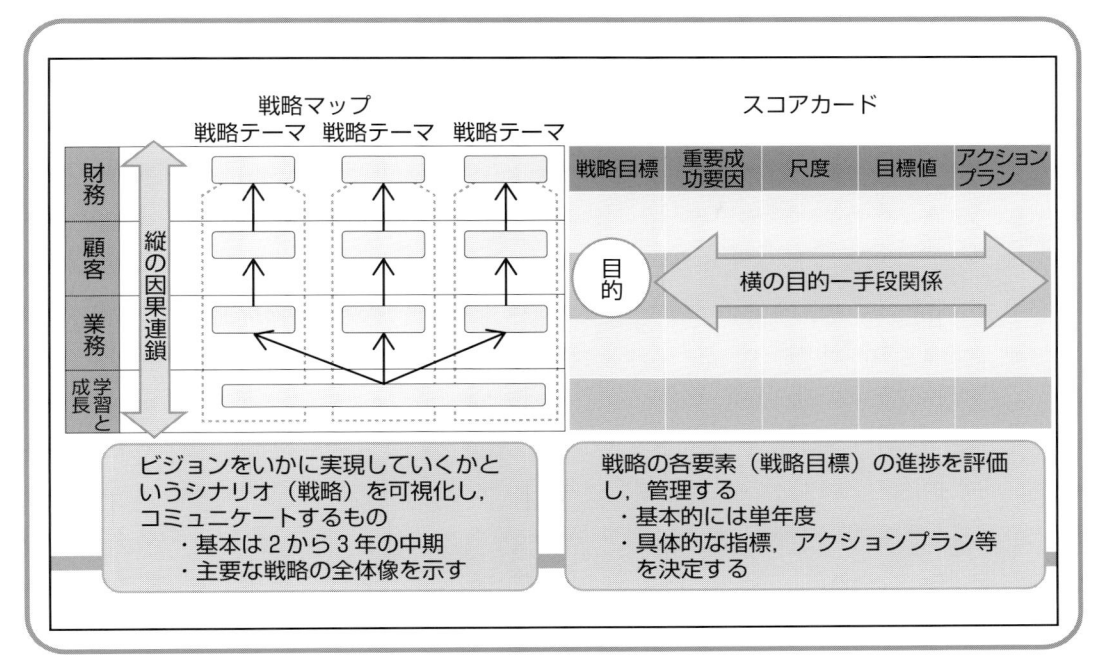

図 7-6　バランスト・スコアカードを構成する二つのツール

　の組織内の強み・弱みを分析し，外的環境の分析と合わせてみることが求められているし，重要なことでもある。これらは，BSC 作成時の基本となる。

　さらに，BSC は，上記四つの視点で「学習と成長の視点」を入れ込むことで，将来にわたる視点を設定した。「これまでの戦略論にはあまり出てこなかった視点を加えた」という見方をすると，分析的戦略論としては新機軸を打ち出し，役立つと考えられる。ここで問題になるのが，日本の多くの病院がそうであるように，医師である院長が経営を担っている場合である。その場合，現場は単純なものではなく，ミンツバーグが言うように，混沌とした経営の現場で戦略を立てることは，「これが戦略ですよ」というように，きれいな絵に描いたり文章で示したりして各部門に落とし込めるものではない。診療を行い，人事案件を考え，財務状況を見て，現場の人間関係にも気を配り，そうしているうちに，院内感染が発覚し，マスコミ対応や院内対応に追われるというようなカオスの状況下では，戦略は事前にわかっているものではなく，事後の結果の積み上げと言える。

　したがって，戦略実行の結果を見て修正をかけていくという知恵の積み上げが求められ，その結果の分析と経験と知恵の蓄積によってフィードバックしていくという機能をもつ BSC は，原則は，ハーバード流の分析型のトップダウンの様相をもちながら，実質は，ミンツバーグ型のカオスから生み出す戦略につなげて

― 143 ―

第7章　内への戦略と外への戦略をつなぐバランスト・スコアカード

いけるところに，その戦略の特徴があると言える。

　BSC は，戦略を現場の言葉に落とし込むということで重要な意味をもっているが，ここで慎重に考えなければならないのは，現場の言葉に落とし込む前に，「すべての組織の長に戦略が必要」[25]なことの理解である。BSC を病院で導入していると，必ず，現場にコミットしすぎる個人やチームが出てきてしまうのである。BSC はあくまでも「戦略を具体的なアクションに落とし込んで検討し，これを多面的・多元的なフレームワークの中で体系的に示して，戦略そのものの実行を支援する戦略マネジメントシステムである」[26]のであって，戦略を作成するためだけの道具ではないのである。

　したがって，BSC をカスケード（下方展開）していって，各部門や病棟に落とし込んでいくときに，各部門の長は全社戦略に沿った部門の戦略をもっていることが重要であり，そこでゼロから戦略をつくることではないのである。部門（例えば看護部，例えば事務部）までは戦略として戦略マップとスコアカードを用いることできるが，部署（例えば病棟，例えば医事課）になると病院の戦略を受けた戦術を，目標管理などを使用して実行していくことに近くなる。部署まで落とし込んだ場合の，ここで言う「戦略」は，事業戦略よりもレベルの低い戦略あるいは戦術を言う。現場の言葉に戦略を落とし込む前に，各部門の長が少なくとも戦略のイメージをもっていることが前提であり，それがないと，例えば，看護部だけの閉鎖的な，現場のための現場による BSC しか作成されなくなる危険性がある。さらに，戦略は実行性が重要であり，それには現場の納得感やコアコンピタンスが必要になる。現場の納得性というものは，BSC 作成時のコミュニケーションから生まれることも多い。したがって，BSC での戦略の実行可能性は，戦略を現場へ落とし込む方法と BSC 作成過程から生まれる。しかし，キャプランらはそのことについては何も答えていない。

　作成プロセスでコミュニケーションが向上し，一丸となる意欲が増幅し，これまで以上に，職員が自信と誇りをもって自ら考えて主体的に動くことができるようになる。これが組織の勢いになる。すなわち，組織構造だけをつくっても，それは協働するための基本的な枠組みにすぎず，基本枠組みだけでは人間は動かない。人間の協働しようという意欲を沸き立たせることが必要であり，BSC 作成のプロセスでの各職員の経験は，職員の心に火をつけることを可能にする。

　さらに，人間はどうしても楽なほうを選びたがるし，緊張感がなくなり"たるむ"傾向がある。そのような場合に，ベクトルが下向きにならないようにする仕組として，BSC はスコアカードで数値を示すことで，現場の緊張感を生むよ

うに工夫されている。すなわち，戦略マップで，ベクトルの方向を示し，スコアカードで緊張を生み，BSC を改定するたびに創造的作業になるように努力することが可能になる。ただし注意しなければならないことがある。それは現場で数値を追いすぎて本来の戦略を見失うことである。それをカバーするのが戦略マップである。

　また，BSC では，新サービスの開発や顧客関係重視，業務プロセスの改善を戦略ととらえているが，競争に勝つことは，必要かつ重要なことではあるが，それがイコール戦略にならないのではないかと考える。いくらそれぞれの競争に勝っても，組織が疲弊してはどうしようもないのである。この点について BSC は，四つの視点でその疲弊を防止する手段を見い出そうとしていると指摘できる。すなわち，戦術に近いところを考えているマイナス面を補う工夫がされていると言える。

　現実の病院における BSC の経営的に優れている点は，戦術を見ながら四つの視点で全体最適を考える重要性を感じて，実行していることにある。しかし，戦略として「どのような競争をするのか」，「組織のドメインを決めていく」，「意思決定のルール」などを見い出していくことが本来の戦略と考えると，BSC の「戦略」は事業戦略が中心であると考えるのが妥当であろう。

　BSC では，全社戦略はあまり議論されていない，それどころか，全体に占める記述量から言えば，キャプランらの1996年の書籍で数ページしか述べられていない[19]。その他は，多くが機能戦略あるいは事業戦略に紙面を割いていることから推しても，筆者が実際の病院で120件以上 BSC 導入支援をしてきた経験からも，病院で事業戦略を実行するためのオペレーションを中心とした機能レベルのマネジャーが，事業戦略を確実に行うための施策を考えることが現実的には大きな比重を占める。同時に，ビジネスユニットの BSC を考えれば，病院の構造にもよく合致する。

　ここで確認すべきことは，BSC は病院全体もしくは部門までは戦略として落し込むことができるが，部署（課・科）以下においては，病院全体の BSC を理解させながら目標管理や方針管理でマネジメントすることが現実的であるということである。

　ドラッカー（Drucker, P. F.）が言うように，戦略とは，ミッションとマーケット，製品とプロセスを一貫した「ビジネス理論」に統合したものである[27]と考えるのか，あるいは，ポーター流の戦略論のように，科学的に分析して戦略を作成することが主となり，分析テクニックを重視するのか。この両者は根本的に

異なる。すなわち，マネジメントという人間くさい業務をこなすには，統合ということが必要であり，BSC はその作成プロセスにおいて，分析だけではなく，結果として従業員のコミュニケーションによる戦略意識の統合にも資することとなる。

## 11 内へと外へと要因とプロセスのバランスをとる BSC

　BSC のスコアカードには，「外へ」，「内へ」，「要因」，「プロセス」がうまく組み込まれている。戦略マップの戦略テーマは，短期・中期・長期といった事業戦略をうまく整理できる。さらに，戦略テーマにトレードオフの関係にあることを表現できる。例えば，短期的にはコストカットをしっかり行う事業戦略があり，中長期的には，新プログラムの発進を置いても，なんら問題はない。職員にコストカットの方針を示すだけだは，夢も何もなく，職員は委縮してしまう。そうではなく，その病院の新しい方向に沿ったプログラムの準備と実行は，職員に夢や希望ややる気を起こさせるものである。また，「外へ」は戦略テーマで設定でき，「内へ」は学習と成長の視点や業務プロセスの視点で設定できる。同時に，戦略テーマでも設定できる。「要因」はスコアカードで表現でき，「プロセス」はスコアカードの，戦略目標−重要成功要因−尺度（事後指標・先行指標）−目標値−アクションプランで明確にできる。したがって，「外へ」と「内へ」は，戦略マップで十分に表現でき，「要因」と「プロセス」は，スコアカードでその実行をマネジメントできる。

　このように，BSC を利用することで，経営トップの思いを具体化し，ビジョンに納得し，ミドルが上下しながら，トップ・ミドル・ロワーをつないで，病院で戦略を策定し，実行し，評価していく，PDCA をわかりやすく回すことができるのである。

【引用・参考文献】
1 ）Hofer, C. W. and Schendel, D. （1978） *Strategy Formulation: Analytical Concepts*, West Publishing（奥村昭博・榊原清則・野中郁次郎訳（1981）『戦略策定：その理論と手法』千倉書房）
2 ）Chandler, A. D. （1962） *Strategy and Stricture*, MIT press （三菱経済研究所訳（1967）

『経営戦略と組織』実業之日本社)
3 ) Ansoff, H. I. (1965) *Corporate Strategy*, McGraw-Hill ( 広田寿亮訳 (1969)『企業戦略論』産業能率短期大学)
4 ) Christensen, C.R., Andrews, K.R., Bower, J.L., Hammermesh, R.G. and Porter, M.E. (1982) *Business Policy: Text and Cases*, 5th ed., Irwin
5 ) Mintzberg, H. (1994) *The Rise and Fall of Strategic planning*, Free Press
6 ) 伊丹敬之・加護野忠男 (1995)『ゼミナール経営学入門』日本経済新聞社
7 ) Barney, J.B. (2002) *Gaining and Sustaining Competitive Advantage*, 2nd ed., Prentice Hall (岡田正大訳 (2003)『企業戦略論:競争優位の構築と持続 下巻』ダイヤモンド社)
8 ) 青島矢一・加藤俊彦 (2003)『競争戦略論』東洋経済新報社
9 ) Mintzberg, H., Ahlstrand, B. and Lampel, J. (1998) *Strategy Safari: A Guide Tour through the wilds of Strategic Management*, Free Press (齋藤嘉則監訳 (1999)『戦略サファリ』東洋経済新報社)
10) Abell, D.F. (1980) *Defining the Business: the starting point of strategic planning*, Prentice Hall
11) Mintzberg, H. (1987) Crafting strategy, *Harvard Business Review*, July-August, pp.66〜75
12) Argyris, C. (1977) Double Loop Learning in Organizations, *Harvard Business Review*, Sept.-Oct., pp.115〜125 (DIAMOND ハーバード・ビジネス・レビュー編集部編訳 (2007)『組織能力の経営論』(第3章収録), ダイヤモンド社)
13) Porter, M. E. (1980) *Competitive strategy: techniques for analyzing industries and competitors*, Free Press (土岐 坤・中辻萬治・服部照夫訳 (1985)『競争の戦略』ダイヤモンド社)
14) 青島矢一・加藤俊彦 (2012)『競争戦略論 第2版』東洋経済新報社
15) Prahalad, C.K. and Hamel, G. (1990) The core competencies of the corporation, *Harvard Business Review*, 68 (3), pp.79〜91
16) Barney, J.B. (1991) Firm, Resources and Sustained Competitive Advantage, *Journal of Management*, 17, pp.99〜120
17) Hamel, G. and Prahalad, C. K. (1994) *Competing for The Future*, Harvard Business School Press (一條和生訳 (1995)『コア・コンピタンス経営』日本経済新聞社)
18) Kaplan, R. S. and Norton, D. D. (1993) Putting the Balanced Scorecard to Work, *Harvard Business Review*, 71 (5), pp.134〜139
19) Kaplan, R. S. and Norton, D. D. (1996) *The Balanced Scorecard : Translating Strategy into Action*, pp.276〜277, Harvard Business School Press (吉川武男訳 (1997)『バランス スコアカード』生産性出版)
20) 神戸大学大学院経営学研究室編 (1999)『経営学中辞典 第2版』中央経済社
21) Andrews, K. R. (1971) *The Concept of Corporate Strategy*, Dow Jones-Irwin
22) Mintzberg, H., Ahlstrand, B. and Lampel, J. (2009) *Strategy Safari*, 2nd ed., Free Press (齋藤嘉則監訳 (2013)『戦略サファリ 第2版』東洋経済新報社)
23) Mintzberg, H. (2004) *Managers Not MBAs: A Hard Look at the Soft Practice of Managing and Management Development*, Berrett-Koehler Publishers (池村千秋訳 (2006)『MBA が会社を滅ぼす―マネジャーの正しい育て方』日経BP社)
24) Kaplan, R. S. and Norton, D. D. (2001) *The Strategy Focused Organization*, Harvard Business School Press (櫻井通晴監訳 (2001)『キャプランとノートンの戦略バランスト・スコアカード』東洋経済新報社)

第 7 章　内への戦略と外への戦略をつなぐバランスト・スコアカード

25）伊丹隆之（2003）『新・経営戦略の論理　第 3 版』日本経済新聞社
26）伊藤嘉博（2003）「BSC をめぐる主要な論点-グローバルスタンダード経営の羅針盤」会計，163（3），pp.42～58
27）Drucker, P. F.（1994）　The Theory of Business, *Harvard Business review*, 72（5），pp.95～104

・加藤俊彦・青島矢一（2000）「競争戦略論（1）～（5）」一橋ビジネスレビュー, Sum. -Aut. pp.102～114, Win. pp.108～121, Spr. pp.138～153, Sum. pp.106～119, Aut. pp.122～135
・Davenport, T.H. and Pausak, L.（1998）　*Working Knowledge*, Harvard Business School Press（梅本勝博訳（2002）『ワーキングナレッジ　知を活かす経営』生産性出版）
・Fleisher, C.S. and Bensoussan, B.E.（2002）　*Strategic and Competitive Analysis*, Person Education（菅澤善男他訳（2005）『戦略と競争分析』コロナ社）
・Germane, G.E.（1986）　*The Executive Course*, Tuttle-Mori Agency（石川泰彦・本部和彦訳（1987）『エグゼクティブのための経営学講座』TBS ブリタニカ）
・Glueck, W. F. and Jauch, L. R.（1984）*Business Policy and Strategic Management*, 2nd ed., McGraw-Hill
・Smith, R.（2007）　*Business Process Management and the Balanced Scorecard*, Willy（髙橋淑郎他訳（2009）『バランスト・スコアカードの実践作法～現場を活かすプロセスマネジメント』生産性出版）
・Waterman, R.H.Jr.（1987）　*The Renewal Service Factor*, Raphael Sagalyn（奥村昭博監訳（1989）『超優良企業は，革新する』講談社）
・網倉久永・新宅純二郎（2011）『経営戦略入門』日本経済新聞社
・Penrose, E. T.（1959）　*The Theory of the Growth of the Firm*, New York: John Wiley
・髙橋淑郎編著（2011）『医療バランスト・スコアカード研究　経営編』生産性出版
・髙橋淑郎編著（2011）『医療バランスト・スコアカード研究　実務編』生産性出版
・真船洋之助（2004）『環境マネジメントハンドブック』日本工業新聞社
・三品和広（2004）『戦略不全の論理』東洋経済新報社
・Collis, D. J. and Montgomery, C. A.（1998）*Corporate Strategy: A Resource-Based Approach*, McGraw-Hill/Irwin（根来龍之・蛭田　啓・久保亮一訳（2004）『資源ベースの経営戦略論』東洋経済新報社）

# 第 8 章

# 倉敷中央病院における戦略的病院経営

公益財団法人 大原記念倉敷中央医療機構
副理事長　相田俊夫

　存在感の大きい創設者の理念を継承しつつ，高度急性期基幹病院としての機能を充実させて発展する倉敷中央病院の中期計画の策定とその実行について紹介する。策定・実行にあたり，一般企業のマネジメントツールを援用し，各種の指標を踏まえて行われる，財務戦略，人材確保とそのマネジメント，ハードの整備，リスクマネジメントへの注力は，経営合理性の追求のみならず，医療・病院に適応するオリジナルなマネジメントの創造へとつながればと思う。

## 1　公益と利益のはざまで

　筆者が当院の病院経営に携わるようになったのは15年前である。それまでは企業人であった。病院人の嫌いな言葉は，「経営」，「戦略」，「管理」，「効率」，「コスト」，「利益」……。これらは，企業人にとっては日常の言葉であり，そのことに当初はカルチャーショックを受けた。しかし，この15年間，当院に限らず多くの病院においてマネジメントの重要性が認識され，いろいろと工夫され実践されて成果を上げてきた。ドラッカーは『非営利組織の経営』において次のように述べている。
　「非営利機関のリーダーシップやマネジメントの助けになるようなもののうち，非営利機関用に開発されたものはあまりに少ない。そのほとんどは本来企業のニーズに応えるために開発されたものである……。」[1]
　筆者は企業のマネジメントツールを玩具箱に見立て，その中から適当なものを選び出し，病院に合うように修正しつつ適用してきた。ただ，企業人だった当時に自ら使用済みのツールが多く，導入から結果まですでに体験しているため，単なる借り物でなく，ゆとりをもって目的的に病院組織に適応させることができた。
　この15年間は，医療環境に大きな変化のあった時期であり，院内ではこの間に

初めて中期計画を策定し，それに向かって構造変革を推し進めた期間でもあった。変革の内容は創造的と言うにはほど遠く，環境と自院のミッションを突き合わせ，他院のベストプラクティスを参考にしつつ，スピード重視かつオールラウンドに実施してきた。戦略的経営というには少し気恥ずかしく，また声を大にして誇れるものでないが，全国の病院をランナーに見立てたマラソン競技にたとえれば，20km 地点での先頭集団には一応位置しているように思う。

　当院の創設者は，後で述べるように企業経営者ではあったが，「公益」へのまなざしを強く有していた。それに大きな魅力を感じ，非営利法人たる病院に転身したが，創設時と異なり，完全独立採算で利益がなければ持続的成長・発展は難しく，かえって企業時代よりミッション達成のために利益願望を強く抱くようになった。当院の場合，もともと医療現場のモチベーションは高く，また良質な医療への欲求は極めて強いものがあった。このような強い現場に比し，やや全院的経営戦略マネジメントの面で弱いものがあり，この面での強化を考え，中期計画の策定・推進を図ったわけである。

　本章では経営実務家としての15年間の経営実践の経緯と今後の課題について述べることとするが，まずは，当院の概況をここに示しておこう。

【公益財団法人　大原記念倉敷中央医療機構　倉敷中央病院の概況】

| | |
|---|---|
| 創　立 | 1923年6月2日 |
| 病床数（本院） | 1,161床（一般　1,151床，第2種感染症　10床） |
| 職員数（2012.6） | 3,169人（うち医師　437人，看護師　1,279人） |
| 病院機能 | 高度急性期基幹病院<br>診療圏：岡山県西部二次医療圏　78万人 |
| 活動状況（2012） | 入院患者数　1,085人/日　　平均在院日数　12.2日<br>外来患者数　2,719人/日　　紹介率　70.5%<br>救急患者数　63,659人　　手術件数　11,644件 |
| 関連施設 | 倉敷リバーサイド病院，総合保健管理センター<br>倉敷中央ケアセンター，倉敷中央看護専門学校 |

## 2　創設の理念とその後の事業展開

### 1．創設者；大原孫三郎

　当院においては，経営実践にあたって絶えず創設の理念との整合性を意識している。90年前に創設されたが，創設者の考え方ないし理念が途切れることなく伝

## 2　創設の理念とその後の事業展開

えられ，現在も大きな存在感を有している。それは経営者・管理者にとって意志決定のよりどころであり，またモチベーションの源でもある。意識調査に示されているように，職員にとっても，他院に比べ極めて大きな存在感を有し，病院組織への信頼感の源となっている。このことは，当院の大きな強みであると言える。創設の理念は，次の三つである。

> ・真に患者のための治療
> ・病院くさくない明るい病院
> ・東洋一の理想的病院

　現在は基本理念として，「患者本位の医療」，「全人医療」，「高度先進医療」を掲げているが，創設時の言葉と併せ読むとき生き生きとしたものになる。
　創設者について，経済学者であり法政大学総長であった大内兵衛は次のように表現している。
　「大原孫三郎は大正・昭和を通じて大阪以西の関西において最大の事業家であったが，彼はその作り得た富を散じて公共の事業をしたという点では三井も三菱もその他いかなる実業家よりもなお偉大な結果を生んだ財界人であったといっていいと思います。」[2]
　優れた経営者であったが，同時に大原奨農会農業研究所，倉敷労働科学研究所，大原社会問題研究所，倉敷中央病院，大原美術館等を創設し，本人はまさしく社会的存在であり，社会的良心をもつことを人生の出発点としゴールとした。
　考え方のキーワードは，「基本的社会問題への挑戦」，「理想主義，世界一流」，「創造・革新性」，「与えられた資産は世界のために」，「人格主義」であった。現在の経営学の言葉で言えば「社会価値の最大化」と言えるかもしれない。これらは現在も当院経営の大きなよりどころであり，ともすれば外部環境よりも強い影響を私たちに与えている。厳しい医療環境の中にあって，政策誘導に惑わされず，ぶれのない経営を推し進めるうえでおおいに役立っていると考えている。
　ビジョン，戦略のベースに組織の存在意義，行動理念を表す使命（ミッション）ないし価値観が確立していることは極めて重要であり，また，そのポイントは理想性・普遍性・独自性と言われる。その点からも，創設の理念，創設者の精神が，今も当院発展の原動力となるとともに，極めて有効かつ時代に適合し，一層輝きを増しているのではないかと考えている。言い換えれば，当院にとって大きな無形資産であり，非財務的内部留保となっていると評価できる。

## 2. 持続的発展に向けてのギアチェンジ

　当院は，創設期も含めて現在までに3回のギアチェンジを行ってきた。そして，超高齢社会・人口減を前に近い将来4回目のギアチェンジを行うこととなる。各期のギアチェンジのテーマは以下のとおりである。

>　・創設期（1923年）　　　　　地域に理想的な病院を。
>　・第2期（1970〜1980年）　　高度成長期，規模拡大・質向上。
>　・第3期（2000〜2015年）　　急性期中心，地域完結型医療。
>　・第4期（2025〜2040年）　　超高齢社会，人口減への対応スタート。

　創設以降，地域の極めて優れた病院として創設者の期待に応えてきたが，戦後10年を経て衰退期を迎えた。創立40周年頃には危機的状況にあり，事務系新経営者を迎え入れ，改革に着手することになった。そして，第2期において，巨額の借入金を投入しつつも大規模な新築・増改築を実行することになり，現在の存在感のある大病院へと見事に復活することとなった。借入金返済に苦しむものの高度成長に支えられて持続的成長に成功した。このときのギリギリの経営決断なくしては現在の当院はなかったと言える。継続的大規模投資により急性期中心の基幹病院に変身することになった，まさに起死回生のギアチェンジであった。

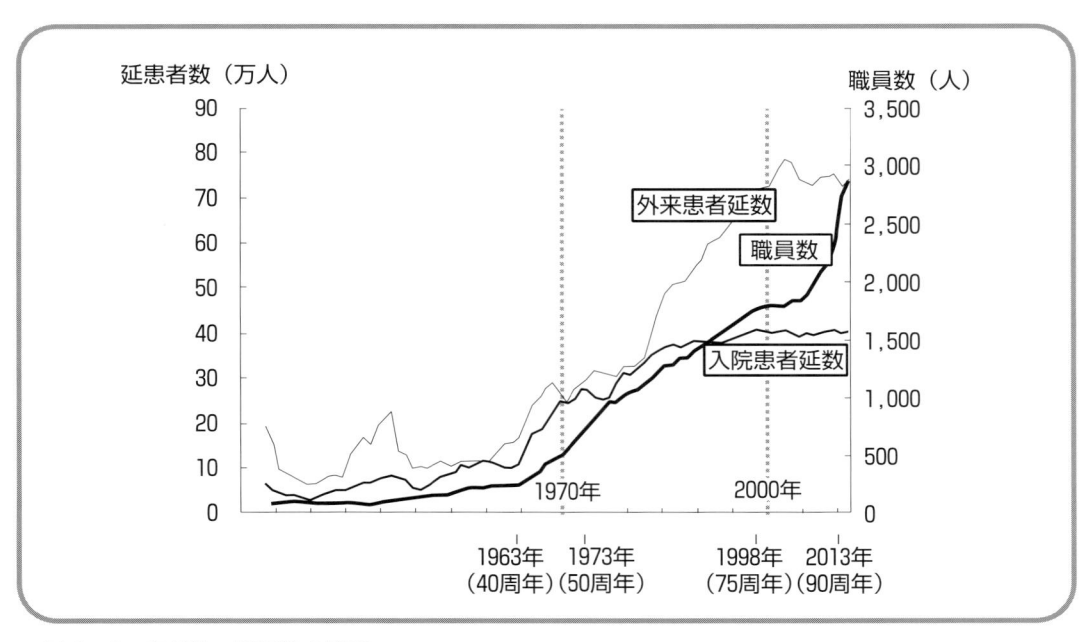

図8−1　患者数・職員数の推移

創設期以降の患者数・職員数の推移を図 8-1 に示したが，ギアチェンジの様がよく表れている。特に第 3 期を見れば，入院・外来とも患者数は大きく変化していないが，職員数は大幅に増え，病床回転数を上げつつ急性期中心の密度の高い医療を提供してきたことが読み取れる。

現在は，第 3 期のほぼラストステージに入りつつある。いずれ来る，そして今その玄関口にある第 4 期のギアチェンジを視野に入れつつ現在の経営を進めているわけである。

次項では，第 3 期の戦略的経営について詳述することとする。

## 3 第3期におけるギアチェンジのための中期計画

### 1．初めての中期計画策定

中期経営計画は，当時大企業においては国際経済環境の大きくかつ非連続な変化に翻弄されつつもすでに数十年にわたって定着し，一定の効果を上げていた。最近では，医療機能評価の影響もあり，多くの病院で策定されることとなったが，2000年前後においては，まだ限られた存在であった。

筆者にとって中期的目標のない単年度だけの経営は考えられず，トップダウン的に策定し，骨子のようなものをまず熟成させていくことにした。当院において必要とした理由をあげると次のとおりであった。

① 医療制度が大きな曲がり角を迎え，診療報酬の伸びが期待できない時代において，医経分離的経営では限界があり，持続的発展は難しいと考えた。
② 医療の現場力は優れ，かつ先進医療へのモチベーションも高かったが，病院全体の方向づけのもと，経営実践していくことについては弱いものがあった。
③ 利益は病院の持続的発展の原資であるとする考え方は，院内で十分なコンセンサスが得られず，経営という言葉も病院の中で市民権を得ていなかった。
④ 従業員も2,000人を超え，スピードある戦略実行のためには羅針盤を示し，ベクトルを合わせていくことが必須と考えた。

### 2．策定骨子

最終的に示した策定骨子は以下のとおりである。

① 使命（ミッション）：世界水準の医療を地域住民に提供する（創設者の人道主義，理想主義の継承）。
② 診療圏での位置づけ（ポジショニング）：岡山県西部二次医療圏における患者・地域医療機関に選ばれるナンバーワン高度急性期基幹病院。
③ 選択・集中・差別化：急性期医療中心に，優れたハード・システム・人材を重点的に配備し，トップレベルの特徴ある医療技術を確保する。
④ 変革基盤づくり：ベストプラクティスを追求する変革指向のマネジメントを実行するとともに，つねに環境適応できる組織風土・人材を創成する。
⑤ 効率化：定額化に対応できる効率的医療体制にするとともに，医療機関選択の強まる中，効率化と医療の質の最適化を目指しつつ，急性期医療を中心に増収を図る。
⑥ 持続的安定化：従業員満足，経営透明性，医療安全，財務安定性等を確保し，病院組織の持続的安定を目指す。
⑦ 社会貢献：患者，住民，医療機関，行政等ステークホルダーのニーズに積極的に対応し，非営利公益法人としての社会貢献を当院の存在理由とする。

## 3．留意事項

中期計画策定遂行にあたっての留意事項は以下のとおりである。
① 患者ニーズ ＞ 医療機関ニーズ ＞ 医療政策ないし政策誘導とする。
② 前向きの危機感，変革は順調なときにスタートする。
③ 全病院方針のもとでの現場主義，全員参加。
④ SWOT分析は行うが，分析重視とせずミッションと医療環境から策定する。
⑤ 年次別診療指標目標は設定するが財務指標の詳細な作業は行わず，必要キャッシュフローを目標でなく単なる見通しとして示す。
⑥ すばらしい病院（excellent hospital）を目標とする（これについては，図8-2に図示した）。

## 4．第1次中期計画（2003〜2008年）の重点項目

第1次中期計画の重点項目は，表8-1のとおりである。

## 5．戦略決定に際して悩んだ事項

（1）急性期特化か，急性期〜慢性期〜介護までの総合事業か

急性期特化は理念的に適合し，地域医療機関の理解も得やすい。しかし，急性

3 第3期におけるギアチェンジのための中期計画

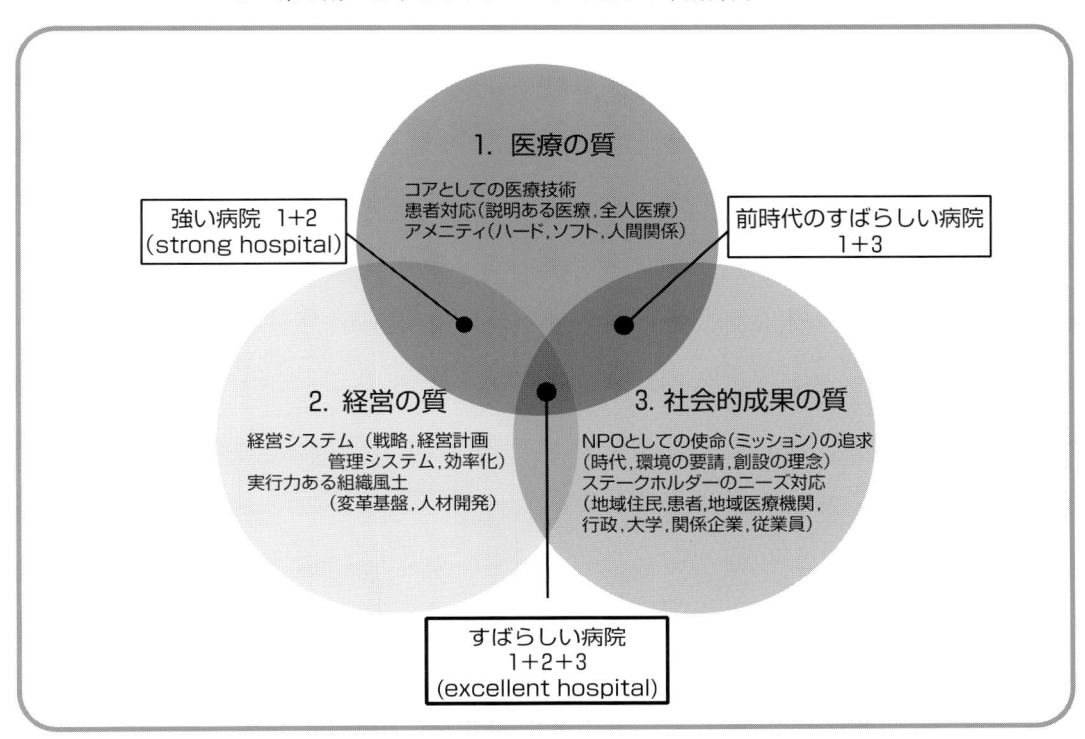

図8-2 のベン図:

- 1. 医療の質
  - コアとしての医療技術
  - 患者対応(説明ある医療,全人医療)
  - アメニティ(ハード,ソフト,人間関係)
- 2. 経営の質
  - 経営システム(戦略,経営計画,管理システム,効率化)
  - 実行力ある組織風土(変革基盤,人材開発)
- 3. 社会的成果の質
  - NPOとしての使命(ミッション)の追求(時代,環境の要請,創設の理念)
  - ステークホルダーのニーズ対応(地域住民,患者,地域医療機関,行政,大学,関係企業,従業員)

- 強い病院 1+2 (strong hospital)
- 前時代のすばらしい病院 1+3
- すばらしい病院 1+2+3 (excellent hospital)

図 8-2 すばらしい病院（excellent hospital）

表 8-1 第1次中期計画（2003〜2008年）の重点項目

| | |
|---|---|
| 1. 世界水準の地域ナンバーワン高度急性期基幹病院の実現 | ・重点診療科の拡大・推進のためのハード・体制の充実<br>・総合診療体制およびセンター化・第一線病院としての臨床研究の充実 |
| 2. 地域医療連携の強化 | ・地域医療支援病院の指定，救急医療センターの充実強化 |
| 3. 医療の質と安全の向上 | ・チーム医療の推進（クリニカルパスの展開）<br>・リスクマネジメントの強化・推進，インフォームドコンセントの徹底<br>・患者満足度を高めるアメニティの創造 |
| 4. 人材の確保，育成 | ・優秀医師の確保，臨床研修制度の充実，新能力開発制度によるコメディカルの育成<br>・働きがいのある病院づくり |
| 5. 施設・設備の充実と体制整備 | ・二つの新棟建設と既存棟全面改修 |
| 6. 社会的貢献の増大 | ・地域住民に開かれた病院づくり・広報強化<br>・コンプライアンスの徹底 |

期医療はガソリンを大量消費する大型自動車に似ており，継続的な大型投資を必要とする。民間病院ではそれに耐えられるか極めて不透明である。一方，介護までの総合事業として行うほうが将来の年齢構成を考えると安定的収支を見込むことができ，"ミッションか収支の安定か"のトレードオフの関係にあった。最終的に理念的にも地域の役割からも急性期特化のポジションを取ることとした。

（2）外来機能をどこまで削減するか

　長年の当院のファン（患者）の逆紹介は極めて強い抵抗が予想されたが，専門外来，紹介外来と救急を重点患者とした。なお外来機能の院外分離論は否定した。

（3）コモンディジーズを含めるか難易度の高いものに絞るべきか

　大学病院と異なり，当院はミッションからも，一般的疾患から高度なテクノロジーを要する疾病まで幅広い患者に対し，急性期を中心として世界水準の医療を提供していくことにした。

## 6．第2次中期計画（2008～2013年）

　第3期前半の第1次中期計画は診療指標，財務指標とも目標を達成することができた。急性期病院としてのハードの整備および医療人材の確保についても所期の成果を上げることができ，また目標としていた地域医療支援病院の条件もクリアし，地域ナンバーワン高度急性期基幹病院としてのポジショニングは一応達成することができたと言える。

　しかし，以下の点については改善を必要とし，それらを通じ2013年には自他ともに認める日本のトップ病院として，医療の質の高い，倫理性をもった品格ある病院を目指すこととした。

① 前計画はトップダウン的色彩が濃く，その内容はビジョン的性格が強いものであった。今回は多くの管理職の参画を重視し，より具体的計画とするように努めた。

② 前回は診療科別ないし部門別の中期計画は作成しなかった。今回からは部門別計画を作成することとした。この作成を通じ，より現場に近いところに中期計画が存在することとなる。特に全国レベルないし診療圏における当該科の位置づけを明確にし，そのレベルアップを目標とすることとした。

③ 医療安全の取り組みは一応成功したが，医療の質の管理については不十分で，この面の管理水準および指標の成長なくして，中期計画の成否は判定できない。

④ 職員増ないし管理職人材の若返りによりミッションの風化が懸念された。

表 8-2 第2次中期計画（2008～2013年）における課題

| 1．ミッションと医療倫理 | （1）ミッションの再認識と医療倫理の徹底 |
|---|---|
| 2．質の高い効率的な医療提供体制の構築 | （2）医療技術水準のレベルアップ<br>（3）医療の質管理システムの構築<br>（4）説明ある安心な医療の実践 |
| 3．地域完結型医療 | （5）地域完結型医療の推進 |
| 4．医療提供基盤の整備 | （6）高度急性期基幹病院を支えるハード・システムの整備<br>（7）人材確保と育成，学ぶ組織づくり，働きやすい職場環境づくり<br>（8）現場の自主性尊重と秩序の調和 |
| 5．安定した経営基盤の確保 | （9）医療費抑制政策に対応した増収策ならびに低コスト構造の構築<br>（10）病院リスク管理 |
| 6．地域社会への貢献 | （11）CSR（社会的責任）の追求 |

　第2次中期計画の課題と施策の概略は表 8-2 のとおりである。

# 4　中期計画の実行ステージ

## 1．変革のための前準備（2000年前後）

　中期計画実行以前のほぼ5年間，計画実行の足腰となる病院経営体質の改善について次のような事項について取り組んだ。
① 基本理念・基本方針の制定・見直し。
② 筋肉質のコスト体質：間接部門の採用ストップと徹底効率化，年功賃金・昇進の是正，有利購買*の徹底，償却範囲内の投資と借入金返済。
③ 全院管理体制の構築（医療機能評価を目的的に活用）：会議体制，内科専門分科，地域連携，病床管理，安全管理，目標管理制度等。
④ 事務部門管理職の再編成。
　　　＊　有利購買とは，購入の実態（業者選定や発注方法，支払条件など）や市場の実態をもとに，購入方法をより有利に改善し，コストダウンを図る方策を言う。

## 2．財務戦略－すべての利益をハード整備・人材確保に投入

　地域ナンバーワン高度急性期基幹病院を現実化するためには，持続的に成長発展のための原資＝キャッシュフローの持続的確保が必須である。この実現の基本モデルは図 8-3 のとおりである。長期間このサイクルが継続できるわけではないが，少なくとも第3期前半においては実現することができ，固定費産業である病院経営において十分なキャッシュフローの確保が可能となった。そして，規模化戦略を通じて高度急性期基幹病院のリーダーとしての地位を確立することとなった。

## 3．ハード整備の基本戦略－職員の誇れる水準を目指して

　高度急性期医療は医療水準の圧倒的差別化が最大のターゲットとなり，ハード投資の時期は絶対に失することなく，絶えず最新であることに努力する必要がある。キャッシュフローに注視しつつ，やりたいこと，やれること，やるべきことを峻別し，決断していくことが求められる。特に，手術室・集中治療室・画像診断室・救急医療センター等の施設寿命は短く，ここ10年間でほぼ全施設の新築・改修を行うこととなった。現在困っていることからの発想ではなく，将来からの発想を重視した結果，総投資額は設備機器込みで300億円を超え，1床あたりの面積は2000年以前に比し2倍の120㎡（全国病院トップ水準）となった。2000年以降ほとんど毎年建設工事を行ってきたが，当初計画どおり順調に投資を行ってきたのでなく，絶えず将来キャッシュフローの不安を一つずつクリアし，一方で

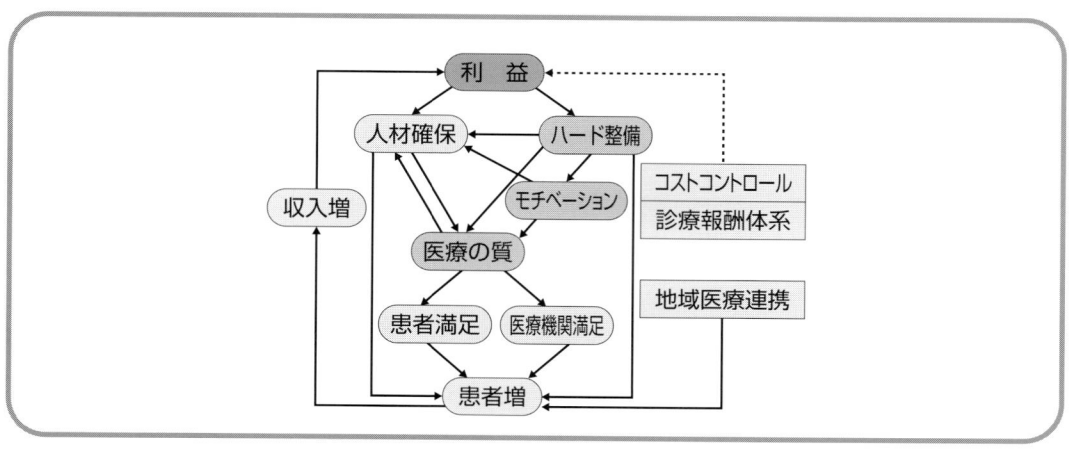

図 8-3　高度急性期基幹病院持続的成長モデル

4 中期計画の実行ステージ

医療技術の変化の予測が困難な中，最新のものの成熟度を見極めつつ，ギリギリ延ばすことのできない時点で投資決定を行ってきた。

　もう一つ重視したことは，職員の誇れるハード整備であり，かつ職員アメニティ環境を患者アメニティ環境と同じレベルとすることであった。このことを通じ，職員重視の経営姿勢を，具体的に目に見えるものとした。

## 4．人材マネジメントの基本戦略と実行－人は人を育てる組織に集まる

　ハードは容易にキャッチアップ可能であり，真の差別化は人材の質と量に依存する。設備投資に見合った急性期医療の持続的成長・発展は，人材の質的ないし量的確保の将来にわたる安定なくしては困難である。

　当院の場合，「人は人を育てる組織に集まる」をモットーに，キャリアパスの魅力化とキャリア形成環境の創出を行うことにより人材を確保してきたが，医師については誠に厳しい状況にある。言い換えれば，少なくともここ10年はキャッシュフローよりはるかにドクターフローが重要ファクターであると言える。臨床研修内容（前・後期）の充実を絶えず図りつつ，その確保に努力を続け，また指導医クラスについても定員緩和を行い，医師人件費コントロールの大幅な弾力化を図ってきた。それにもかかわらず科別には年度によって大きなばらつきが生じ，総合的医療体制の中で医療の質をキープしなければならない高度急性期病院にとって大きな課題である。今後は国内外への留学制度，大学との連携強化，臨床

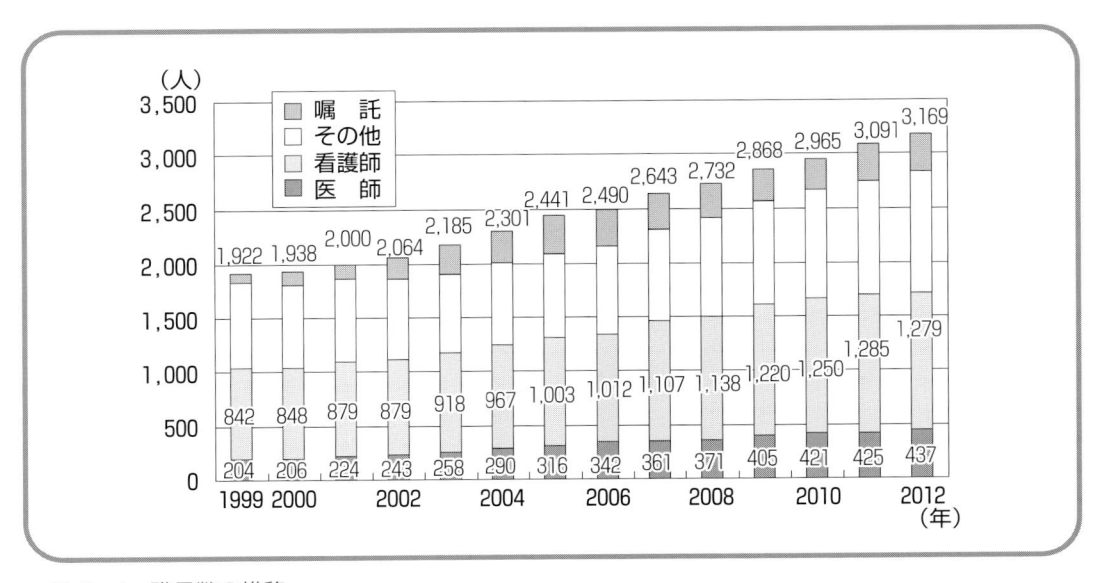

図 8-4　職員数の推移

研究の質・量の充実などに向け，一層の努力が求められる。

　戦略実行のためにはエンジン付き管理職の育成・登用が鍵となるが，「年功主義は全員の不幸」というポリシーのもとで，目標管理制度と連動しつつ登用を行い，効果を上げてきた。事務系の管理職人材については，企業人材の中途採用を継続的に行い育成に注力し，マネジメント人材の層を厚くすることができた。職員数の推移は図 8-4 のとおりで，各職種とも大幅な増加となったが，一定の人件費比率の維持に努力し，ほぼこの間は均衡状態を保つことができた。ただ近年は当院も含め多くの病院で人材不足感が先行し，最大の固定費である人件費の厳しいコントロール感覚が鈍り，財政規律にやや緩みが生じていることには十分な注意を払っていく必要がある。

## 5．ハード・人材を活性化する個別戦略－ベストプラクティスに向けて

　ハードならびに人材を活性化し，全病院ビジョンを実現していくため，組織マネジメントシステム・地域ネットワーク・病床管理・ER 型救急医療体制・コスト管理・リスクマネジメント・医療の質管理・臨床研究体制・CS（customer satisfaction）・ES（employee satisfaction）・広報システム・小集団活動・医療情報システム・外部委託管理……など数多くの分野で課題を設定し，必要な人・物・資金を投入し，解決に向け取り組んできた。戦略上必要度の高いものは他院のベストプラクティスを参考に，遅れることなく「模倣は創造の母」（当財団法人 2 代目理事長の言葉）に勇気づけられて改革・改善を行ってきた。

　ここでは，地域医療連携，救急医療，リスクマネジメントを代表例として取り上げ，記述することとする。

### （1）地域医療連携－患者本位の連携を目指して

　地域連携は企業における営業・マーケティング部門に似た機能を有し，高度急性期基幹病院にとって非常に重要な機能である。循環器内科においては早くから着手し，成果を上げていたが，全病院的にはここ15年ほど 0 からスタートし，紹介連携（医師と事務），転院連携（看護師，MSW：medical social worker も参加），そして2008年以降は包括連携（多職種参加）と，機能充実を図ってきた。従事人員も専従 20人，MSW 11人，兼務 5 人となった。地域医療支援病院に指定されるとともに 5 疾病 5 事業が設定される中で，医師をコアメンバーに各疾病・各事業の中心病院として，連携パスの運用などにより密接な連携とリーダーシップを発揮するところとなった。最大の成功要因は当院のポジショニングを院内外に明確にしてきたこととマーケティング感覚を重視したことである。

4　中期計画の実行ステージ

今後，入退院支援センター機能の充実，医療技術トレーニングセンターの設置，病床管理システムのレベルアップ，地域連携のための医療情報システムの開設，地域病院へのドクター支援などを整え，地域連携の一段の飛躍に向け努力したい。

（2）ER 型救急センターに向け機能転換

外来診療については，高度急性期基幹病院として「大きなかかりつけ医」といったポジションから撤退し，専門・紹介外来中心に転換を図ることとした。一方，救急については長年専門科当直を中心とする救急を行ってきたが，地域の要請も強く一〜三次患者を受け入れる ER 型救急に向け，質・量とも機能転換・拡充を図ることに踏み切った。

救急医療専従医 ＋ 総合診療科医 ＋ 研修医（ジュニア，シニア）＋ 専門科当直医の4者体制を必要とし，医師確保が最大の課題であった。院内には待機的手術や入院だけで手いっぱいであるなど消極的意見が根強かったが，これこそ当院の地域貢献策の要であるとして，人材・面積・機能の拡充・拡大に努力してきた〔面積2.0倍，専従医0名から14名へ，救急患者数66,800人（1.7倍），救急車8,000台（2.4倍）；対2000年比〕。現段階では救命救急センター指定を受けていないが，救急車受け入れ台数では全国第5位（DPC　2011年資料）であり，当然ながら岡山県下最大の救急センターである。この結果，救急経由の入院患者数も増加し，2011年度で新入院患者数の29.4％を占めるに至った。救急拡大を通じて臨床研修医の研修機会も充実することとなり，研修医確保の面でも効果を上げている（2013年4月16日に救命救急センターの指定を受けた）。

（3）リスクマネジメントへの注力－病院運営管理の基礎

1999年の当院における重大事故を契機に，院長以下トップマネジメントの強力なリーダーシップのもと，リスクマネジメント体制を整備した。特に医療安全管理室には企業での安全管理経験者および看護師を専従者として配置するとともに，複数人の有力医師リスクマネジャーを実質的な専任者として任命することとした。

医師を対象とした合宿によるリスクワークショップの実施，それへのコメディカル管理職の参加，KYT（kiken yochi training）の実施，事故発生時訓練，全事故全額病院負担制度など，全国でも極めて早期に多くの制度を実施してきた。特に医師のワークショップにはここ10年間，毎年70人を超える新規採用医師をすべて参加させるとともに，病院トップも毎回参加し，延回数47回，延参加人員1,480人を数えるに至った（2012年末時点）。これらを通じ，リスクマネジメントに関する共通用語を全医師が共有するとともに価値観を同じくすることができた。また，医療の質のベースともなり，患者からの当院への信頼の向上につながった

と考えている。「世界水準の医療を地域に」をミッションとする当院にとって，今後はJCI（Joint Commission International）*受審も視野に入れ，ばらつきのない組織化された世界標準の医療の質と安全性の確保に努力することが求められる。

  ＊ JCIはアメリカ・シカゴに本部を置く，国際的医療機能評価機関である。「患者の安全」と「医療の質の改善」の実践を目的として提供される認証は，医療機能評価の世界標準である。日本では2013年2月末現在6病院が認証を取得している。

　上記三つの代表例をはじめ成果を上げたプロジェクトに共通するのは，トップ層の強いリーダーシップのもとでの組織づくり，外部人材を含めた人材投入，スペース拡充，資金投入を集中的に行ったことである。それをベースに，専任リーダーのがんばりが成功に導くことになったものと考える。

　なお，この間の反省としては，ハード変革に時間的にも財務的にも経営力をやや振り向けすぎたきらいがあり，今後は一層の水準アップを必要とする人材開発，ソフト開発，マネジメント開発に経営力をシフトさせていくことが重要であると考えている。

## 5　急性期医療を中心にギアチェンジした第3期の評価

　個々の戦略ないし施策を実行してきたことにより中期計画の目標を実現することができたのか，診療指標面，財務指標面から検討してみることとする。

### 1．診 療 指 標

　平均在院日数と新入院患者数の推移は図8-5のとおりである。近年はやや頭打ち状態にあるものの順調に平均在院日数を減じつつ新入院患者数を増加させ，目標とした高度急性期基幹病院に転換することができた。全国のDPC関連施設における症例件数および診断群分類出現数の分布図（図8-6）を見れば，急性期病院としては量的に飛び抜けた位置にあることがわかる。

　二次医療圏（岡山県南西部）の2011年度DPC関連施設MDC別患者数では，当院のシェアは40％を超え，続いてA・B 2院合計で30％を占めている。その他の各院のDPC件数は数％にとどまっているが，いずれも優れた中堅病院で，亜急性期・慢性期医療を中心にシフトするところとなった（ちなみに回復期リハビ

5 急性期医療を中心にギアチェンジした第3期の評価

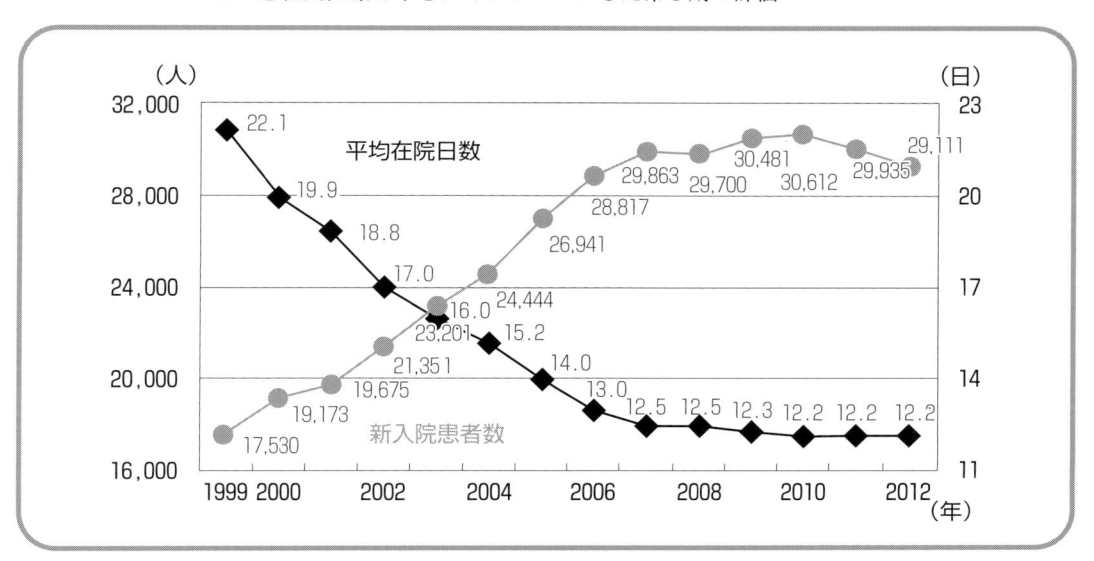

図 8-5 平均在院日数と新入院患者数の推移（年間）

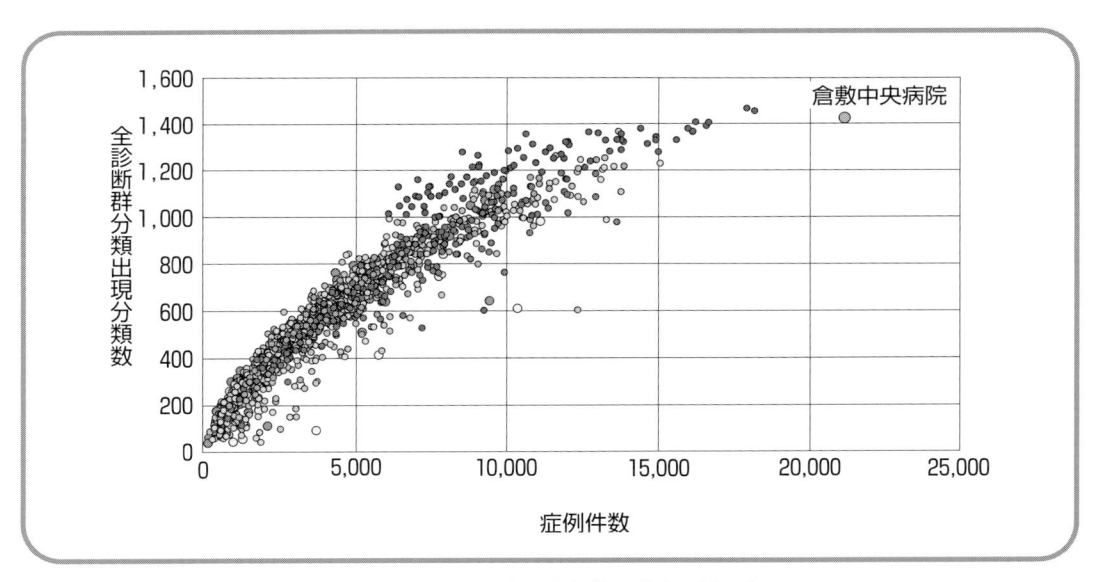

図 8-6 DPC関連施設における症例件数・出現分類数の分布（全国）
　　　 （2011年7月〜2012年3月・全MDC）

リテーション病床は人口10万人あたり94床で，全国平均の約2倍を有する）。このように当院の医療圏においては機能分化が進み，地域完結型医療を指向していると言える。

　ただ，2000年以降の施策だけで上記のような状況をもたらしたのではなく，当

院が創設以来一貫して存在感のある大病院であったことも大きな要因の一つであると言える。そのうえに政策誘導や医師確保難も加わり，地域の大半の病院に亜急性期・慢性期へのシフトを促すこととなり，現在の状況をもたらしたと判断する。

なお，外来患者数については漸次患者数を抑え，2011年では紹介率69％，逆紹介率90％となった。この結果，少し時間を要したが，2008年には急性期基幹病院の必須条件である地域医療支援病院に指定されることとなった。

## 2．財務指標

医業収入（2011年）は2000年対比56％増となり，一方で人件費を中心に医業費用も大幅に増加したが，償却前利益での10％を少なくとも確保し，財務的にはゆとりのある状況で推移した。この間，高度急性期基幹病院を目指して大幅な設備投資を継続的に実施したが，毎年のキャッシュフローで賄うことを大原則とし，単年度はともかく中期的スパンでは借入金に頼らない範囲の投資ということとなった。診療報酬的には厳しい時期にあったが，このことが可能となった一番大きな要因は，図8-5に示すように平均在院日数減にもかかわらず新入院患者数が増加したことが大きく，入院単価増とともに95％を超える病床稼働率を確保することができたことである。この結果，大幅な収入増がもたらされ，この間の固定費増を吸収するとともに全体効率のアップによる限界利益の向上につながったと言える。もちろん，同時に有利購買や人件費比率維持に努力したことは言うまでもない。今後は上記のような右肩上がりの状況を維持することは難しく，一層の単価アップと効率化の徹底が求められよう。なお，2000年以降の状況についても，経営戦略や経営努力との因果関係だけでなく，診療報酬のマイナス改定はあったものの賃金水準の安定やデフレ傾向など，時代の経済状況に恵まれたという側面も大きかったのではないかと考えている。

# 6 当院における今後の戦略的課題

## 1．ミクロ（病院）経営からマクロ（地域医療）経営への視点シフト

超高齢社会における高度急性期医療は，時間占有量から見ればワンストップ医療となる。後期高齢者は，亜急性期医療，慢性期医療，在宅医療・介護ないし地

域包括ケアを利用する期間が大半を占め，時折，高度急性期基幹病院の医療を受けることとなる。もちろん高度急性期基幹病院は大きな存在感をもつものの，縦のヒエラルキーの頂点に立つのでなく，逆さの三角形を支えるボトムに位置すると考えたほうが適切であろう。

　当院は個別（ミクロ）戦略として，これまでは中期計画において急性期分野への資源の集中を図り，高度急性期基幹病院に向けての規模化戦略によりシェア拡大とコスト効率化に一応成功した。しかし，今後の地域の主役は広く在宅を支える在宅医療支援医療機関となる。

　前述のとおり，この時代の高度急性期基幹病院は，現場を支える逆さの三角形のボトムを担うこととなり，サーバントリーダーシップ＊を発揮しつつ，節目節目で地域トータル的視点をもって舵を切るリーダーの役割を果たす必要がある。そこでは地域トータルの医療の質を絶えずチェックしつつ，住民（患者）ニーズとすり合わせていくことが求められる。個別病院のマネジメントは，地域になくてはならない高度急性期基幹病院を持続させていくうえで極めて重要であるが，自院中心主義的視点を減じ，医療圏トータルの費用対効果を主軸に地域医療をコーディネートしていくことが重要になってくる。この面からの戦略の策定と方法論の準備が求められるとともに，地域医療機関や行政との一層の信頼関係の構築を急ぐ必要がある。言い換えれば，競争戦略論的行動を減じ，社会ニーズを第一としたビヘイビアが求められる時代になるということである。

> ＊　サーバントリーダーシップは，グリーンリーフ（Greenleaf, R.K.）が提唱した「リーダーである人は，まず相手に奉仕し，その後相手を導くものである」という考え方による。サーバントリーダーは，信頼を得て，主体的な協力を得ることができるとするリーダーシップ哲学である。

　当院はミッションに則り，強い地域社会貢献的姿勢をいつの時代も大切にしてきたが，公益財団法人とはいえ一民間病院が地域トータル医療を地域ニーズに向けてコーディネートしていく今後の役割は難易度が高く，明確なギアチェンジを行いつつ大きな努力を継続していくことが必要であると考えている。

## 2．高度急性期基幹病院の経営持続性
### 　─有機的組織における経営合理性の追求

　ここでは財務面に絞って触れることとする。高度急性期基幹病院は，同一医療圏において代替可能な病院が少なく，当然その持続性に対して強い責任感が求められる。社会的責任から安易に放棄できない存在であるとの自覚が重要である。

最大の課題は高度急性期医療の命である医療の質の持続的進化とそれに必要な人材と財務の安定的確保である。ヒト・モノともに極めて多くを消費する高度急性期基幹病院では，以下に示す原資の確保なども必須であり，財務の安定へ向け，従来よりもはるかに重要かつ高いハードルをクリアすることが求められる。

・急激な技術進歩の中で世界水準の医療を追求していくための原資。
・医療圏のリーダーとして自院の利害にとらわれない行動を可能とする原資。
・地方においてはまもなく始まる人口減に対応するためのダウンサイジング原資。
・財政難からくる厳しい診療報酬水準のもとでの安定経営への原資。

　高度急性期基幹病院は多数の専門職ないしプロフェッショナルで構成される有機的組織である。そのため，組織運営については，一般に集権化よりも個を尊重した分権化が有効と言われる。このような有機的組織において，費用対効果をギリギリまで追求していくマネジメントをいかに現実化していくか，当院のような大病院においては極めて難易度が高い。一般的企業の利益追求ツールである部門別年度収支計画管理，原価管理，生産性管理，管理スタッフ強化など，集権化組織に有効な手段の一層のレベルアップを図る一方，診療科の分権化，管理スパンの中長期化，情報共有化，サーバント型ゼネラルスタッフ強化，モチベーション重視などの分権化組織に有効な手段を同時に強化し，ミッションについての強い共有のもと，集権化・分権化のジレンマの解消を図る努力を続けなければならない。最終的には，トップの強いリーダーシップのもと，ゆるぎない医療という絶対的価値追求と，存続のための経済的価値追求との融合に努め，経済性追求にかかわらず医療の質が担保されていることを，職員に対し明示していくことが求められる。

## 7 「世界水準の医療を地域に」の実現へ向けて

　現在進行中の第2次中期計画における課題（p.157参照）について院内配布した文書の中に「4．医療提供基盤の整備（8）現場の自主性尊重と秩序の調和」について，次のような一文を掲げている。

　「「自由と秩序の両立は，人類に与えられた永遠の課題の一つである。自由がないところには発展はないし，秩序のないところでは発展も永続できない。」[3]
「創造，変革，進歩」は，自由，自主性がないと起こりえない。しかし，それ

## 7 「世界水準の医療を地域に」の実現へ向けて

が継続していくためにはある程度の秩序，ルール，システムが必要である。「診療」「教育」「研究」の三つの柱を中心として現場の自主性を尊重したマネジメントと，病院トータルの目標達成に向けての統合を意図したマネジメントの両方の長所を巧みに融合した倉敷中央病院らしいマネジメントシステムの構築を目指していく。」

当院においては現在まで進めてきた計画〜実行のプロセスでは，分析・計画策定・実行・評価のサイクルを各科各部トップに強く求めるということはなかった。自由度の高い組織運営を行ってきたのであって，アウトカムとは別にその面だけで見れば必ずしも経営の質は高いとは言えないかもしれない。

アメリカの実業家で，アップルの共同設立者の一人であるジョブズ（Jobs, S. P.）の次の言葉に筆者は強い刺激を受けた。

「僕は，いつまでも続く会社を作ることに情熱を燃やしてきた。すごい製品を作りたいと社員が猛烈にがんばる会社を。それ以外はすべて副次的だ。もちろん，利益を上げるのもすごいことだよ？ 利益があればこそ，すごい製品を作っていられるのだから。でも，原動力は製品であって利益じゃない。」[4]

すばらしい医療こそ原動力である。しかし，そこには病院トップの幹部ないし職員への要望性，猛烈ながんばりが必須である。今後の医療環境は厳しい。創設者の思いを大切にしつつ「世界水準の医療を地域に」を実現していくためには，自主性の中でのミドルアップには配慮しつつも，必要な場合には，強い秩序ないし強い要望性を幹部や職員に求めていくことが必要となろう。

今後の経営の質の構築に向けた変革は，本章で述べたような，病院経営の中に企業経営の手法を導入していくようなステージにとどまらない。医療や病院組織に適応できるオリジナルなギリギリのマネジメントを創造していくことが求められることになろう。まさにそれこそが今後構築しなければならない新しい病院経営のビジネスモデルと言える。それには，医師を含めて医療人の新しい価値観の創出に基づくビヘイビアの変革も求められることになろう。ジョブズの言葉は，企業経営にとってはややユニークと言えるかもしれないが，高度急性期基幹病院にとっては，新しいビジネスモデル構築への貴重なヒントとなると考える。そして当院の求める「世界水準の医療」とは，今後は自院の急性期医療の枠にとどまらず，地域トータルの医療水準でなければならない。ここに向かって猛烈にがんばる職員からなる病院に変身したとき，創設者の思い ＝ 社会価値の創造を少しは達成したことになると思う。

第 8 章　倉敷中央病院における戦略的病院経営

**【引用・参考文献】**
1）Drucker, P. F.（1990）*Managing the Nonprofit Organization: Principles and Practices*（上田惇生・田代正美訳（1990）『非営利組織の経営』p.ix，ダイヤモンド社）
2）大内兵衛（1963）『高い山－人物アルバム』p.227，岩波書店
3）塩野七生（2002）『ローマ人物語 2　ローマは一日にして成らず［下］』p.23，新潮文庫
4）Isaacson, W.（2011）*Steve Jobs*（井口耕二訳（2011）『スティーブ・ジョブズⅡ』p.424，講談社）

・大原孫三郎傳刊行会（1983）『大原孫三郎傳』中央公論事業出版（非売品）
・島田　恒（2009）『非営利組織のマネジメント（新版）』東洋経済新報社
・Carlzon, J.（1985）*RIV PYRAMIDERNA*（堤　猶二訳（1990）『真実の瞬間』ダイヤモンド社）
・Welch, J.（2005）*Winning*（斉藤聖美訳（2005）『ウィニング・勝利の経営』日本経済新聞社）
・Edersheim, E. H.（2006）*The Definitive Drucker*（上田惇生訳（2007）『P.F.ドラッカー』ダイヤモンド社）
・HR インスティチュート，野口吉昭編（2001）『参画型経営戦略策定シナリオ』かんき出版
・野中郁次郎・嶋口充輝・価値創造フォーラム21編（2007）『経営の美学－日本企業の新しい型と理を求めて』日本経済新聞出版社
・水尾順一・田中宏司編著（2004）『CSR マネジメント－ステークホルダーとの共生と企業の社会的責任』生産性出版
・長谷川敏彦編（2002）『病院経営戦略』医学書院

# 松山赤十字病院における戦略的病院経営

第 9 章

日本赤十字社 松山赤十字病院
病院長　渕上忠彦／事務部長　渡部禎純

　2002年度末における10億円余りの累積赤字を約6年間で解消し，2011年には20億円余りの純利益を計上した松山赤十字病院の事例を紹介する。地域の医療機関から信頼を得るための各種の戦略的取り組みもさることながら，経営状況改善の大きな要因は，BSCの導入により全職員のベクトルを一致させ"全職員参加型の病院経営"を実践したことであるとされる。優れた経営理念・戦略を活かすには，それらが職員に浸透し一体感が生まれることが必須である。

## 1　病院の概要

　当院は，俳人正岡子規をはじめ多くの文人を輩出した愛媛県松山市（人口52万人）にあり，二大観光拠点，松山城と道後温泉の中間あたりに位置する。1913（大正2）年4月に日本赤十字社愛媛支部病院として開設後，1943年1月には「松山赤十字病院」と改称し，2013年は創立100周年である。病床は745床（実働681床），標榜診療科は30診療科，職員数は2012年10月現在，1,340名である。
　地域医療支援病院，臨床研修指定病院，災害拠点病院，地域周産期母子医療センター，地域がん診療連携拠点病院等，数多くの指定および認定施設となっている。また，附帯事業として，修業年限3年間の「松山赤十字看護専門学校」（1学年40名）を運営している。

## 2　病院経営戦略の推進

　当院の経営は従来，年始に開催する「仕事始式」において，院長がその年1年間の運営方針を述べ，また，その内容は，院内報にも掲載され，それに基づいて

進められていた。

しかし，職員への周知が徹底されていないという課題があり，2003年10月には中長期戦略「松山赤十字病院の運営に関する戦略」を策定するとともに，2004・2005年度それぞれの年間の短期戦略を策定し，周知を図った。

2年間にわたり短期戦略を推進したが，いまだ戦略が各職員に浸透していないことがわかり，その反省のうえに立って2006年度からBSCを導入して運用することとし，現在に至っている。

なお，2003年度に策定した「松山赤十字病院の運営に関する戦略」については，その後，2007・2012年度に改定を行った。

## 3 経営状況

当院は，中心的な役割を担っている8階建ての病棟を1977年・1981年と相次いで新築し運営を行ってきたが，建築のための借入金返済も重なり，病棟建築以前からの累積欠損金はなかなか解消されず，厳しい経営状況が長年続いていた。

医療を取り巻く情勢が厳しさを増す中，一時，1994年度頃より経営は順調に回復してきたかに思えたが，1998年度における診療報酬の大幅なマイナス改定による影響，また，2001年3月24日に発生した芸予地震の被害復旧工事等により，再び経営状況は厳しいものとなった。2002年度末では10億円余りという多額の累積欠損金を抱えることとなった。

このため，賞与および買掛金支払等に窮し，運転資金として一時は賞与支給額を超える12億円の短期借入れをせざるをえない状況があり，まさに自転車操業であった（図9-1）。

## 4 基本理念・基本方針の見直し

「当院のあるべき姿」，「進むべき方向は」などについての検討を重ね，2003年10月にキーワードを「赤十字」と「地域医療」とし，基本理念・基本方針の見直しを行った。その後，一部変更し，現在は次頁に示す基本理念・基本方針を掲げている。

4　基本理念・基本方針の見直し

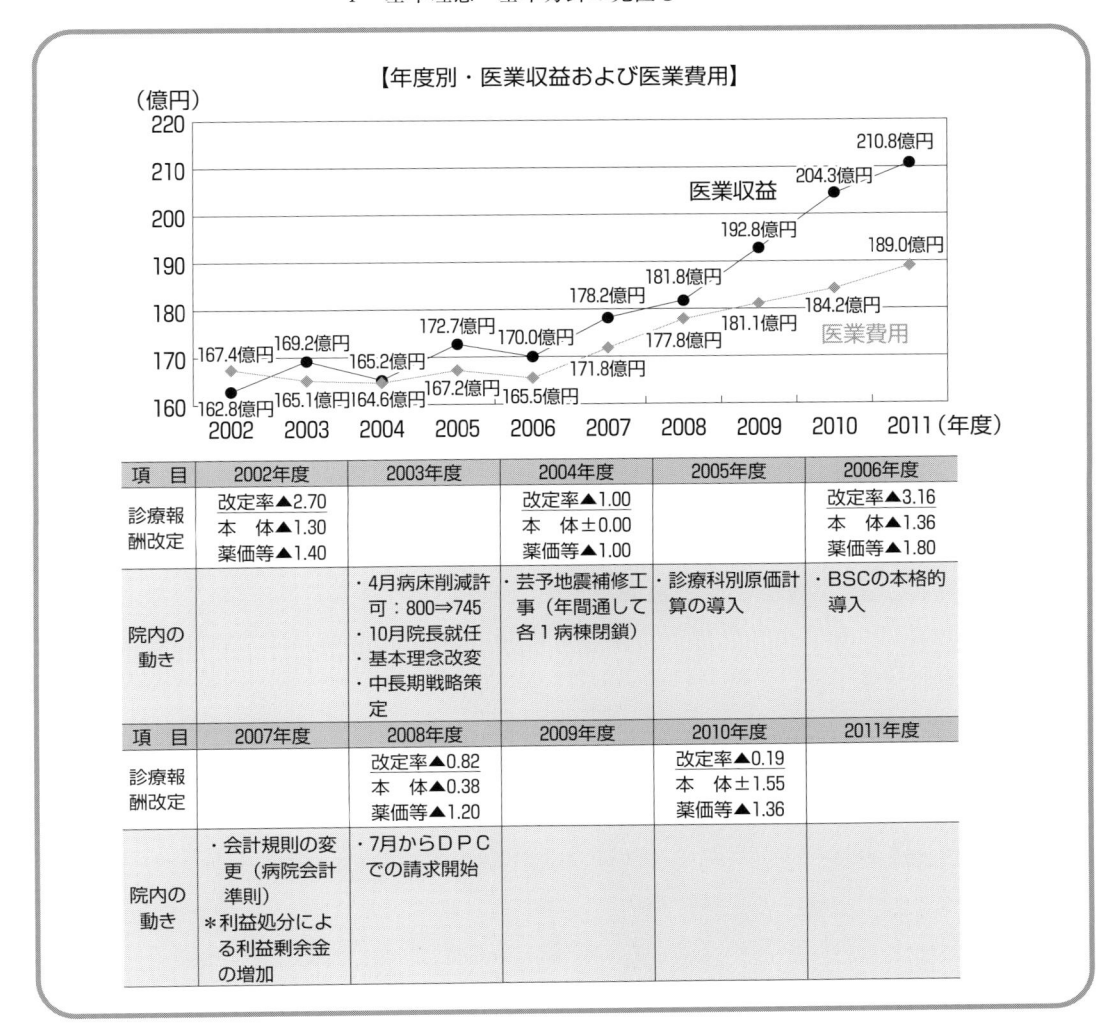

**【年度別・医業収益および医業費用】**

（億円）

医業収益: 167.4億円(2002), 169.2億円(2003), 165.2億円(2004), 172.7億円(2005), 170.0億円(2006), 178.2億円(2007), 181.8億円(2008), 192.8億円(2009), 204.3億円(2010), 210.8億円(2011)

医業費用: 162.8億円(2002), 165.1億円(2003), 164.6億円(2004), 167.2億円(2005), 165.5億円(2006), 171.8億円(2007), 177.8億円(2008), 181.1億円(2009), 184.2億円(2010), 189.0億円(2011)

| 項　目 | 2002年度 | 2003年度 | 2004年度 | 2005年度 | 2006年度 |
|---|---|---|---|---|---|
| 診療報酬改定 | 改定率▲2.70<br>本　体▲1.30<br>薬価等▲1.40 | | 改定率▲1.00<br>本　体±0.00<br>薬価等▲1.00 | | 改定率▲3.16<br>本　体▲1.36<br>薬価等▲1.80 |
| 院内の動き | | ・4月病床削減許可：800⇒745<br>・10月院長就任<br>・基本理念改変<br>・中長期戦略策定 | ・芸予地震補修工事（年間通して各1病棟閉鎖） | ・診療科別原価計算の導入 | ・BSCの本格的導入 |

| 項　目 | 2007年度 | 2008年度 | 2009年度 | 2010年度 | 2011年度 |
|---|---|---|---|---|---|
| 診療報酬改定 | | 改定率▲0.82<br>本　体▲0.38<br>薬価等▲1.20 | | 改定率▲0.19<br>本　体±1.55<br>薬価等▲1.36 | |
| 院内の動き | ・会計規則の変更（病院会計準則）<br>＊利益処分による利益剰余金の増加 | ・7月からDPCでの請求開始 | | | |

図 9-1　経営状況の推移

---

<基本理念>
　人道，博愛，奉仕の赤十字精神に基づき，医療を通じて，地域社会に貢献します。
<基本方針>
　1．人間としての尊厳を守り，良質で温もりのある医療を提供します。
　2．安全と安心の医療を提供し，信頼される病院を目指します。
　3．地域の医療機関と連携を密にし，質の高い急性期医療・専門医療を実践します。
　4．災害救護活動ならびに医療社会奉仕に努め，赤十字活動を推進します。
　5．自己研鑽に努め，次代を担う医療人を育成します。
　6．一人ひとりが生き生きとし，働きがいのある病院を目指します。

## 5 経営改善への戦略的取り組み

2003年当初に,各部署はどのようなことに取り組みたいのか,そのためには病院としてどのようなことに取り組んでほしいのか等の要望を聞き取った。国の医療制度改革や診療報酬制度の改定の方向性などを参考にしながら,聞き取った内容や要望のうち,戦略的に取り組むべきことは何かを幹部職員で議論し,抽出した。

その後は,2006年度のBSC本格導入に合わせて,病院BSC作成検討会メンバー(院長・副院長・事務部長・看護部長・薬剤部長・検査部技師長・中央放射線室技師長・事務副部長・看護副部長・看護専門学校副学校長)によるSWOT分析,クロス分析を行い,課題や戦略的目標の抽出を行っている。

前述のとおり,現在は,BSCを使用して病院経営戦略(図9-2)を推進している。ここでは,前院長および筆者が特に力を入れてきた戦略的取り組みについて述べる。

### 1. 地域医療機関からの信頼への取り組み

前院長の時代から「当院は地域完結型医療の中で,かかりつけ医の急性期後方支援としての病院の役割を担い,最終的には地域医療支援病院を目指す」という方針のもと,地域医療機関からの信頼を得るために「地域医療連携の取り組み」,「病院機能評価受審」等を進めていった。

(1) 地域医療連携

1) 地域医療連携室の設置　　1998年4月の第三次医療法改正により,総合病院の制度が廃止され,新たに地域医療支援病院等が制度化された。

当院では,"かかりつけ医と支援病院との連携"という医療の流れを先取りする形で,地域医療機関とのより強い連携を構築する目的をもって,数年前から準備に取り掛かり,当時,まだ数少なかった「地域医療連携室」を地域医療連携の窓口として1997年11月に設置した。

設置当時は,専任職員3名と兼任職員2名の合計5名体制であったが,その後,体制の強化を図り,2012年10月現在では,専任職員16名と兼任職員17名の合計33名と大幅な増員となっている。

地域医療連携は病院運営の要であるとの認識のもと,院長直轄の部署として位

5 経営改善への戦略的取り組み

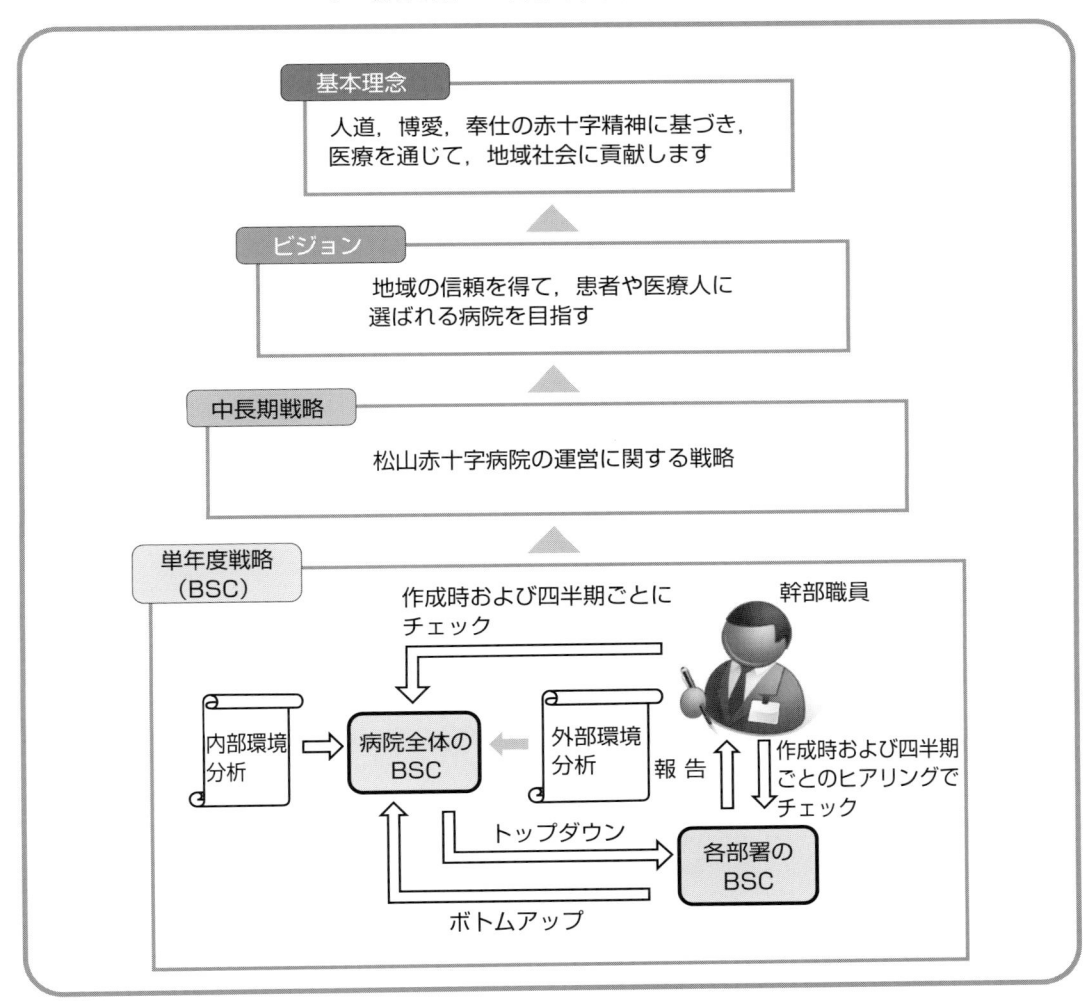

図 9-2 BSC を使用した病院経営戦略

置づけるとともに，地域医療連携室の室長および地域医療連携室運営委員会委員長を院長自らが務めている。

　2）フォーラム・研修会等の開催　　地域医療連携室では，地域医療機関等への情報提供のため『地域医療連携室報』を1998年9月から年4回発行し，当院で導入した新しい治療法，各種イベント，研修会の開催などについて広報を行っている。また，以下のフォーラム・セミナー等を主催し実施している。

> - 地域医療連携フォーラム：地域住民を対象に年1回開催，参加人数700～1,000人。
> - 地域医療連携室懇談会：連携医療機関を対象に年2回開催，参加人数は院内約70人，院外約100人。
> - イブニングセミナー：連携医療機関を対象に毎月第4木曜日午後7～8時に開催，参加人数は院内外とも約30人。
> - 病院と在宅看護・介護の連携合同研修会：医療・福祉・介護等の関係者を対象に年1回開催，参加人数は院内約200人，院外約250人）

3）救急患者の受け入れ　松山二次医療圏は，愛媛県北東部に位置する松山市・伊予市・東温市・松前町・砥部町・久万高原町を含む人口65万人余りの地域である。

松山市の救急の特徴は，市内14の救急告示病院が八つのグループに分かれ，二次救急輪番制をとっていることである。毎日，救急の当番病院を決めておき，救急車をそこへ集中させるシステムである。

当番病院は8日に1回，スタッフを手厚く配置し，入院のためのベッドも空けておくことを心がけている。三次救急は，愛媛県立中央病院がその業務を担当している。

一方，当院には，かつて当院に勤務した医師等で構成する「槐会（えんじゅかい）」というOB会組織があるが，その中には，松山医療圏で開業している医師も多い。

槐会会員である地域の医師からは，「自分で診察した患者が緊急入院を要する状態と判断した場合に，自分の出身母体である松山赤十字病院へ時間外であっても患者を送りたい」という強い要望があった。

このため，24時間・365日，かかりつけ医を支援するため，地域の医師から直接当院の専門医師へ連絡をとることができるよう，2003年5～10月の間に次の各種ホットラインを設けた。

> - CCUホットライン
> - 脳卒中ホットライン
> - 時間外ホットライン（心疾患，脳卒中を除く疾患対象）

また，休日，時間外に消防の患者搬送救急隊から担当の看護師へ直接連絡を取ることができる救急隊ホットラインも設置した。

このことにより，地域の医療機関から救急患者のスムーズな受け入れを行うことができるようになった。

4）病院機能評価の受審　地域の医療機関からの信頼を得るには，つねに医

5　経営改善への戦略的取り組み

療の原点に立ち返り，地域の人びとにより良質な医療を提供しなければならないと考え，発足間もない日本医療機能評価機構の認定を目指して努力を重ね，1997年11月26日に認定を受けることができた。

全国92の赤十字病院の中で初の認定であり，愛媛県で1番目，全国でも11番目の認定であった。

5）成育医療センターの設置　　近年，育児の問題・子どもの心の問題は社会的に大きな問題となっている。親と子の心の関係や子どもに対する社会のかかわり方は大きく変わり，育児不安や思春期の心の問題を抱えてカウンセリングを受けに来院する患者が数多くいた。これらを解決するには，温かく支援するコミュニティが必要であり，その中で育てることが大切である。

これらのことから，当院では，「胎児期から思春期まで一貫して子どもとその家族を医療・保健・心理の面から支援を行う」という考えのもと，「成育医療センター」を2004年7月に設置した（図 9-3）。

成育医療センターでは，診療科の枠を超え，高度医療の提供はもちろん，それ

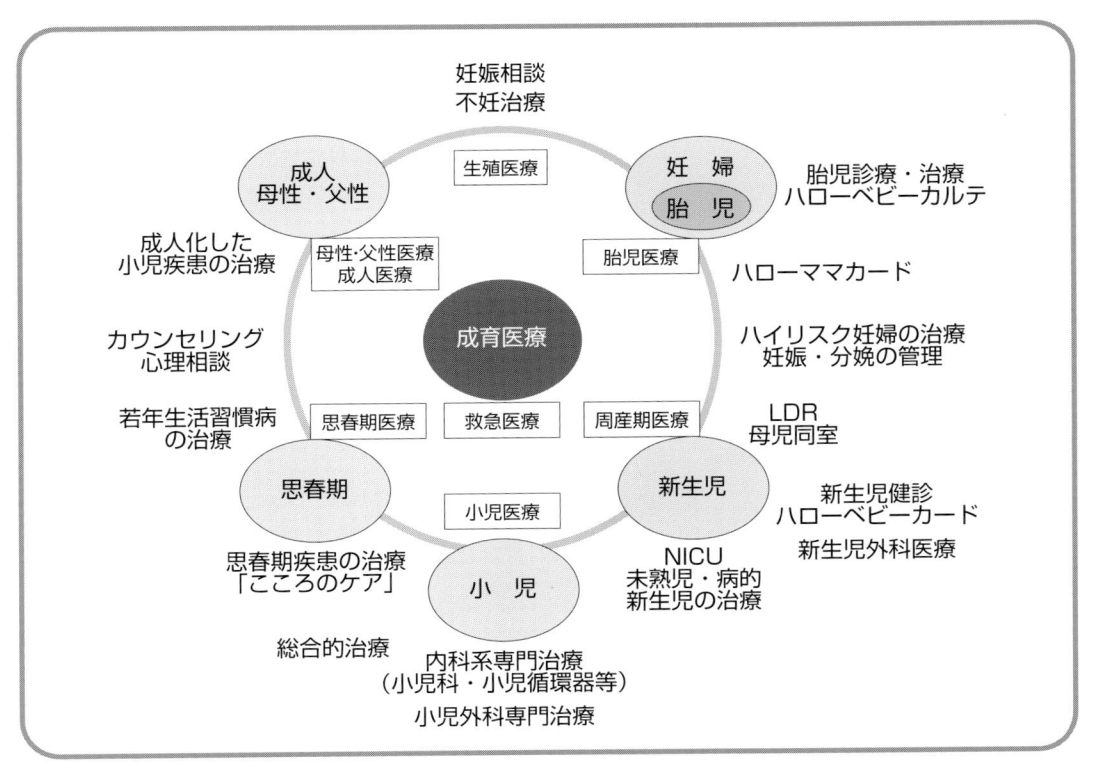

図 9-3　成育医療センターの概要

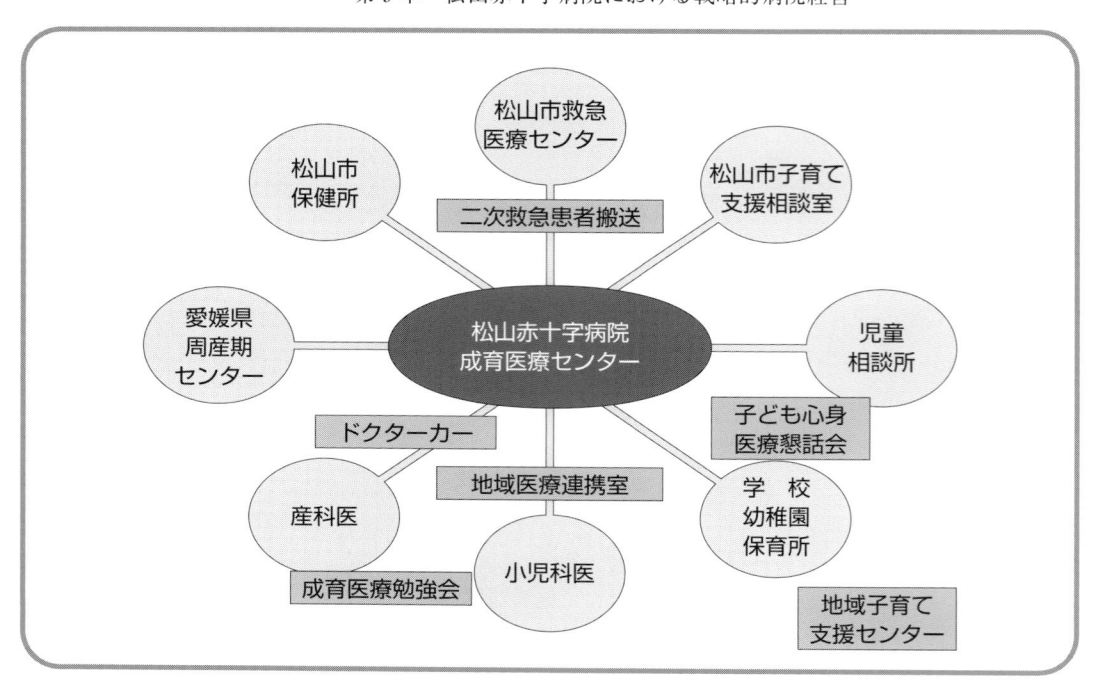

第 9 章　松山赤十字病院における戦略的病院経営

```
                    松山市救急
                    医療センター
   松山市                            松山市子育て
   保健所      二次救急患者搬送      支援相談室

   愛媛県                                児童
   周産期        松山赤十字病院        相談所
   センター      成育医療センター
              ドクターカー            子ども心身
                                      医療懇話会
         産科医      地域医療連携室      学　校
                                     幼稚園
              成育医療勉強会  小児科医  保育所

                                      地域子育て
                                      支援センター
```

図 9-4　成育医療センターの地域連携

　以外にも，母親父親支援，育児支援，虐待予防，家庭機能形成支援，不登校支援，軽度障害児支援など，思春期を経て成人への成長していく過程にかかわる医療を，従来の医療の範囲を超えて提供している。地域の産科医や小児科医，また，県内の様々な機関と連携し（図 9-4），地域完結型の成育医療を目指している。
　具体的には，以下のような取り組みである。

> ① 胎児期から思春期まで統一したカルテの運用。
> ② 子ども，家族支援のチーム医療（産科医・助産師・看護師・小児科医・小児外科医・カウンセラー・心理ボランティア・保育ボランティア・教育ボランティアなどによる）。
> ③ LDR など親子関係を重視したお産。
> ④ 24時間の電話相談（ハローママカード，ハローベビーカード）。
> ⑤ 小児救急への積極的取り組み。
> ⑥ 心理ボランティア・保育ボランティア・教育ボランティアなど新しい支援システム。
> ⑦ 地域に開かれたネットワークの充実（地域医療連携，大学との診断ネットワーク）。

　また，2012年5月8日には，医療と教育の連携を図るため，松山市教育委員会と協定を締結し，子どもたちのコミュニケーション能力の向上を図るために学習支援などを行う「成育コミュニティ・ボランティア」を当院で養成し，松山市内

の小中学校に派遣している。院内で半年間，コミュニケーション能力を向上させる技術の訓練や，学校と病院との橋渡し役として必要な医学の基礎知識を学ぶ研修を受け，ボランティア認定を受けた元看護師や教育関係者，主婦ら（第1回認定者82名），市民が学習支援や心身の健康相談にあたるほか，教員の業務の負担軽減となるよう教材の資料準備などを手伝っている。

6）地域医療連携ネットワークの構築　当院からの呼びかけにより，松山二次医療圏で地域完結型医療を推進してきた8病院の協議会である「地域医療連携を考える会」が設立母体となり，1995年に地域医療連携ネットワークを立ち上げた。このネットワークは「愛PLAnet」（あいプラネット）と名づけられている。

限られた地域の医療資源の有効活用を図るというものであり，構想の柱となるのは「病床の共同運用」と「診療データの共有」である。急性期病院，療養型病床，回復期リハビリテーション，緩和ケア病棟など，それぞれ異なった機能をもつ医療機関が互いに緊密に連絡し，患者の情報を共有してシームレスな医療を提供するものである。

これらの病院の病床利用をシステム化して共同運用することで，それぞれの病床機能を最大限に活用し，可能な限り早期の治癒または在宅療養支援を目指す。

（2）地域医療支援病院の承認

2003年10月に院長交替となったが，その後も，当院は地域医療機関の後方支援の役割を担い，地域医療支援病院を目指すという方針のもと，紹介率の向上等につとめ，1997年に地域医療連携室を立ち上げてからの種々の取り組みが実を結び，2005年5月23日付で地域医療支援病院の承認を受けることができた。

（3）療養支援ナースの配置

地域の医療機関の期待と信頼に応え，地域医療連携にかかる様々な取り組みを行ってきたが，看護部門においても1998年から「適時・適所で適切な療養生活を送る」ことを目標に，看護の連携に向け，組織・システムづくりや教育・研修を行ってきた。

このような活動を通じ，「医療や生活の問題があっても患者や家族がその人らしく，生き生きとした療養生活が送れること」を目標に，必要な医療・福祉サービスと連携することの大切さを認識してきた。急性期の治療が終了したとしても，患者あるいは家族がもつ悩みは，退院後に継続する医療や看護・介護・教育さらには経済的側面など多岐にわたっており，従来，これらの問題の解決には，地域医療連携室の看護師と病棟・外来の現場看護師が協働で取り組んでいた。

しかし，退院後の療養目標を定め，それに向けて院内外の医療・福祉サービス

機関と連携して支援するには，多くの時間と労力や技量が求められるようになった。

そこで，当院では，2007年7月に病棟の臨床現場に配属している3名の看護師を，現場に配置したままで「療養支援ナース」として地域医療連携室と兼務発令をし，病棟業務として「療養生活の支援」を担当させることとした。療養支援ナースの役割は，つねに患者・家族のかたわらで地域の多くの諸機関やサービス担当者と協力・連携し，入院中から退院後の療養を見据えた支援を行うこととしている。

その後，各病棟で徐々に育成を行い，2012年9月現在では14名の療養支援ナースを配置している。

## 2．診療科別原価計算の導入

当院においては，1999年から診療科ごとの原価計算を実施していたが，その内容については，病院幹部の資料として使用し，各診療科へのフィードバックは行っていなかった。このため，各診療科は自分たちの診療科の収支構造を理解していなかった。

そこで，職員の原価意識の醸成のために2004年度からは，各診療科にその診療科の原価計算結果を示し，実態を認識してもらっている。ただし，各科の診療報酬点数に違いがあるので，診療科間の比較はせず，あくまでもそれぞれの診療科においての経年比較を示している。

この結果をもとに，収支を改善するにはどのような取り組みをすれば良いのかということを，各診療科ごとに主体的に考え実行してもらっている。

## 3．院長ヒアリングの実施

多額の累積欠損金を抱え，なおかつ施設の老朽化・狭隘化が激しいことから，病院の建て替えが喫緊の課題であった。これを実現するには，全職員一丸となって病院運営を行うことが肝要であり，そのためには，各職場の要望や意見に耳を傾けるとともに直接各部署へ病院の方向性を示すこと，また，各部署はどのような目標をもって運営を行っているのかを聴取することが重要であると考え，院長ヒアリングを行うこととした。

院長ヒアリングは2004年度から実施し，当該診療科の部長と当該科の病棟師長や係長等の出席のもと，当初は年1回（8月）の実施であったが，現在では年3回（5・8・12月）実施している。

## 5 経営改善への戦略的取り組み

病院側から，当該診療科の原価計算結果および診療データの説明等を行い，各診療科からは，戦略（2006年度からはBSC）の進捗状況，医療機器，施設整備などの要望を聞き，できる限り要望には応えるようにしている．1部署につき，30分～1時間程度のヒアリングであるが，病院幹部と現場とのコミュニケーションを図ることができ，非常に有意義なものとなっている．

## 4．BSCの導入経緯と目的

先にも述べたが，院長ヒアリングを実施しながら2004・2005年度と短期戦略を策定・推進してきたが，その推進過程において，戦略が全職員に浸透していないことが判明した．その反省のうえに立ち，是正策として以下の目標のもとにBSCを2006年度から導入することとした（図9-5）．

① 病院の基本理念，基本方針につながる戦略を目に見える形にする．
② 戦略を多面的な視点で考える．
③ 戦略を職員全員に浸透させる．
④ 病院全体の戦略と部門や個人の目標との整合性を図る．
⑤ コミュニケーションの活性化により組織を強化する．
⑥ 戦略を期間的かつ体系的に検討する．
⑦ 戦略の達成度を指標により客観的に可視化する．

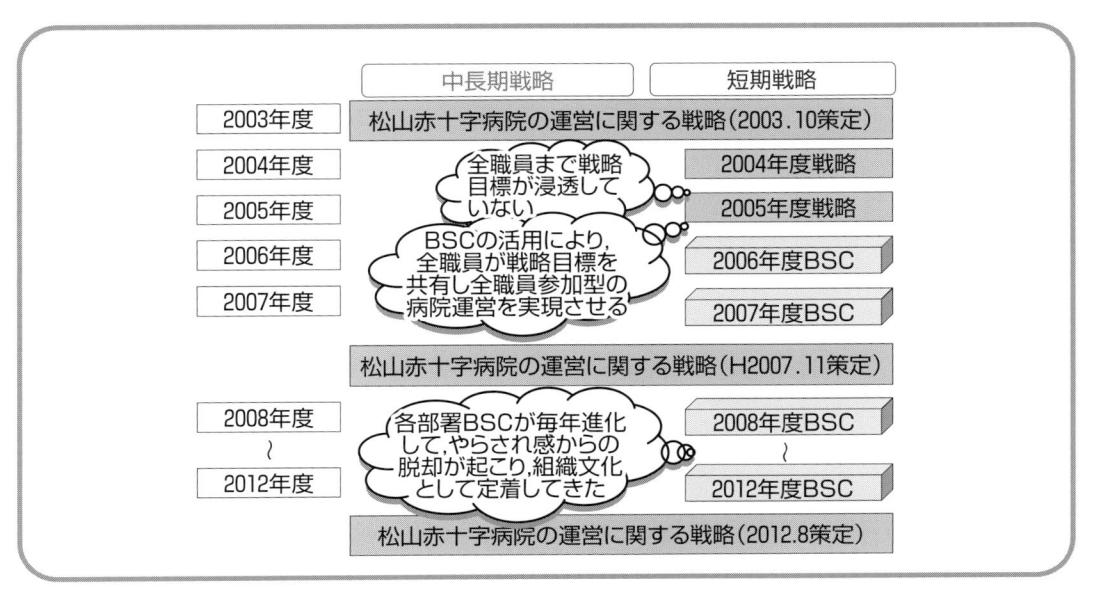

図9-5 BSCを導入した経緯

BSCの導入により，職員に病院の理念・基本方針・戦略が浸透するとともに，各部署もBSCという共通のテーブルで自分たちの実現したいことを院長ヒアリングにおいてプレゼンテーションしていくという組織風土が醸成された。

また，病院の当該年度の目標や取り組みが目に見える形で表されたことから，職員もその目標に向かっての取り組みを具体的，主体的に考えるようになった。

## 6 戦略の実践による経営状況の改善

2003年以降，基本理念等の見直し，戦略の策定，そして2006年度からはBSCの導入を行い，病院の向かう方向を明確に示すことにつとめ，全職員のベクトルを一致させ，「全職員参加型の病院運営」を実践してきた。

これらの取り組みが功を奏し，2003年度からは右肩上がりに収支が改善し，2011年度は20億円余の純利益を得た（図9-6）。

2006年度には累積赤字を解消することができ，預金額も増加しており，2003年10月の院長就任時に夢として掲げた「新病院の建築」に一歩一歩近づいており，近い将来実現できそうである。

経営状況が改善できた大きな要因は，各診療科・部署へ原価計算による客観的な収支データを示すことにより，自分たちの診療科・部署の収支状況を正確に認識してもらい，収益アップを図る戦略を自ら主体的に考え，各診療科・部署のBSCに落し込んでくれたことにあると思う。最大の要因は，BSC導入により，

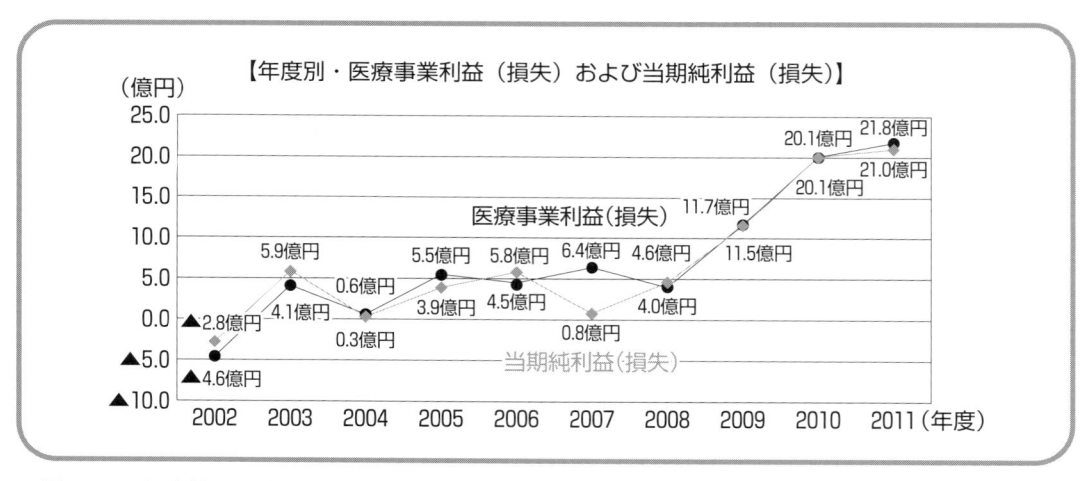

図9-6 経営状況の推移

## 6　戦略の実践による経営状況の改善

当院の理念・基本方針・戦略が多くの職員に浸透し，組織が一体化できたことだと考える。

今後も BSC により病院経営戦略を推進して経営基盤のさらなる安定強化を図り，当院の喫緊の課題である新病院建築を実現し，地域社会に貢献をしていきたい。


【参考文献】
・髙橋淑郎編著（2004）『医療経営のバランスト・スコアカード』生産性出版
・髙橋淑郎監修，日本能率協会総合研究所編集（2005）『病院価値を高めるバランスト・スコアカード』メディカル・パブリケーションズ
・日本医療バランスト・スコアカード研究学会編（2007）『医療バランスト・スコアカード導入のすべて』生産性出版
・髙橋淑郎編著（2011）『医療バランスト・スコアカード研究【経営編】』生産性出版

# 第10章 医療経営のパラダイムシフトと管理会計の新展開

日本福祉大学 経済学部
教授 橋口 徹

　本章では，医療財政問題，地域包括ケア体制構築への要請，TPP（Trans Pacific Partnership，環太平洋戦略的経済連携協定）参加により予想される医療経営の企業化など，国内外の環境変化に対応して病院経営にどのようなパラダイムシフトが求められるかを考察し，それらに対して戦略的管理会計がいかなる処方せんを提供できるかについて概観する。経営戦略の策定・実行を支援する経営ツールとしての管理会計の重要性はますます大きくなるだろう。

## 1 医療経営を取り巻く外部環境の変化と経営リスクの増大

　近年，日本の医療機関は，それを取り巻く国内外における社会経済環境の著しい変化を背景に，経営手法についてパラダイムシフトとも言うべき，従来の常識を越えた新たな変革に迫られている。医療経営に影響を及ぼす社会経済の変化にかかわる要因については様々な指摘がなされているが，国内的には，少子・超高齢社会の進展による医療・介護サービスの需要増大，およびそれに伴う費用の増加などが主な要因として指摘できる。

　また国際的な視点で見れば，日本のTPPへの参加による医療サービス提供体制における規制緩和の可能性や，メディカルツーリズムなどに代表される医療の国際化などがあげられよう。

### 1．国内の社会経済的課題により生ずる医療経営リスク

#### （1）医療財政問題と医療経営リスク

　現在の長期にわたるデフレ経済下で，低所得者層が拡大し，医療保険にかかわる保険料収入が伸び悩む中，医療需要に見合った財源が確保されなければ，政策的には，サービスの供給量を抑制するか，医療の質の低下を甘受するかの二者択

1 医療経営を取り巻く外部環境の変化と経営リスクの増大

一しか方法はない。

　医療を含む社会保障費にかかわる財源を確保するため，2012年8月10日に，当時の民主党を中心とした連立与党および自由民主党・公明党の三党合意によって，消費税率の引き上げ分を社会保障の安定・強化と財源確保に充当することを柱とする，「社会保障・税の一体改革関連8法」（消費増税法，社会保障制度改革推進法など）が国会で成立した。

　しかし，このように消費増税は決定したものの，医療保険や介護保険などにかかわる改革案については，具体的な提示がなされなかった（これについては「社会保障制度改革推進法」で規定する社会保障制度改革国民会議を内閣に置き，継続協議を行うとされた）。

　従来，日本の医療機関では，医療は規制が多い領域であることから，一般企業のように独自の戦略を打ち出す必要に迫られることなく，政府あるいは厚生労働省（以下，政府等）が示した政策の動向を追っていくことが医療経営の主な重要成功要因（KFS：key factor for success）とされてきたと言える。

　ところが，少子・超高齢社会の進展は，医療・介護費用にかかわる財源問題，およびそれを前提とした政府等の政策展開に大きな影響を与え，それに伴い，医療機関は，変革期での生き残りをかけ，それらの環境変化を的確にとらえた経営戦略を打ち出さざるをえない状況が生じてきた。

　しかし，前述の社会保障・税の一体改革では，医療・介護サービス提供体制の再編にかかわる具体案については明示されず，病院・病床の機能分化の徹底，在宅医療・在宅介護の充実による地域包括ケアの整備など，今後の政策の大きな方向性についてはある程度見えているものの，具体性の面で不透明感がぬぐえないことから，各医療機関が経営戦略を策定するにしても，一定の経営リスクをもたらす危険性をはらんでいる。

（2）地域包括ケア体制と医療経営リスク

　医療機関の経営リスクの増大を懸念させる社会経済的要因として，地域包括ケア体制構築への対応にかかわるリスクもあげられよう。

　1）地域包括ケア体制構築の背景　　近年，地方自治体に関して，財政面での国からの自立性や分権を通じた権限強化に関する議論が盛んであり，「地域の自主性及び自立性を高めるための改革の推進を図るための関係法律の整備に関する法律（第1次・第2次一括法）」の国会での成立（2011年5月，8月）など，地方自治体の活動領域がその財政規模も含めて拡大していこうとする中で，社会保障の領域でも，その役割を担う主体が国から地方自治体へとシフトする動きを見

せ始めている。

　例えば，医療・介護にかかわる財政面では，介護保険制度の保険者として，すでに基礎自治体である市町村が一元的に担っているが，他方，医療保険についても，国民健康保険（以下，国保）と被用者保険を段階的に統合し，将来的には都道府県を軸に，介護保険と同様，地域保険として一元的に運用を図る方向性が議論されている。

　しかしその一方で，将来の道州制導入などを念頭に置いた場合，地域の特性や事情に応じてその運営内容に地域差が生じるのではないかという懸念もある。実際，現状でも，日本では，医療サービス提供体制や，地域住民が支払う国保保険料などにおいて大きな地域差があることはすでに指摘されている。

　加えて，今後は，全体の人口変化がなく後期高齢者である75歳以上人口が急増する都市部，全体の人口も75歳以上人口も減少する町村部，多くを占める中間型等，高齢化の進展による地域差がさらに拡大していくため，地域ごとに，多様な高齢者のニーズ・当該地域の特性に応じた医療・介護への対応が求められることになる。

　2）地域包括ケア体制構築の二つの方向性　　現在，上記の政策課題に対する具体的な施策として動き出しているのが「在宅医療・介護あんしん2012」に代表される，地域包括ケア体制の構築への取り組みである。地域包括ケア体制とは，中学校区等を基礎単位とする地域の住民に対し，当該地域の枠組みの中で，医療・介護・予防・住まい・生活支援サービスを，一体的・体系的に提供していこうとする仕組みで，上記の社会保障・税の一体改革の中でも打ち出されているが，施設間の機能分化による効率的なサービス提供の促進，施設間および多職種間の連携強化による切れ目のないサービスの提供を基本としている。

　地域包括ケア体制では，地域における医療・介護施設の連携関係の構築が重要となるが，この連携形態については二つに大別されよう。

　自己完結型：一つは，病院等を母体として，医療法人等を中心に，実質的に同一の経営資本によって，介護老人保健施設や特別養護老人ホームなどが統合的に運営され，特定の地域内においてワンストップによる総合的なサービス提供を戦略的に展開している「自己完結型」である。これには，①自施設の経営資源を活用して新規事業プロジェクトへの内部投資を行い，事業の成長とともに徐々に多角化展開する場合と，②既存の施設をM&Aすることによって多角化展開する場合の二つのパターンが考えられる。

　自己完結型による多角化展開は，経営学者アンゾフが提唱した成長マトリック

スにおける新市場開拓に相当すると見られ，特定地域において，既存のサービスと関連性がある形で，施設が対象とする顧客セグメントを拡げる水平的多角化としてとらえることができよう。当然，上記の施設群において，グループ経営の必要性が生じてくる。このような多角化展開によって，投資を行う施設グループの経営母体としては，事業規模の拡大によるサービス生産性の向上や，既存の未利用資源の有効活用を通じて，施設間で2＋2を5にするようなシナジー効果を発揮させ，事業リスクをバランス良く分散しながら，当該施設グループが得られる収益の安定を図ることが期待できる。

この自己完結型には，内部投資による多角化展開の場合，その利点として，投資にかかわる意思決定を長期間にわたって段階的に行うことができるだけでなく，独力で多角化を行うことによって，施設内に事業展開にかかわる経験やノウハウが蓄積され，複数の施設間で同じ組織文化が共有される形での無形資産が形成される。その一方，欠点として，施設間の連携関係を構築するのに時間がかかり，もし事業多角化のための新規投資プロジェクトが失敗すれば損失を被るという，リスクの高い成長オプションとなることが指摘できる。

また，M&Aによる多角化展開の場合，既存の施設を買収することによって，内部投資による場合よりも短時間で，地域における施設間の連携関係を構築可能とする利点があるが，内部投資による場合よりも買収コストが高くつく場合が多いという欠点もある。

地域ネットワーク型：もう一つの連携形態は，それぞれが経営的に独立している単体の施設や事業者が，特定の地域における立地等の条件を前提として自然発生的に結びついた，ゆるやかな横断的ネットワーク組織を形成する「地域ネットワーク型」である。これも多角化展開の一種と見られるが，ジョイント・ベンチャー（JV）のように，パートナー施設と相互に形成するヴァーチャルな組織としてとらえられる。

地域ネットワーク型は，自己完結型における上記の二つのパターンに見られる双方の欠点を避け，逆に，それら二つのパターンの双方の利点を享受することを意図し，当該型式による連携形態が選択されているとみられる。

具体的な利点としては，M&Aの場合と同様，短時間で地域における施設間の連携関係を構築できる点などがあるが，一方で，自己完結型と異なり，同一資本による事業展開ではないため，連携関係にある施設のうち，どの施設が司令塔になり，戦略をコントロールしていくのかが不明確になりやすいという欠点もある。

加えて，日本では地域によって医療・介護にかかわる資源の偏りが見られるた

め，余剰の経営資源をもたない医療機関が，地域ネットワーク型の連携形態を選択したくても周囲にパートナー施設となりうる施設が存在しない場合，医療・介護サービスが典型的な地域密着型サービスであるがゆえに，その医療機関が，事業多角化のリスクを負いながら，自ら内部投資による多角化展開を図らざるをえなくなる。すなわち，立地条件等，所与の前提条件の違いから市場リスク（患者や利用者の状況の変動性），財務活動上のリスクなど，自ら経営資源の投資を迫られるリスクを抱える可能性がある。

## 2．経済のグローバル化がもたらす日本の医療経営への影響

前節では，医療経営にリスクをもたらす可能性がある国内の社会経済的要因についてみてきたが，さらに国際的な視点に立脚すれば，新たな別の二つの課題が見えてくる。

### （1）TPP参加による医療経営への影響

一つは，近年，日本の喫緊の国際経済にかかわる政治テーマの一つとして，2011年11月のAPEC（Asia-Pacific Economic Cooperation，アジア太平洋経済協力会議）での交渉参加の検討開始を表明して以後，国内で激しい議論が交わされるようになってきたTPPである。TPPは，多国間でのFTA（Free Trade Agreement，自由貿易協定）に相当し，原則として，域内の物品の関税は10年以内にほぼ100％撤廃し，数量の制限などの貿易障壁となるものをなくすことを狙う，自由化レベルが極めて高い包括的貿易協定である。

1）TPPと日本の医療制度　　TPPの大きな特徴としては，物品の貿易，サービス貿易，政府調達，知的財産権，金融，人の移動など，幅広い分野を対象としている点とともに，TPP域内諸国（オーストラリア，シンガポール，ニュージーランド等）の貿易額に占める，日本とアメリカの貿易額の割合が突出している点があげられる。

例えば，カトラーアメリカ通商代表補は，「日本の国内総生産（GDP）は，米国を除く他の8つのTPP参加国のGDPの合計の約2.5倍です。……（略）……米国と日本の二国間貿易額は，米国と他の8つのTPP参加国との貿易額の合計より2,500億ドル以上大きくなっています」[1]と述べている。

したがって，日本を含める形でTPP域内諸国の貿易額を考えた場合，日米貿易額の全体に占める貿易額の相対的大きさから，TPPは実質的に日米貿易の完全自由化を狙う枠組みとも言えるが，サービス分野も対象とされていることから，医療サービスについてもアメリカからその自由化を求められる可能性が高いと言

## 1　医療経営を取り巻く外部環境の変化と経営リスクの増大

える。

自由化の具体的内容としては，保険適用診療と適用外診療を併用する「混合診療の原則解禁」と，「株式会社による医療機関経営への参入」などが考えられるほか，医薬品や医療機器，医療ITなどの分野における規制緩和が想定できる。

これに関連して，TPPとは別に，前出のアメリカ通商代表部（USTR：United States Trade Representative）によってまとめられた『2011年外国貿易障壁報告書』でも，日本との貿易，とりわけ医療サービスについては，日本の規制が医療サービス市場に対する外国人の参入を制限していると指摘したうえで，その規制緩和の具体例として，営利病院の開設など海外の医療サービスの提供者を含めた，病院や団体，企業等の参入をあげている[2]。

ところで，日本がTPPに参加した場合，自国の医療サービス提供体制にどのような影響があるかについて，医療経済学者である日本福祉大学教授の二木立が次のような3段階の予測を行っている[3]。

第1段階：現行の医薬品・医療機器の価格規制の撤廃・緩和
第2段階：医療特区（総合特区）に限定した株式会社の医療機関経営と混合診療の原則解禁
第3段階：全国レベルでの株式会社の医療機関経営と混合診療の原則解禁
　　　　　（日本の医療への全面的な市場原理導入）

すなわち，第1段階は実現する可能性が高く，第2段階も長期的には否定できないとし，第3段階の実現可能性はごく低いが，仮に実現した場合，全国民の強制加入という意味での国民皆保険制度は維持されるが「いつでも，どこでも，だれでも」良い医療を受けられるという基本理念は変質し，給付は大幅に劣化するとしている。

日本の公的医療保険制度は，①「国民皆保険体制」，②低コストで質の高い医療が受けられる「現物給付方式」，③保険証を使って，何の制限も受けずにどこの医療機関でも自由に診療をしてもらえる「フリーアクセス」という三つの大きな特徴を有するが，上記の予測によれば，TPP参加の結果，①は形式的に維持されるものの，②および③については大きく変化していくことになる。

このように，TPP参加によって，日本の医療サービス提供体制の枠組みが大きく変化することが考えられるが，とりわけ，日本の医療経営に対し大きな影響を及ぼすとみられるのが「混合診療の原則解禁」と「株式会社による医療機関経営への参入」である。

2）混合診療の原則解禁　現在，保険適用の対象となる診療（保険診療）の料金や薬価については国が一律に定める一方，保険適用外の診療（自由診療）の料金や薬価については，医療機関や製薬会社が独自に決めている。

もしTPPによって混合診療が解禁されれば，新薬の価格上昇と後発薬の発売遅延が起こる[4]だけでなく，いわゆる新薬創出加算の恒久化などによって薬剤費の総額が膨らむと同時に，医療機関や製薬メーカーが利益確保のために，現在，公的医療保険の適用が認められている一部の高度先進医療の保険適用を申請しなくなるなど，保険適用外の診療費が増大することが予想される。

これに関して，日本医師会では「混合診療は確かに短期的には公的保険の財政状況を緩和する可能性もあるが，長期的には，国民は質の高い医療を求める以上，より高い水準に合わせて医療費全体の水準を押し上げる可能性が高い」と報告している[5),6)]。

したがって，現在まで日本の基本政策の一つとして続く医療・介護費用の抑制傾向を考慮すれば，膨張していく公的医療費を抑え保険財政の悪化を防ぐため，医療機関に支払われる診療報酬がさらに抑制される可能性があり，医療機関の経営に悪影響を及ぼすことも考えられる。

また，公的医療保険適用外の診療が増大すれば，中・高所得者を対象とする民間医療保険へのニーズは高まり，医療機関は，利益確保の機会ととらえるため，当該民間医療保険に加入する中・高所得者向けの質の高い高水準の医療サービスを提供する必要があり，相当の設備投資を迫られることになろう。

その一方で，民間医療保険に加入できない低所得者の存在も見逃せない。少子超高齢化が進行する地域では，過疎化による患者の将来的な減少が危惧されているが，それと同時に，高齢者医療による保険給付費の増加によって保険財政が悪化し，地域住民が支払う国保保険料などに地域差が生じることで，特に低所得者が多い地域では，その保険料負担の過重から公的医療保険への未加入者が増加する可能性があるが，それは医療機関にとって，当該地域における患者あるいは潜在的患者が減少していくことを意味する。

したがって，医療機関にとっても，当該地域における住民の所得の状況によっては，経営戦略上，中・高所得者を主な患者とし高度先進的な医療サービスを担う医療機関となるか，あるいは，低所得者を主な患者とし，安価な公的医療保険による限られた医療サービスを提供する医療機関となるかの選択を迫られることにもなろう。

この場合，人的資源や資金など限られた経営資源を地域のニーズにいかにマッ

1　医療経営を取り巻く外部環境の変化と経営リスクの増大

チングさせるかという経営課題から，医療機関として「選択と集中」による経営を行わざるをえない。

　3）株式会社による医療機関経営への参入　「混合診療の原則解禁」とともに，医療分野への市場原理の導入となり，医療機関の経営に大きな影響を及ぼすとみられるのが「株式会社による医療機関経営への参入」である。

　日本では，一部の例外的事例＊はあるものの，原則として医療法第5条によって，株式会社はその国籍に関係なく病院・診療所等を開設することができないものとされ，病院等を開設する主体については，医療法人に限定されている。

　　　　＊　例外的な事例としては，経済改革特別区域（いわゆる特区）の一つとして2005年7月に誕生した「かながわバイオ医療産業特区」などがあげられる。

　医療法人の最も重要な特徴としては，医療法第54条による「剰余金配当の禁止」があげられる。例えば，法人税法上，医療法人は課税法人として位置づけられるなど，株式会社等との類似点は多くみられるが，とりわけ営利性の本質が出資者への利益の分配である配当に求められることから，一般に，医療法人を非営利法人として位置づけているからである。

　TPP参加により，株式会社による医療機関経営への参入が認められれば，日本の医療サービス市場は，剰余金配当が禁じられている医療法人が運営する医療機関（以下，医療法人病院等）と，配当のための利益確保を経営目的とする株式会社経営による医療機関（以下，株式会社病院等）が競合する形となる。場合によっては，既存の医療法人の株式会社への転換が認められることも考えられよう。

　この場合，株式会社病院等は，通常の企業行動と同様に，利益追求のために，収益の側面では，保険適用外の自由診療を拡大させ，公的医療保険による診療行為を相対的に縮小させていくとともに，コスト（費用）面では，現在の医療機関への診療報酬支払いにかかわるDPC/PDPS（Diagnosis Procedure Combination/Par-Diem Payment System：包括評価に基づく定額報酬算定制度）の拡大傾向と相まって，厳しいコスト管理を行い，コスト削減を通じた利益向上を追求していく可能性が高い。

　これに対して，株式会社病院等との競争戦略上，医療法人病院等の経営行動についても，一部において，利益確保のために同様の行動様式をとるような現象が生じる可能性があるだけでなく，同一地域における中・高所得者層の患者を株式会社病院等に奪われないようにすべく，ゆくゆくは医療法人病院等の多くが，株式会社病院等に経営転換していく可能性も考えられる。いずれの経営形態を選択

するにしろ，医療サービス市場は，今以上に競争優位獲得のための経営能力を求められることになろう。

(2) 医療の国際化と日本の医療経営への影響

TPP は包括的な自由貿易協定であり，日本が TPP に参入した場合，医療分野においても人の移動や海外資本の参入に関する規制緩和の実施が予想されるが，それとは別に，医療の国際化に関わる規制緩和の動きとして認められるのが，メディカルツーリズムと医療サービスの輸出である。

1）メディカルツーリズム　メディカルツーリズムは，民主党を中心とした連立政権時代の2010年6月18日に閣議決定された「新成長戦略」内の「ライフイノベーションにおける国家戦略プロジェクト」において「国際医療交流（外国人患者の受け入れ）」としてあげられた国家経済成長戦略の一つである。国際的に見て，日本の医療の技術的水準に加え，食生活・生活習慣や健診制度が高く評価されていることから，訪日した外国人が利用しやすいよう，国内医療およびその周辺サービスの整備を通じて，日本のものづくり以外の国際貢献と，国内における関連産業の活性化を図ろうという試みである。

すなわち，高度先進医療や健診などを希望する海外の富裕層（主に中国やロシアなど）を対象に，日本の医療および観光サービスを併せて提供することで外貨獲得を狙う経済成長戦略であり，日本の医療機関にとっては，いわば外国人患者の「輸入」と言えよう。当該外国人患者には日本の公的医療保険の適用がないため，医療機関が自由に価格を設定できる自由診療が医療サービスの中心となるが，これまで保険診療を中心としてきた日本の医療機関にとって，新たな収益源となりうる可能性がある。特に，少子・超高齢化によって人口の過疎化が進行し，当該地域における患者あるいは潜在的患者が減少している地域では，その地域までの交通アクセス等を整備できれば，人口の過疎化により将来の経営存続が危ぶまれる医療機関に対する救済策ともなりうる。

しかし，2011年3月11日に発生した東日本大震災と，それに伴う福島第一原子力発電所の事故発生以来，地震の発生によって減少した外国人観光客が，地震発生以前の水準にまでなかなか回復しない現実に加え，例えば医療用語の詳しい知識を有する通訳を，自施設が位置する地域で継続的に確保していく必要があるなど，医療機関としても一定の先行投資負担を迫られることから，今後，メディカルツーリズムがどこまで進展するのか，なかなか難しい状況にあるといえる。

2）医療サービスの輸出　医療の国際化について，上記の外国人患者の受け入れという考え方にとどまらず，日本の医療サービスを海外へ「輸出」しようと

いう．医療機関の海外展開にかかわる議論も，経済産業省を中心に，新たな経済成長戦略の一環として出始めている．

日本は従来，鉄道や発電所など，高いノウハウや技術を活用したインフラ整備事業を海外より受託し，官民一体でその輸出を行ってきたが，病院事業についても，施設の建設や機材供給のみならず，その運営や人材育成まで含めたハードおよびソフトのパッケージ型インフラ輸出として，官民で医療機器や医療サービスの輸出を積極的に推進しようというものである．

医療を輸出産業としてとらえる「病院の輸出」にかかわる具体的試みについては，例えば，経済産業省と連携した医療法人社団KNI（東京・八王子）による，カンボジアの首都プノンペンへの進出があげられよう．現地に救命救急センターおよび併設の医科大学を設立するというもので，その先駆けとして，2012年11月に「北原ジャパンクリニック」を開設している．病院の運営形態については，民間から出資を募る株式会社病院としており，将来的には現地で株式上場を目指すとしている．

日本がTPPに参加するようになれば，海外資本による株式会社病院での医療機関経営への参入の可能性が生じ，その結果，自由診療による競争が起こりうるため，場合によっては，国内の医療法人病院等も利益獲得の機会を求め，上記のKNIのように，国内では医療法人形態での医療機関経営を行いつつ，海外では株式会社病院形態による経営展開を図っていくことも考えられる．前述の，二木による日本の医療への全面的な市場原理の導入という第3段階のシナリオが実現したケースである．

その場合，国内での医療経営とは異なり，海外での経営ゆえに発生するカントリーリスク，為替リスクなどのほか，信用リスク，不法行為リスク，PCウィルスなどのシステムリスク，災害・事故リスク，法令違反リスク，調達リスクなど，様々な経営リスクに対する現地での適切なリスクマネジメントが必要となろう．

## 3．国内外の社会経済環境の変化に対応するパラダイムシフト

医療の国際化に伴う日本の医療経営への影響について述べてきた．メディカルツーリズムによって外国人患者を「輸入」する場合，あるいは，医療サービスの「輸出」を行う場合のいずれも，日本の医療機関が，自らを取り巻く外部環境の激しい変化にうまく経営構造を合わせるため経営戦略を実行した結果の反映であり，当該戦略を遂行していく過程で，例えば，意図した戦略の遂行を阻害するようなリスクが発生する可能性は，当然のことながら，通常の国内での事業展開よ

りも著しく増大するものと言えよう。

　社会や制度が大きく変化し、従来とは異なる環境が生まれる中で、現在の厳しい状況を打開し正しい方向性を見つけ出すためには、従来の固定観念を破壊し新たな価値観を創造するパラダイムシフトの考え方、すなわち、経済学者シュンペーター（Schumpeter, J. A.）が言うところの「創造的破壊」思考が有効となる。このようなパラダイムシフトを絶え間なく繰り返し、新たに創造された価値観を固定化させない仕組みづくりを行うことで、医療機関にとって、その経営組織を内外の環境変化につねに適応させるような永続的なイノベーションが可能となる。その際、上記の戦略遂行を阻害するリスクを抑制し、イノベーションを創造する戦略的プロセスをいかにコントロールしていくのか、経営管理上、その仕組みづくりが重要となってくる。

## 2　医療機関の「企業化」と管理会計による戦略マネジメント支援

### 1．医療機関の戦略の策定・実行を支援する管理会計データ

#### （1）パラダイムシフトのためのPDCAと管理会計データ

　日本の医療機関が、当該組織に経営リスクを生じさせるような環境変化に適応し、戦略的に方向転換していくためには、パラダイムシフトの見方を組織全体に浸透させるとともに、新たな価値観に基づく確固たるビジョンを掲げ、その下で新たに策定された経営戦略を適切に実行していくことが必要となる。

　その際、激しい環境変化に組織全体でスピード感をもって対応するためには、経営戦略等を策定した経営トップにとどまらず、現場を含む組織全体でマネジメントの質を上げていく必要がある。そのポイントはやはり、経営戦略に基づいてPDCA（plan-do-check-action）サイクルをいかに現場で機能させるかに尽きると言えよう。すなわち、収集された経営データに基づいて新たな経営計画案、予算案などを立案（plan）し実行（do）したうえで評価（check）を行い、問題点があればその解決を試みる（action）という、チェックと是正のためのマネジメントプロセスの循環である。

　また、PDCAサイクルを適切に機能させるとともに、例えば、当初、経営トップによって計画された戦略を実行する過程で、その戦略を修正する形で、ミドルやロワーから創発的に形成された創発戦略を生み出すなど、つねにイノベー

ションにかかわる創造活動を継続させていくためには，質の高い経営データが必要となる。中でも特に，いわば戦略のコントロールとも言うべき創発の形成を含む，組織を取り巻く内外環境の評価に強みをもち，戦略の策定と実行に必須となる管理会計データを適切に収集し利用することは，マネジメントの質を向上させていくために組織運営にとって不可欠である。

(2) 戦略的管理会計；会計学の領域における経営戦略へのアプローチ

経営戦略は，これまで主に経営学の領域で論じられてきたが，最近では会計学の領域でも経営戦略についてのアプローチが見られるようになってきた。

具体的には，元来，主に経営計画とコントロールのための会計，経営意思決定のための会計として発展してきた管理会計が，近年では，見方によっては，経営戦略の策定と実行のための会計として再構築されつつある。

これは，現場の経営者の要請により，戦略を実現する進捗状況をモニターし，必要に応じて是正措置がとれるよう，戦略を管理するための経営ツールが求められているためであり，管理会計の領域では，当該テーマについて，「戦略的管理会計（あるいは戦略管理会計）」として取り扱われるようになってきている。戦略的管理会計の代表的なものとして，例えば，BSCによる戦略マネジメントなどがあげられよう。

CIMA（Chartered Institute of Management Accountants，英国特許管理会計士協会）の定義によれば，戦略的管理会計とは「非財務情報と内部生成の情報だけでなく，企業にとっては外部の要因に関連した情報に焦点をおく管理会計の一形態」であり，また，管理会計を専門とする専修大学名誉教授の櫻井通晴は，戦略的管理会計について「経営者が必要とする戦略の策定と実行に関わる情報を提供することを目的とする管理会計の一領域」と位置づけている[7]。

前述のように，従来，日本の医療機関では，一般企業のように独自の戦略を自律的に打ち出す必要がなく，政府等が示した政策動向を後追いすることが経営のKFSとされてきたが，社会ならびに制度の著しい環境変化にフレキシブルに対応するため，医療経営においても，自律的な組織となるべく本格的な経営戦略導入の必要性が次第に高まりつつある。

特に，日本のTPP参加によって，仮に医療サービス提供体制において市場原理が全面的に導入された場合，医療機関の間で今以上に激しい競争が生じることも予想され，一般の企業と同様の自律的な組織として，コストリーダーシップ，差別化戦略，集中戦略などの競争戦略をとっていくことも必要となろう。このよ

うに，医療機関が，市場環境における企業同様の行動様式をとろうとする動きは，医療機関の「企業化」現象としてとらえることができる。

　今後，日本の医療機関は，少子・超高齢化という国内の社会経済的課題を踏まえ，地域包括ケアの進展にかかわる戦略的な対応を迫られると同時に，日本のTPPへの参加等，経済のグローバル化にかかわる国際的課題が生み出す競争的環境に対しても，いかに戦略的に対応していくのか，一般企業と同様，自律的組織としての戦略指向のマネジメント能力の真価が問われることになる。

　このような状況の中，「企業化」しつつある医療機関に対し，近年，経営戦略への関心を強め，それを自らの内に取り込みつつある管理会計は，いかなる処方せんを提供しうるのであろうか。

## 2．地域包括ケア体制の構築と医療機関の戦略グループ経営

　本章の前段で，日本の医療経営に影響を及ぼす，国内での外的環境変化の一例として，地域包括ケア体制の進展を取り上げた。地域包括ケア体制では，地域における医療・介護施設の連携が必要となるが，その連携形態としては，自己完結型と地域ネットワーク型の二つに大別され，いずれの連携形態を選択するにせよ，グループ経営管理の視点が必要となる。なぜなら，これまでは各地域における，個別施設対個別施設という競争形態であったが，地域包括ケア体制の推進を背景とした市場競争環境の変化から，現在は，地域で連携している医療・介護施設グループ同士の競争という構図に変わりつつあるからである。

　とりわけ地域ネットワーク型の連携は，各々が経営的に独立している単体の施設等が結びついた連携形態であり，「企業化」とも言うべき一種のヴァーチャル組織としてとらえられるが，各々が別法人格を有することから，個別経営の最適化を乗り越えた，グループの全体最適化を目指すグループ経営管理の視点が不可欠となる。一方，自己完結型の連携においても，既存施設の買収を行うM&Aによる多角化展開の場合，これまで別法人同士が有していた経験や技術，知識をいかに融合させていくかという視点からのグループ経営管理が必要となることは言うまでもない。

　ところで，グループ経営管理の要諦は，経営の多角化として，事業分野の異なる既存の施設や事業者を組み合わせることによって，単体の施設や事業者が有する経営資源の部分和の総和を上回るシナジー効果を生み出す点にある。そのためには，異なる特有の文化を有する各事業（医療・介護など）を，共通の評価基準を用いるマネジメントシステムに取り込むだけでなく，文化的にも適切に融合さ

## 2　医療機関の「企業化」と管理会計による戦略マネジメント支援

せることで、グループとしての経営戦略を実行しやすい環境を整備していく必要がある。

地域包括ケアシステムにおける医療・介護を連携させたサービス提供体制を、経営学者のポーター（Porter, M. E.）が主張する、一連の事業の流れを個別のプロセスに分解したバリューチェーン（value chain, 価値連鎖）を念頭に置いた、ケアのためのバリューチェーン＊としてとらえれば、従来の管理会計の役立ちとして、まず当該バリューチェーンにおける施設間でのコスト（原価）低減による経営の効率化などが考えられる。

　　　＊　ここで言うケアのためのバリューチェーンとは、健診→予防→介入（診療行為）→リハビリテーション→在宅医療→介護の順で進行し、最後に緩和ケアや看取りで終わるケアにかかわるフローを指す。

すなわち、バリューチェーン上での施設間での連携を有効にし、市場での競争優位を確立していくためには、各施設の機能を連結し、各施設が果たす役割を最適化したうえで効率化を図るという、機能横断的なマネジメントシステムが必要となるが、とりわけ施設間での取引や調整のためのコスト低減など「範囲の経済」を追求するため、プロセス視点に立脚した活動分析などを活用してコスト低減を図ろうとするABM（activity-based management, 活動基準原価管理）や、作業の負荷と経営資源の見積もりを支援するためにABC（activity-based costing, 活動基準原価計算）を用い予算管理を行うABB（activity-based budget-

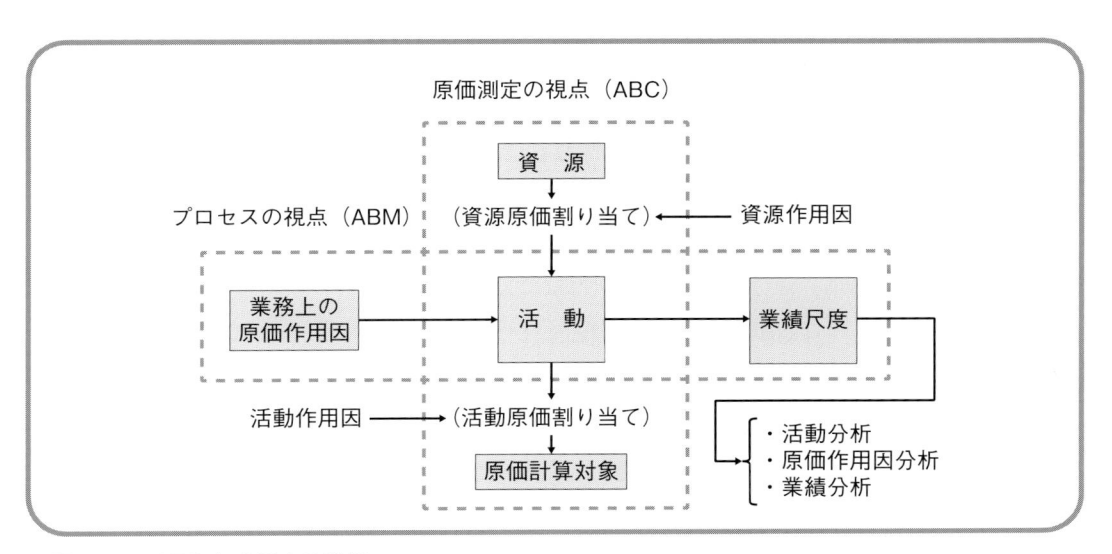

図 10-1　ABCとABMの関係
出典）櫻井通晴（2012）：『管理会計　第五版』p.338　図13-5, 同文舘出版をもとに一部改変。

ing，ABC予算）導入などの管理会計手法の活用は有効となろう（図10-1）。

　しかし，各施設が医療・介護という無形のサービスを提供していることに加え，各施設間でバリューチェーンをつくり上げていく点を考慮した場合，従来の管理会計が対象としてきた有形資産だけでなく，バランスシート（balance sheet，貸借対照表）に記載される有形資産以外の資産であるインタンジブルズ（intangibles，無形の資産），すなわち，卓越した業務プロセス，特許などの知的資産，ブランドや評判などの無形資産，スキルやノウハウなどの人的資産，ネットワークやインフラなどの情報資産，組織文化やチームワークなどの組織資産などを管理対象とし，戦略的にその有効活用を図り，知識主導型の戦略マネジメントを行う戦略的管理会計が必須なものとなってくると言えよう。

　その際，上記のインタンジブルズを可視化しその測定を可能にすることで，優れた戦略を策定・実行できるようになるわけであるが，その意味で，戦略実施のためのインタンジブルズのマネジメントを可能にする，前出の戦略マネジメントシステムとしてのBSCへの役割期待は大きい。

## 3．規制緩和による医療機関の「企業化」と管理会計の必要性

　日本の医療経営に影響を及ぼす外部環境変化を国際的な視点から眺めた場合，メディカルツーリズムの進展やTPPへの参加など，医療サービス提供体制にかかわる規制緩和の影響があることはすでに指摘したとおりである。

　特に，TPP参加による「混合診療の原則解禁」および「株式会社による医療機関経営への参入」の導入によって，日本の医療機関の「企業化」が進み，規制緩和によって，医療機関が一般の企業と同様に，競争市場において利益確保のための行動様式をとる可能性が高いと予想される。

　前述のように，医療特区に限定した「混合診療の原則解禁」および「株式会社による医療機関経営への参入」という第2段階の実現可能性は長期的には否定できないが，全国レベルでの医療への市場原理の導入という第3段階の実現については可能性が低いという指摘があるが，仮に第3段階のシナリオが実現すれば，前出の医療法人病院等は，現在の政府等による護送船団方式の環境の中から，いきなり一般の企業と同様に，グローバルな競争にさらされることになる。

　さらに，上記のTPPによる規制緩和以外にも，医療の国際化の問題があるが，管理会計の視点から見れば，外国人患者を「輸入」するメディカルツーリズムよりも，日本企業の海外進出と同様の意味をなす，医療機関の「輸出」のほうが，海外事業特有の経営リスクの問題もあって，管理会計によるマネジメント支援の

必要性が高いと思われる。

とりわけ医療機関の「輸出」については，前述のように，国内では医療法人形態での医療機関経営を行いつつ，海外では株式会社病院の形態をとり「企業化」しつつ経営展開を図っていくことも考えられるが，この場合，一般の企業における海外子会社に対するマネジメントコントロールの問題や，これに関連する国際振替価格の問題なども生じてくる可能性があり，国際管理会計の領域が，日本の医療機関の海外進出にかかわるマネジメント支援に資するものとみられる。

## 3 結びにかえて

ヴィスコンティ監督による1963年公開のイタリア・フランス合作映画『山猫』の中に「変わらないで生き残るためには，変わらなければならない」というセリフの一節がある。

現在，日本の医療機関は，国内的には，世界でも類をみない少子・超高齢社会から派生する様々な問題に直面し，また国際的には，TPP参加による医療への市場原理の導入問題など，その経営の根幹を揺るがすような課題を抱えるという，いまだかつてない厳しい状況に置かれている。

日本の医療機関が，上記の流動的な経営環境に機敏に対応し，今後も医療経営の持続可能性を維持していくためには，自らパラダイムシフトを起こし，従来の価値観を捨て，つねに自らを変革していくことで，新たな将来展望を切り開いていくしかない。

そのためには，医療機関においても経営環境の変化に対応すべく戦略への取り組みが不可欠となるが，その効果的な策定・実行を会計情報の側面から支援する管理会計の重要性は，戦略マネジメントのための経営ツールとして，今後もますます大きくなると言えよう。

【引用・参考文献】
1）APCAC2012アメリカ・アジアビジネスサミット（2012年3月1日／開催地：東京）のパネルディスカッション「TPPとアジア太平洋地域における貿易構築の展望」におけるウェンディー・カトラーアメリカ通商代表補の冒頭発言
　　在日アメリカ大使館ホームページ
　＜http://japanese.japan.usembassy.gov/j/p/tpj-20120314a.html＞（2013.2.1アクセス）

2）「Ambassador Ronald Kirk Office of the United States Trade Representative」p. 203（2011）
3）二木　立（2012）『TPPと医療の産業化』p.36, 勁草書房
4）二木　立（2012）『TPPと医療の産業化』p.38, 勁草書房
5）二木　立（2012）『TPPと医療の産業化』p.62, 勁草書房
6）「高齢社会における社会保障のあり方―医療保険を中心として」『日本医師会平成9年度医療政策会議報告』, pp.10～11（1988）
7）櫻井通晴（2012）『管理会計　第五版』p.541, 同文舘出版

・櫻井通晴（2012）『管理会計　第五版』同文舘出版
・佐藤貴一郎（2010）「医療から見た経営戦略」（水巻中正・安藤高朗編著『医療と介護の融合』pp.110～129, 日本医療企画）
・清水　孝（2001）『経営競争力を強化する戦略管理会計』中央経済社
・（2012）「消費増税後の医療・介護」『日経ヘルスケア』10月号, 22～40
・高橋淑郎編著（2011）『医療バランスト・スコアカード研究【経営編】』生産性出版
・田中　滋（2008）「地域格差と医療の危機―医療計画を危機克服に生かすためには―」pp.27～35,『平成18・19年度　医療政策会議報告書』日本医師会
・地域包括ケア研究会「地域包括ケア研究会　報告書～今後の検討のための論点整理～」（平成20年度老人保健健康増進等事業）（2009.3）
・Collis, D. J. and Montgomery, C. A.（1997）*Corporate strategy : a resource-based approach*（根来龍之・蛭田　啓・久保亮一訳（2004）『資源ベースの経営戦略論』東洋経済新報社）
・二木　立（2012）『TPPと医療の産業化』勁草書房
・野村総合研究所（2010.3）『国際メディカルツーリズム調査事業報告書』（経済産業省　平成21年度サービス産業生産性向上支援調査事業）
・真野俊樹（2012）『医療が日本の主力商品となる』ディスカバー携書, ディスカヴァー・トゥエンティワン
・Ambassador Ronald Kirk Office of the United States Trade Representative:2011 National Trade Estimate Report on FOREIGN TRADE BARRIERS, EXECUTIVE OFFICE on the PRESIDENT of the UNITED STATES（2011）

# 第11章 医療経営の新展開

社団法人 全国社会保険協会連合会 社会保険横浜中央病院 病院長
日本大学 名誉教授 大道 久

　つねに変革を迫られるのが経営であり，パラダイムシフトの過程にある医療の現実と，今後の展開を冷静に見据えて対応していくことが医療経営の基本となる。時代の進展に伴う潮流の変化で主要なものは，人口構成の構造的な推移，社会保障制度改革の展開，今後の医療提供体制と人材養成の動向，医療管理における連携調整と情報通信技術の活用等である。本章では，これらの視点から，今後の新展開の行方を探る。

## 1　人口構造の変化と医療経営

　医療あるいは介護において，サービスの需要は，対象者の年齢に大きく依存する。高齢化の進展により，医療・介護のニーズは著しく増大する。入院・外来を問わず，医療機関における高齢患者は日を追って増加し，要介護高齢者も急増している。医療・介護は社会保障の主要な対象であり，それを支える生産年齢人口は相対的に減少し，社会保障負担に耐えられるかどうかが深刻な問題となりつつある。一方で，少子化も進行が止まらず，医療・介護を支える若年層の減少は，特に看護師の確保・養成の課題をますます困難なものとしている。

### 1．高齢化，少子化と多死化

　旧聞に属するが，2006年に国立社会保障・人口問題研究所が示した，向こう50年間の日本の将来推計人口の結果は衝撃的であった[1]。現在，喫緊の課題となっている「社会保障・税一体改革」の論議の端緒になった2011年6月の「社会保障改革に関する集中検討会議」[2]においても，この人口推計が引用されており，ここに示しておく（図11-1）。この図では，年齢区分が20歳，65歳，75歳となっており，通常の「年少人口」と「生産年齢人口」の年齢区分である15歳とは異なっ

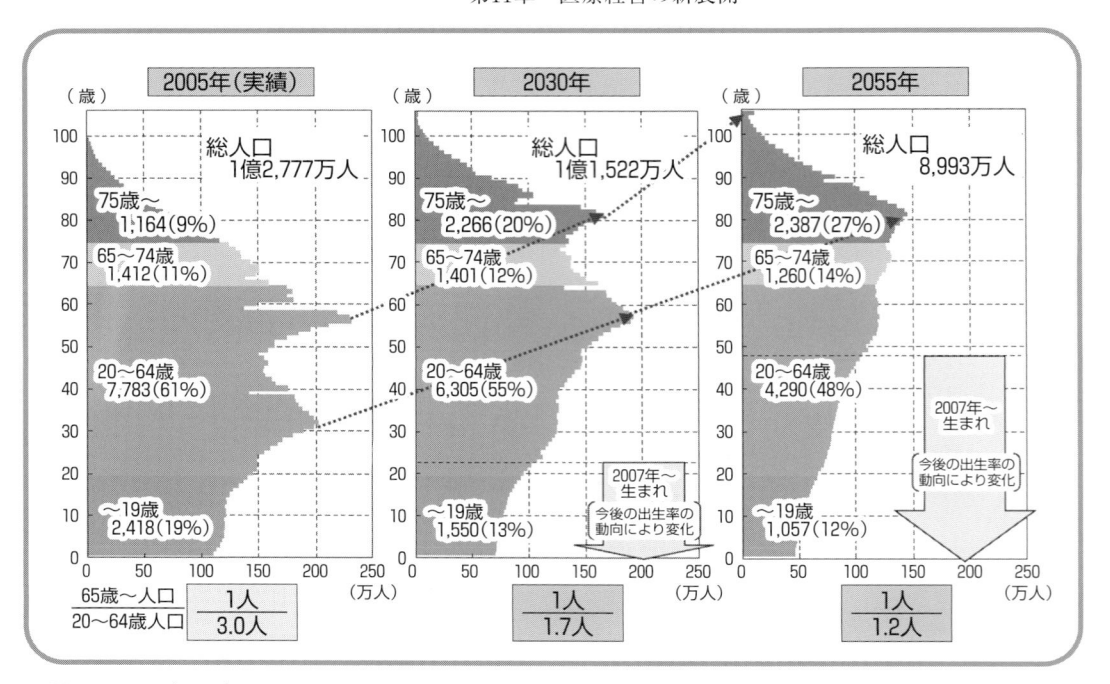

図 11-1 人口ピラミッドの今後の推移（2006年中位推計）
注：2005年は国勢調査結果（年齢不詳按分人口）。
出典）国立社会保障・人口問題研究所（2006）「「日本の将来推計人口」結果の概要」

ているので留意する必要がある。

　高齢化の基本指標である65歳以上の人口が総人口に占める割合である「老年人口比率」は，2005年で20％のところ，2030年には32％，2055年には41％に達すると言う。実際に医療を受けている患者の人口に対する割合である受療率を年齢階級別に見ると，「後期高齢者」とされる75歳以上で急増する。75歳以上の後期高齢者数は，2005年で1,164万人であったが，2030年には2,266万人と倍増する。これは，20年ほどの間に，より医療を必要とする高齢人口層が1,000万人規模で増加することを意味しており，このようなことはこれまでに経験したことはない。その主要な要因の一つは，戦後のベビーブームがいわゆる団塊の世代を構成し，2020年代に後期高齢者層に参入するからである。このような高齢者の増加によって，医療需要のみならず介護需要の増加も著しく，年金はより直接的に財源を必要とする。現在，このような人口の構造的な推移を踏まえて，2025年までを視野に置いて，税と社会保障の一体改革が進められている。

　図11-2に示すように，今後は少子化と多死化の傾向はさらに加速し[3]，2012年の出生数が約100万人強のところ，2025年には80万人弱，2055年には約50万人

1　人口構造の変化と医療経営

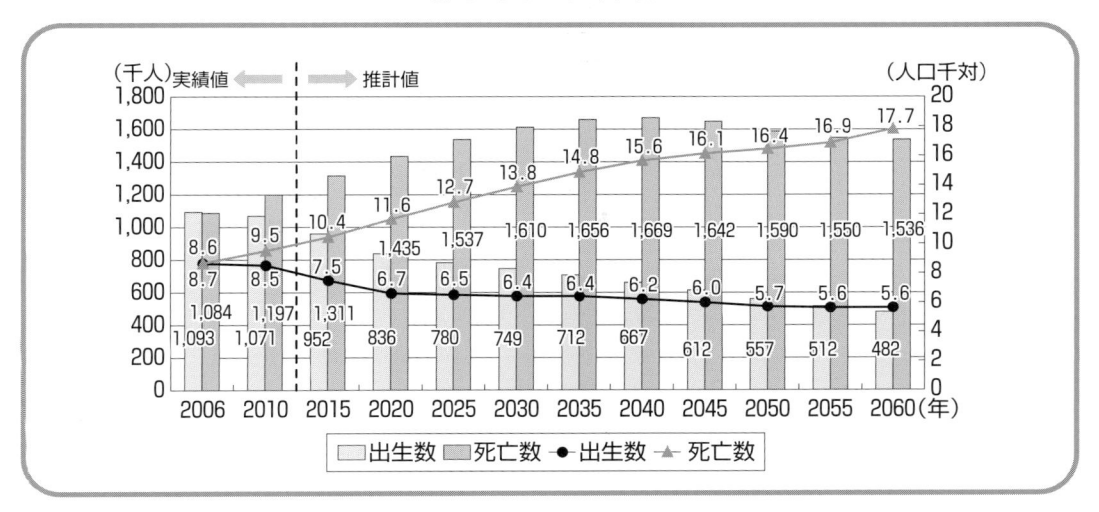

図 11-2　出生数および死亡数の将来推計
資料）2006年，2010年は厚生労働省「人口動態統計」による出生数及び死亡数（いずれも日本人）。2015年以降は国立社会保障・人口問題研究所「日本の将来推計人口（平成24年1月推計）」の出生中位・死亡中位仮定による推計結果（日本における外国人を含む）
出典）内閣府（2012）『平成24年版高齢社会白書』p.6，印刷通販

にまで減少すると予想されている。また，死亡数はすでに120万人に達しており，2030年代には160万人を超える。日本の総人口は2006年に減少に転じているが，今後の人口減少は速度を速め，2040年代に入ると1億人台を割り込み，2055年には9,000万人弱まで減少する。

## 2．医療経営の変革

上記のような人口構成の構造的な変化は，医療経営に極めて大きな変革を迫ることになる。医療機関では高齢患者が圧倒的に増加し，傷病も慢性疾患の割合が拡大する。高齢による複合的な病態は複数の診療科にわたる診療を必要とし，超高齢者の医療については，高度医療による延命措置という考え方の見直しが求められる。独居または高齢者夫婦のみの世帯の患者の退院は容易ではない。急性期に力点を置いてきた医療は，亜急性期・回復期，さらには長期療養等の受け皿となるべき施設や在宅医療の不備に直面する。終末期医療や看取りについても，従来は病院の役割が大きかったが，多死社会を迎えて，その受け入れ施設や死に場所のあり方が深刻な課題となる。

少子高齢化の進展を受けて，家族介護から介護の社会化を図るべく，2000年に介護保険制度が導入された。同制度は要介護者の自立支援を基本理念として順調に発展し，受給者数は急速に増加して2010年度には500万人を超えた[4]。これは発

足時の約2倍であり，給付費総額も7.2兆円規模となった。そして，同年度の要介護認定のデータによると，日常生活に支障のある認知症の高齢者数は280万人，65歳以上人口の約10％に相当する。これは当初の予測を大幅に上回るペースで増加しており，最近の推計によれば2025年には要介護の認知症高齢者数は470万人に達するという[5]。

## 3．これからの医療経営

　医療機関あるいは介護事業者は，今後の10〜20年間の時代の激変期にあたって，自らの立ち位置を見定め，新たな経営戦略を立てなければならない。その際の基本的な前提は，医療・介護とも皆保険体制が維持されるところにある。後述する社会保障改革も，持続可能な皆保険体制の構築を謳っており，従来の診療報酬・介護報酬の枠組みは堅持されることになろう。ただし，グローバル経済での貿易の自由化や，地方分権の流れの中で地域特性を踏まえた柔軟な運用等の可能性は考慮しておく必要がある。

　いずれにしても，20〜64歳までの実質的な生産年齢人口の何人が1人の65歳以上の高齢者を支えるのかという基本指標は，図11−1に示したとおり，現在がおおむね3人で支える「騎馬戦型」であり，2025年には2人で支え，現在20歳の若者が65歳の高齢者になる45年後にはおおむね1人で支える「肩車型」になるということである。少子化の進行による看護・介護要員の確保困難がすでに深刻な問題となっているが，今後は生産年齢人口割合の相対的な減少が加速し，社会保障財源の窮迫が現実のものとなる。消費税が10％に引き上げられることになったが，実際の社会保障給付のあり方はこれから具体化する。医療経営の観点からも，その動向を注視することは必須である。

# 2　「社会保障・税一体改革」にみる医療・介護機能の再編

## 1．社会保障の充実・強化と効率化

　年金・医療・介護の今後の推移を踏まえ，2011年6月に政府は「社会保障改革に関する集中検討会議」において，2025年度までを視野に置いた社会保障改革案を取りまとめた[6]。前民主党政権は基盤脆弱で，内閣不信任決議案が上程され，否決されたとはいえ混迷を深める政情の中での改革案の提示であった。改革の手

## 2 「社会保障・税一体改革」にみる医療・介護機能の再編

順や自治体との関連をめぐって異論も少なくなかったとされるが，旧自民党政権時代の2008年に取りまとめられた「社会保障国民会議」[7]の方向と軌を一にしており，その内容を振り返っておく意義はあろう。

同改革案の骨子は，「子育て」，「医療・介護」，「年金」等のそれぞれの領域について，先行きの見通せる2015年度までに「充実」する部分と，「重点化・効率化」によって費用を抑制する部分を明確にし，それぞれの改革の工程と所要額を示している。具体的には，段階的な消費税の引き上げなどの，ある条件下でのシミュレーションに基づき，3.8兆円程度の充実による増額と，重点化・効率化による1.2兆円程度の給付費用の抑制を図るとしている。

1.2兆円程度の給付抑制は，すべて医療・介護の重点化・効率化で捻出するとされ，高齢化の進行する今後も病床数を増やさず，在院日数の短縮で4,300億円を抑制する。生活習慣病予防等で外来患者を減らして1,200億円，介護予防と在宅移行で1,800億円，加えて受診時の100円程度定額負担で1,300億円，短時間労働者の被用者保険加入等で1,600億円，介護納付金の総報酬割導入で1,600億円等の抑制が列挙されている。これらの抑制策は，2012年度以降の診療報酬・介護報酬の改定に反映させるとされ，また，立法措置の必要な事案も少なくない。これらの施策は，現段階ですでに見送られたものもあれば，論議が継続中のものもある。

一方，医療・介護の充実・強化策として，2015年度には病院・病床機能の分化・強化と在宅医療の充実等に8,700億円程度，地域包括ケアシステムの構築や施設のユニット化に2,500億円，そのための人材増強に2,400億円，計1.4兆円程度を振り向けるとしている。また，保険者機能の強化を通じた給付の重点化として，市町村国保の財政基盤の強化に2,200億円，低所得者の介護保険料軽減に1,300億円，長期高額医療の負担軽減に1,300億円，その他，総合合算制度の導入や逆進性対策等で計1兆円を投入し，医療・介護で合計2.4兆円の充実を図るとしている。

肝心の財源については，改革案では2015年度までに段階的に消費税率を10％まで引き上げ，前記の充実と重点化・効率化等の制度改革に必要な費用，高齢化の進行等により増大する費用および基礎年金国庫負担2分の1を実現するための費用等に充てることで，社会保障の安定財源確保を図るとしている。消費税1％の引き上げは2兆円余の財源を生むとされるが，5％引き上げ分の大まかな配分は，社会保障充実・効率化等の制度改革，高齢化，年金2分の1のそれぞれの増分に1％，消費税引き上げに伴う社会保障支出増に1％，次世代につけを回している

「機能維持」にかかる費用に1％としている。これにより，2015年度段階で財政健全化目標である「国と地方の基礎的財政収支の赤字半減」の達成が見込まれるとしている。

　現段階では，消費税は2014年4月に8％に，2015年10月に10％に引き上げることがようやく決まった。しかし，景気動向や軽減税率の適用など，引き上げに伴う運用については不確定要素が残されている。また，その配分についても再度政権が交替した現在，今後の見通しは極めて不透明である。しかし，「社会保障・税一体改革」にみる一連の施策は，今後の医療経営の展開を探るうえでおおいに参考となろう。

## 2．病床機能の再編と地域包括ケア体制

　同改革案には，今後の医療・介護サービス提供体制について，2025年までに実現するとした将来イメージが示されている。その実現のためには，必要な法整備をするとともに，診療報酬・介護報酬の体系的見直しを行うとしている。内容的には，旧自民党政権下の2008年に「社会保障国民会議」[7]が示した改革シミュレーションにおけるいくつかのシナリオの延長線上にあると見受けられる。その後，消費税の段階的な引き上げが決定されるにあたって，改めて「社会保障制度改革国民会議」が設置されることとなり，その論議も開始されたところである。皆保険体制を堅持する限り，政権が交代しても医療・介護の将来像は大きく変わることはないと考えられる。ここで示す将来に向けた方向性は，医療経営の観点からも基軸として受け止められる必要があろう。

　図11-3は，医療・介護機能の再編の方向として示されたもので[2]，2025年度に向けた台形の移行図は，今や病院関係者にはよく知られた図柄となっている。ここで示された新たな病床区分や施設体系の導入は，医療法をはじめとする関連諸法規の改正に直結する事項であり，医療経営の新たな枠組みともなるものである。その基本的な趣旨は，病床の機能分化をさらに進めることで，より効率的・効果的な医療提供体制を構築して相互の連携の深化を図ること，また，医療と介護の適切な機能分担を図り，「施設」から「地域」へ，「医療」から「介護」への移行を推進することが基調となっている。

　具体的には，急性期医療について「高度急性期」と「一般急性期」に区分し，すでに診療報酬で機能分化しつつある「亜急性期・回復期リハビリテーション等」を種別化する。また，地方部において病院単位で機能分化を図ることが困難な場合は，「地域に密着した病床」または「地域一般病床」として高度急性期か

2 「社会保障・税一体改革」にみる医療・介護機能の再編

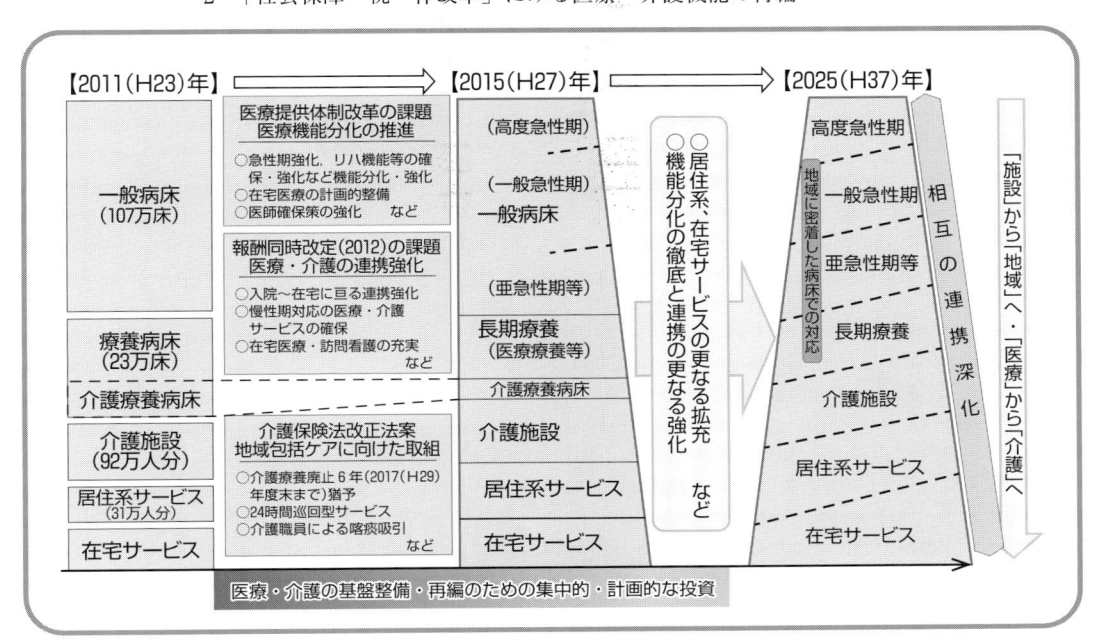

図 11-3 医療・介護機能の再編の方向性
出典）内閣官房（2011）社会保障改革に関する集中検討会議「医療・介護に係る長期推計」

ら亜急性期までの機能を併せ持つ病床群として種別化する。そして，「長期療養」は現行の療養病床における医療区分2・3に相当する患者を受け入れ，精神科病床数は削減を図る。介護施設と居住系サービスについては，従来の流れを受け継いで発展させる。

急性期医療には資源を集中的に投入することとし，高度急性期については医師・看護師等の職員を倍増し，一般急性期についても6割増とする。そして，一般急性期の平均在院日数を9日程度とするなどの短縮を図ることで，総病床数は現在の病床数から増加させることはしない。診療所や訪問看護による在宅療養支援機能については，資源を投入して大幅に拡充する。

2025年に向けた改革シナリオの一つが目指している病床規模は，高度急性期18万床（平均在院日数16日），一般急性期35万床（同9日），亜急性期26万床（同60日），地域一般病床24万床（同20日）で，総計103万床となる。これは現在の一般病床総数の107万床と同規模である。なお，療養病床は現在より5万床増やして28万床（同135日），精神病床は8万床減らして27万床（同270日）としている[2]。

一方，改革案には図11-4に示すような地域おける医療・介護の提供体制の将来像が例示されている[2]。これは，医療・介護の機能分担を進め，重層的に住民

第11章　医療経営の新展開

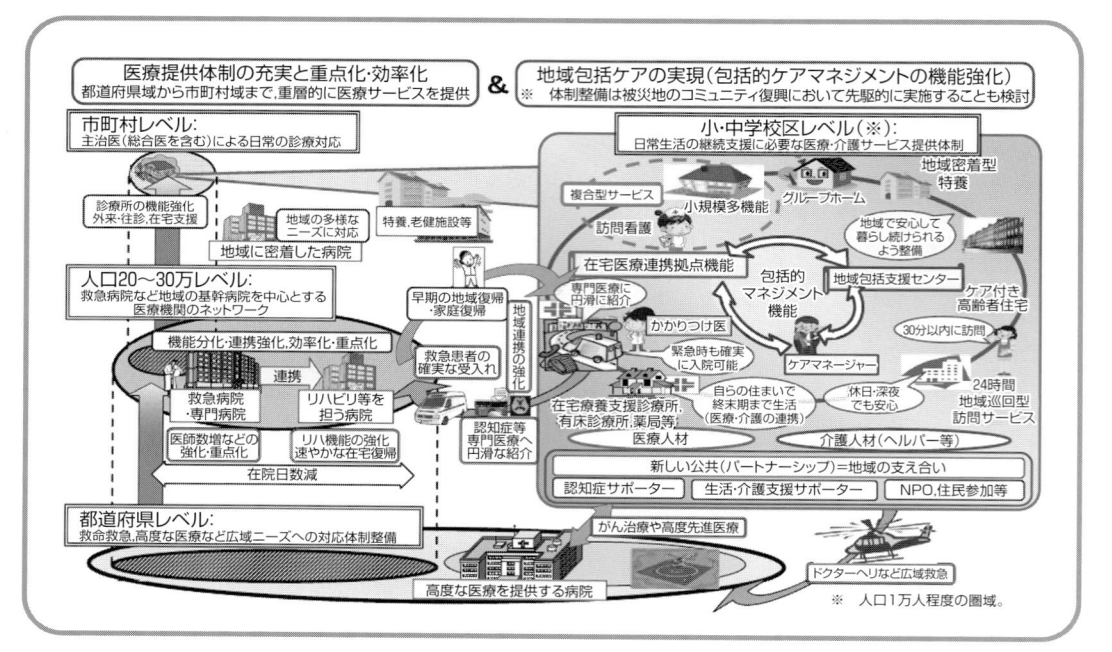

図 11-4　医療・介護の提供体制の将来像
出典）内閣官房（2011）社会保障改革に関する集中検討会議「医療・介護に係る長期推計」

を支えるネットワークとして構築される必要があることを強調し，日常生活圏域内に「医療」・「介護」・「予防」・「生活支援」・「住まい」が切れ目なく，組織的かつ一体的に提供される「地域包括ケアシステム」の確立を図るとしている。具体的には，小中学校区レベル（人口1万人規模程度の圏域）において日常的な医療・介護サービスが提供され，人口20～30万人レベルで地域の基幹病院機能にアクセス可能で，都道府県レベルで救命救急・がん等の高度医療への体制を整備することが一つのイメージであるとしている。

「地域包括ケア体制」という用語は，超高齢社会を地域で支える仕組みの代名詞になりつつある。想定されているサービスは，従来からの医療・介護制度による在宅関連サービスを充実させ，在宅療養支援診療所・訪問看護・グループホーム・調剤薬局による訪問服薬管理・24時間対応巡回型介護サービス・小規模多機能施設・ケア付き高齢者住宅等を包括的にマネジメントする。改革案では，各地域に在宅医療を推進する連携拠点を設け，地域包括支援センターを充実させて，在宅介護や居住系サービスの倍増を図る。そして，これらの機能強化に必要な医療・介護従事者数は，現行の6割増の700万人余を見込むとしている。

2025年までの10年余の間に，現状の病床機能をどこまで分化・集約化できるの

か，またその裏づけとなる人員配置等のための原資が確保できるのか，現段階でそれを判断する材料は整っていない。「社会保障・税一体改革」として示された改革案は，それらの課題に着手せざるをえないという点で意義をもつ。その後，消費税の段階的な引き上げにあたって改めて「社会保障制度改革国民会議」が設置され，新自民党政権の下で今後の現実的な改革が行われることになる。今後の立法措置や診療報酬・介護報酬の改定は，医療経営の新展開を加速させることになろう。

# 3 地域医療の新たな展開と医療経営

## 1. 新たな医療計画の方向

　医療経営は地域の場で展開される。今や，医療提供は個別の施設内で完結することは少なく，地域における連携調整が重要な視点となっている。地域における医療連携は，医療計画の運用で新たな潮流が明らかとなりつつある。2006年の医療法改正で新医療計画制度が導入され[8]，主要疾病と医療分野について「切れ目のない連携体制の構築」を目指すことを謳い，一定の成果を得てきたといえる。しかし，この間に医師や看護師の不足・偏在は解消せず，救急・周産期・小児等の医療では「選択と集中」が進んだものの，地域によってはなお安定的な確保が困難な状況が続いている。

　各県とも，2013年度からの次期5か年計画となる医療計画の策定が終了しており，国の指針に沿った新たな方向が明らかとなりつつある[9]。これまでの「がん」，「脳卒中」，「急性心筋梗塞」，「糖尿病」の4疾病に「精神疾患」が追加されて5疾病となり，「救急」，「周産期」，「小児」，「災害」，「へき地」の5事業とともに，「在宅医療」が医療計画における主要な記載事項となっている。また，これら5疾病・5事業および在宅医療については，入手可能な指標によって現状把握と課題抽出を行い，数値目標の設定と達成状況の評価が行われることになっている。そして，二次医療圏の設定についても，医療提供の実情に合わせて見直されている。

　主要疾病として追加された精神科医療について，今後の新たな方向が明確となりつつある。医療保護入院を見直し，精神保健福祉法の保護者の責務規定を廃止するとともに，精神保健指定医1人の診察で入院ができ，早期の退院に向けた取

り組みや，権利擁護のための代弁者の選任を可能とする新たな入院制度が創設される。精神疾患患者を，家族のみでなく地域全体で支える方向が示されたと言える。

　精神疾患については，認知症への対応が重大な問題となる。前述のように，2010年の要介護認定のデータによると，日常生活に支障のある認知症の高齢者数は280万人，65歳以上人口の約10％を占める。今後，2015年で345万人，2025年では470万人に達するという[5]。認知症高齢者の著しい増加見込みを踏まえ，国は「認知症疾患医療センター」の拡充を進める方向を明確にしている[10]。具体的には，各県の医療計画と連動させながら，従来の「基幹型」と「地域型」に加えて，認知症の鑑別診断ができる診療所を「身近型」として加え，高齢者6万人に1か所，全国に300か所程度整備する方針であるという。

　他領域の課題として，がん診療については各拠点病院の質の平準化と「がん登録」の推進，救急医療については「家庭自己判断」・「電話相談」・「119番通報」・「現場搬送」の各段階での「トリアージプロトコル」[11]の実践と普及，東日本大震災の経験を踏まえた災害医療の抜本的見直しと防災体制の再構築等が主要なものである。いずれも従来から取り組まれてきたものであるが，新たな時代の要請を踏まえた対応が必要である。

## 2．在宅療養支援と終末期医療

　社会保障改革の目指すべき方向として「地域包括ケア体制」の整備が強調され，診療報酬・介護報酬の同時改定においても，医療・介護の連携強化を促進する諸策が講じられた。団塊世代が後期高齢者層に参入した場合の影響が繰り返し語られるが，高齢化の波は以前から地域の現場に押し寄せている。

　先にも記したように，介護保険の運用状況を見てみると，2010年度の要介護認定者は506万人，要介護3以上が4割を占め，介護給付費総額も7兆円を超えた[4]。2000年の介護保険発足初年度の要介護認定者数は256万人，給付費総額は3.2兆円程度であったから，この10年間でその規模は2倍あるいはそれ以上に増加した。そして，このままでは2025年度の介護保険の給付費総額は20兆円に達することが見込まれている。

### （1）「施設から在宅へ」

　基本的な潮流は，「施設から在宅へ」である。この方向は，1980年代後半に老人保健施設が導入された頃からのもので，20年余にわたって唱道されてきた。病院から家庭に復帰するための中間施設として創設された老人保健施設は，3か月

までの入所と医療を包括する定額支払いを基本としている。介護保険導入後は介護施設となったが，2010年度の統計によると，約3,700施設，26万人を受け入れている。しかしその実態は，平均在所日数330日，在宅復帰率24％にとどまる[12]。

　病院あるいは老人保健施設からの在宅への復帰が困難な要因については，繰り返し指摘されている。高齢化に伴う傷病の慢性化・重症化，少なからぬ合併症の併存，そして独居世帯の増加や家族・介護者の高齢化，認知症の進行等が在宅への移行を阻んでいる。事態を打開するには，在宅関連サービスへの人的・物的資源の手厚い投入，病院等における多職種による退院調整の励行，地域における関連資源の把握と緻密な連携調整等が必要である。

　期待されながらも十分に機能しなかった「在宅療養支援診療所」と「在宅療養支援病院」は，先の改定で常勤医の数と往診や看取りの実績等を要件に，「機能強化型」として見直された。また，2012年4月の改定で介護保険に新たに導入された「24時間型定期巡回・随時対応サービス」は，全1,580保険者のうち200弱の保険者が2013年度中にサービスを開始する予定であるという。いずれも，在宅医療・在宅ケアを実現するうえでの基本サービスであり，今後の普及・定着が強く望まれている。

　認知症についても，在宅での対応を促進するために，国は精神病床への新規入院患者のうち50％が2か月で退院できるような体制整備を図り，薬物治療の指針の策定や，早期発見と対応のための「認知症初期集中支援チーム」の新設にも取り組むとしている。

（2）終末期医療のあり方

　超高齢などで衰弱して回復の望みがない患者や，本人・家族が延命を望まない場面に直面する機会が増え，医療の現場には戸惑いが広がりつつある。「胃ろう」等の人工栄養の中止，「人工透析」の導入や継続の見合わせなど，医療者には重い判断を迫られる。これらの問題につては，関連する学会が提言やガイドラインを示し，その中で，本人の意思を基本とし，状況によっては家族の意思に基づいて，それらの医療を中止すること，あるいは適用を見合わせることを認めている[13]。

　超高齢社会における終末期医療においては，延命の論理だけでは律しきれないことが予感される。「尊厳死」を法制化しようとする動きもあるが，現段階では賛否が分かれている。今後は，個々人の死生観に基づいて，自らの終末期医療のあり方を選択するという，何らかの意思表示の仕組みが必要であるということであろう。

以上のような諸課題に対応するためにも，社会保障改革が求めている「地域包括ケア体制」の整備が不可欠である。実効の上がる仕組みを早期に確立し，地域の実情に応じて運用されることが強く求められる。

## 3．医師・看護師の確保と養成

近年の医師不足および医師の地域偏在や診療領域の不均衡は，地域医療そのものに深刻な影響を与えた。以来，様々な施策が重ねられ，救急や小児・周産期の医療に対する診療報酬上の評価，医師臨床研修制度の見直し[14]による研修医の地域偏在の是正，自治体等の寄付講座による大学医局機能の強化等が行われてきたが，医療全般における医師確保困難の問題が軽減されたとは言えない。一部の地域では，病院の小児科医，あるいは産婦人科医の離脱により，周辺の全域にわたって必要な医療を確保できない事例が，今なお伝えられている。

医師不足に対応するために，既存の医学部定員の拡大が毎年行われており[15]，2012年度の定員数は8,991人で，2007年度のそれより1,366人も増加している。ただし，新規の養成数を引き上げても，当面の差し迫った課題に即効性がないことや，団塊世代の高齢化のピーク後は需要の低下が見込まれることから，これ以上の養成拡大には慎重論がある一方で，医師確保に長年苦しんできた地域を抱える自治体からは，医科大学の新設を望む声が絶えない。

医学部定員の拡大による増加分の相当部分は「地域枠」と呼ばれるもので，卒後の一定期間，地元に勤務することを条件に県が奨学金を出している場合が多い。「地域枠」の学生はまだ卒業しておらず，地元に定着するかどうか未知数である。従来のままの医学教育や臨床研修では，医師数が若干増加したとしても，地域偏在や診療領域の不均衡が是正される保証はない。医師の新たなキャリアパスが形成されなければ，安定した地域医療の確保は困難であることが認識されつつある。こうした状況の中で，ようやく専門医制度のあり方の議論が本格化し，連動する形で「総合医」の養成の必要性が，改めて強調されるようになった[16]。

専門医を認定・評価する枠組みとして，18の基本診療領域が想定されているが，19番目の専門医として「総合診療医」を検討する方向が鮮明となった。これは，総合的に患者の診療にあたる「総合診療医」や「かかりつけ医」の育成が今後の地域医療の再構築のために重要であるという観点から，従来からこの領域の学術活動を行ってきたプライマリケア関連学会に加えて，内科・小児科・救急・外科等の各学会の協力による育成が必要とされた。高齢化がさらに進む今後の地域にあって，総合的な診療能力を有する医師への期待が高まっている。

看護師は慢性的な不足状態で，その確保は医師に劣らず容易でない。特に，7対1看護体制の吸引力は強く，入院基本料のあり方の見直しの議論に至っている[17]。看護系の大学を含む看護師養成機関の増設の動きが続いているが，18歳人口の減少は急速であり，学生の確保や養成後の医療への定着には相変わらず困難な問題が多い。また，技術進歩に対応できる能力をもつ看護師が求められる一方で，在宅療養支援のための訪問看護師も確保されなければならない。高齢化の進展はより多くの看護・介護の人材を必要とすることは明らかであり，看護師養成も引き続いて重い課題である。

　このような看護に対する多様なニーズの中で，今後の看護師の役割として，医師の包括的指示の下で「特定行為」を行う看護師の身分を導入する動きが明らかとなりつつある。チーム医療推進の流れの中で，特定の医療行為を担う看護師のあり方が検討されているのである[18]。医師の指示のもとで成り立つ従来の診療補助業務との関係が議論され，特定行為等を法で定めてその研修を制度化することの是非が問われている。近年の医師不足や，医療の高度化に伴う診療業務の役割分担の見直しが必要となってきていることなどが背景にある。「特定行為」を行う看護師という身分の成立は，医師と看護師との関係に大きな変化をもたらす可能性がある。

　医師・看護師等の専門職を含む人材確保は，医療経営にとって基本課題である。その確保困難は最大の経営リスクであり，現に過重な業務による医師の離脱や大学医局への引き揚げなどにより，診療の中止や病棟閉鎖に追い込まれた事例が急増し，その再開の目途もつかないことはまれでない。また，7対1，あるいは10対1の看護体制の維持が困難で，不本意な入院基本料に甘んじている病院も少なくない。経営継続のための「選択と集中」はこのような場合の重要な戦略となるが，その決断は決して容易ではない。環境変化が進む中で，的確な現状把握と経営判断が従来以上に重要となる。

# 4　今後の医療経営における組織管理

## 1．医療連携に必須となる退院調整業務

### （1）転院に向けた退院調整

　近年，地域にもよるが，急性期医療における退院調整が主要な課題の一つと

なってきている[19]。急性期後の受け皿となるべき施設または在宅サービスの整備が十分でないことに加えて、重症化した高齢患者が増加する一方で、診療報酬上の制約から在院期間の一層の短縮を迫られているからである。急性期医療を担うとされるDPC対象病院における退院調整の手順は、医師による医療の終了を見越して、病棟看護師が把握している患者の病状に照らしながら、MSWや地域連携担当者が受け入れ可能な病院または施設と連絡・調整をすることが基本となる。在院が延長して、診断群分類の平均在院日数に相当するDPCの入院期間Ⅱを超え、さらに出来高払いに移行する特定入院期間に入るようなことになると、入院基本料の逓減がさらに進むところから、転院に向けた退院調整は切迫した業務となる。

　想定される受け皿病院は療養病床であるが、人工呼吸器の装着や中心静脈栄養のための持続点滴等の医療依存度が高い患者を受け入れる病院は限られる。感染や慢性的な発熱、あるいはせん妄や認知症を伴う場合も同様で、詳細な情報交換と相互の信頼関係があって、ようやく連携調整が成り立つ。

　亜急性期病床は急性期後の医療依存度の高い患者の受け皿として有効で、DPC病床を含む一般病床の中に一定の割合で導入して柔軟な運用が可能である。急性期と亜急性期の区分はそもそも相対的なものであり、少なからぬ合併症を抱えて重症化し、入院が長期化しがちな高齢患者の場合は、病状の推移と支払い制度の制約を勘案しながら病床運用を行っているのである。今後、病床機能を高度急性期・一般急性期等に分化させる方向が示されているが、それらに人的資源を集中して在院期間を短縮させるほど、亜急性期あるいは療養病床が担うべき役割の範囲は拡大する。病床の総数をそれほど増やさないのであれば、現行の一般病床内での急性期と亜急性期・回復期の区分は、後者を増やし前者を減らす方向にシフトさせざるをえない。

（2）在宅に向けた退院調整

　病状が軽快して在宅復帰の目途がついても、様々な困難がつきまとう。独居高齢者や家族の世話が期待できない事例がむしろ一般的であり、まずは介護保険との調整が行われる。ヘルパー派遣や宅配食事サービス等の手配はおおむね円滑に対応可能であるが、ひとたび経管栄養や気管切開等の医学的管理が必要になれば、医師による在宅医療の継続が必須となる。近年、在宅医療に取り組む診療所は増えているが、どこまでの医学的管理に対応できるのか等の連携に必要な情報の入手は、決して容易ではない。退院調整の過程で、縁があって連携の機会があった診療所から具体的な情報を得ている場合がほとんどである。病院と診療所の連携

は，検査や入院の依頼を受けた患者に必要な病院医療を提供し，終了後に診療所に返すという患者紹介が主流であるが，今後は病院が在宅医療を依頼し，急変時の入院を確実に受け入れるというような連携関係が必要である。

　超高齢期を迎えるこれからの地域においては，在宅サービスを含む医療・介護・福祉の関連情報を集積し，その需給の整合を図るための連携調整システムの構築が求められている。医療経営の観点からは，自らの役割・機能が，急性期，亜急性期・回復期，あるいは慢性期のいずれかを明確にしたうえで，円滑な連携調整を行えるような業務体制を整備することが合理的である。地域完結型の医療は，今後の医療経営の必然的な流れとなっている。

## 2．情報通信技術と医療管理

　医療分野における新たな展開が多岐にわたる中で，病院であれ地域であれ，情報通信技術（ICT：information and communication technology）の適切な活用は，触れざるをえない課題である。近年のICT技術の進歩とその成熟には目覚ましいものがあり，今や日常生活に欠かすことのできないツールとなって普及・定着している。スマートフォンやタブレットは容易に入手が可能で，多様なアプリケーションによって，あらゆる分野で有効に活用されている。それを実現している情報技術はクラウドと呼ばれ，データを自分のパソコンや携帯電話ではなく，インターネット上に保存し，自宅や事業所，病院，あるいは外出先など，様々な環境のパソコンや携帯電話，特に情報機能を高めたスマートフォンから，データの閲覧や編集，あるいはアップロードすることができる。とりわけ，様々なデータを特定のグループで共有するグループウェアのような使い方も自在に可能となったのである。

　情報技術については，診療報酬請求のためのレセプトシステムが病院において普及しており，医師の指示を電算入力して業務を合理的に行うオーダリングシステムも一般化しつつある。最近は，診療録を含むすべての記録を電子化して運用する「電子カルテ」も大規模病院を中心に導入が進んでいる[20]。法制上も，1999年には診療録の電子化について，「真正性」・「見読性」・「保存性」が担保されれば容認されるところとなり[21]，2006年からはレセプトのオンライン請求が段階的に義務化されることになった[22]。また，画像診断に対する診療報酬に「電子画像管理加算（フィルムレス加算）」が導入されて画像情報の電子化も進んでいる。そして，2010年には診療情報を外部の電子ファイルに保存することが容認されて，医療におけるクラウド技術の活用の分野が一気に拓けたのである[23]。

クラウド技術は，切れ目のない連携を第一とする今後の医療提供にあって，患者の情報共有の重要なツールとなる。地域の基幹病院と連携する他の病院・診療所あるいは調剤薬局間で，インターネットを活用した情報ネットワークを整備し，診療記録を共用することで，投薬や検査の重複防止等を図り，安全で質の高い医療を実現することが可能である。また，自らの健康・医療に関する記録を一括管理して，いつでも活用できる PHR（personal health record）が，クラウド技術により実用可能となったことから，官民それぞれの立場からの事業化の動きがある。医療機関に受診したとき，詳細な健康履歴の情報が携帯端末から入手できれば，病気の治療に有効であることは言うまでもなく，出先で発作を起こしたときなどは救命につながる。

在宅療養の分野でも，クラウド技術はすでにおおいに役立っている。地域で在宅関連業務を行っている担当者は，医師・看護師をはじめとする医療者のみならず，介護関連の職種や，保健・福祉の立場から行政も関与する。このような多職種による在宅サービスを，円滑かつ齟齬なく実施するには，患者・利用者の情報共有が極めて有効である。アクセスを適切に制御した共有ファイルは，広く普及したスマートフォンやタブレットから容易に参照できるところから，その活用を図る事例が少なからず報告されている。

今後の医療経営の新たな展開に向けて，あらゆる場面で情報技術の活用は不可避である。国も今世紀に入って早々に「医療IT化グランドデザイン」を毎年策定して，効率的な医療提供と医療情報の活用を促してきた[24]。また，近い将来「マイナンバー制度」（社会保障・税番号制度）が導入されることが見込まれており[25]，医療・介護でもID番号制度に関する検討が進んでいる。この分野では特段に個人情報保護に留意する必要があるが，本章で繰り返し述べた「地域包括ケア体制」の構築とその運用には，まさにこのICT技術の活用が必須となる。今後は，個々の医療機関はもとより，介護あるいは在宅関連の事業者，そして患者・利用者自身が情報の利用者となる。今後の医療経営においては，インターネットのウェブサイトを介した情報発信力とともに，情報通信技術の効果的な活用は重要な戦略となろう。

【引用・参考文献】
1）国立社会保障・人口問題研究所（2006.12）「「日本の将来推計人口」（平成18年12月推計）結果の概要」

2）内閣官房（2011.6）社会保障改革に関する集中検討会議「社会保障改革案」
3）内閣府（2012）『平成24年版高齢社会白書』印刷通販
4）厚生労働省（2010.10）「介護保険事業状況報告の概要」
5）エイジング総合研究センター（2010）「認知症・要介護高齢者の将来推計」
6）財務省（2011.6）「社会保障・税の一体改革の概要」
7）内閣官房（2008.11）「社会保障国民会議　最終報告」
8）厚生労働省（2006.6）「第5次医療法改正の概要」
9）厚生労働省（2012.3）「医療計画作成指針」
10）厚生労働省（2008.9）「認知症疾患医療センターの整備等について」
11）厚生労働省（2012.2）「緊急度判定（トリアージ）プロトコルの策定に関する基本方針」
12）厚生労働省（2012.6）「平成22年介護サービス施設・事業所調査結果の概況」
13）社団法人日本老年医学会（2012.6）「高齢者ケアの意思決定プロセスに関するガイドライン―人工的水分・栄養補給の導入を中心として」
14）臨床研修制度のあり方等に関する検討会（2009.2）「臨床研修制度等に関する意見のとりまとめ」
15）文部科学省高等教育局医学教育課（2011.4）「これまでの医学部入学定員増等の取り組みについて」
16）専門医の在り方に関する検討会（2011.11）「わが国の専門医制度の現状と新たな制度の基本設計」（社団法人日本専門医制評価・認定機構　池田康夫）
17）大道　久（2012.11）「社会保障改革と入院基本料」『週刊社会保障』2703，pp.36～37
18）厚生労働省（2011.11）チーム医療推進会議「看護師特定能力認定制度骨子（案）」
19）大道　久（2012.6）「超高齢期を迎えた地域の連携調整」『週刊社会保障』2662，pp.36～37
20）保健医療福祉情報システム工業会（2012）「オーダリング・電子カルテ導入調査報告－2011年版－」
21）厚生省健康政策局長・医薬安全局長・保険局長通知（1999.4）「診療録等の電子媒体による保存について」
22）厚生労働省保健局（2011.7）「レセプトの電子化の状況と診療報酬の支払い早期化について」
23）厚生労働省医政局長・保険局長通知（2010.2）「「診療録等の保存を行う場所について」の一部改正について」
24）厚生労働省（2001.12）「保健医療分野の情報化にむけてのグランドデザインの策定」
25）社会保障・税に関わる番号制度に関する実務検討会（2011.6）「社会保障・税番号大綱（案）－主権者たる国民の視点に立った番号制度の構築－」

# 終章

大道　久

　本書『病院経営のイノベーション』は，時代が大きく転換する現下の動向を直視しつつ，医療のパラダイムシフトに焦点を合わせ，今後の経営戦略のあり方を多角的に検討したうえで，新たな医療経営の展開の方向を探ろうとしたものである。

　第1章「医療のパラダイムシフト」では，医療のステークホルダーとして，医療の利用者・社会，医療の提供者，政府・行政の三者を置き，近年のそれぞれの時代的変化をたどっている。利用者・社会は著しい少子高齢化が進行し，医療安全への関心が急速に高まった。政府・行政は，医師数と医療費の抑制策を底流としつつ，診療報酬による誘導で政策運用をしてきたが，地域医療の危機的状況に直面して，医師養成制度の見直しや専門医制度の構築に着手し，さらに病床機能の分化による一層の効率化を進めようとしている。そして，医療提供者・病院は，医師・看護師の確保が困難となる中で，各専門職の業務範囲の見直しやチーム医療の展開に迫られる一方で，日進月歩の診断・治療技術にも即応していかなければならない。このような中で，医療のパラダイムシフトの方向は，良質で安全な医療，各ステークホルダーの協働，医療現場の「見える化」，有効な機能分化，アウトカムを踏まえた政策誘導，リーダーシップの発揮による強いガバナンスと有効なマネジメントであるとしている。

　第2章「病院経営におけるパラダイムシフトと経営戦略の変化」では，パラダイムシフトの何たるかを改めて確認したうえで，他分野，他組織，他企業との知識・技術・手法等の連携や融合で革新的な価値を創造するオープンイノベーションの方向性を探っている。この方向は今後の医療経営においても大いに期待されるところであり，すでにICT企業が医療現場に参画して構築しようとしているネットワークモデルは，ライフイノベーションとも呼ぶべき成果を上げつつある。ICTのみならず，エネルギー，流通，金融等の分野とのコンバージェンス（融合）による医療におけるオープンイノベーションは，今後の医療経営や行政の健康政策に大いなる可能性を秘めていることを示している。特に，そこにおけるBSCの手法によるアプローチが有効であることが指摘されている。

# 終　章

　第3章「病院経営における外への戦略・地域への展開」では，高齢化が急速に進む今後の地域社会にあっては，医療は「安心」をキーワードとする産業たるべきであり，地域の雇用を生むことで地域の活性化を図り，また地域振興の拠点となることが期待されている。医療サービスそのものは，自由なアクセス，高品質，低コストの3要素を同時に満たすことはもはや無理であることを前提に戦略を立てる必要がある。また，顧客たる患者の大部分が通院可能な範囲の地域に在住しており，介護，住宅，流通，運輸，情報等の関連事業者を統合し，その拠点としての病院事業が目指される必要がある。今後は，地方部の医療・介護への資本投下によって人口の流入が期待できるとともに，少なからぬ雇用を生むことで衰退傾向にある地域経済の活性化が可能であるとしている。

　第4章「病院経営における外への戦略・地域外への展開」では，M&Aの手法で周辺の複数地域，そして他都府県へと，地域外に向けて拡大的に病院事業を展開することの理念と戦略，および傘下に収めた病院の事業経営の手法について，実績に基づいて具体的に紹介している。対象地域の医療需要の将来推計，経営情報の全職員への開示と人事考課の有効な活用，BSC手法を適用した経営指針書による事業運営等，明快な経営手法は単なる机上論でない重みをもつ。最後に語られる「一病院ピカピカ作戦」に対比させた「地域外展開を好む経営者」の経営哲学は，今後の医療経営の新たな展開にとって示唆に富んでいる。

　第5章「病院経営における内への戦略・医療の質の向上とコスト低減への展開」では，トロント大学医学部公衆衛生学ブラウン教授らによって提起された「医療の質とコスト」に関する今日的な議論を紹介したものである。アメリカおよびカナダ・オンタリオ州におけるACOやCIHI等の事例を検証しながら，医療経営における基本的テーマについて，多くの文献を引用しながら今後の方向性を探っている。エビデンスの活用や医療の質の測定についての問題点，あるいはモチベーションの仕組み方とP4P等の位置づけなど，多岐にわたる論点に言及している。今後，コスト削減とサービスの質向上という二律背反的要素がさらに強く求められる中で，これらの議論は避けて通れないであろう。

　第6章「病院経営における内への戦略・ファシリティマネジメントへの展開」では，ファシリティマネジメント（FM）は，単なる施設・設備の維持・管理ではなく，土地・環境・建物・付帯設備等を医療経営のために戦略的に活用することが本来の役割であるとして，環境変化に対応するFM，安全・安心のためのFM，患者中心のFM等について，それぞれの意義を強調している。また，ヘルスケアFMの展開におけるBSCの有効性に触れ，ライフサイクルコスト

# 終　章

（LCC）の観点が重要であることを説いている。そして，大震災を経験して業務継続計画（BCP）の意義が見直され，今後の医療経営の展開において，FMが必須であることが語られている。

　第7章「内への戦略と外への戦略をつなぐバランスト・スコアカード」では，環境が変化する時代には経営戦略が必須であり，経営学における戦略理論の展開の経緯が語られる。戦略と戦術の違いや，戦略の階層性，事後的に成果を認める創発戦略等について概説されるが，とりわけ戦略論の四つのアプローチ，すなわち「内へ」・「外へ」，「要因」・「プロセス」に着目する意義が指摘される。そして，BSCアプローチにおける戦略の位置づけを検証したうえで，SWOT分析との関係に言及している。このような経営戦略論を踏まえると，BSCを活用した医療経営は，経営戦略の策定とその実行，そしてその成果を評価するうえで有効で，医療におけるパラダイムシフトに耐えうる方法論であるとしている。

　第8章「倉敷中央病院における戦略的病院経営」では，良質な企業マインドが，日本の医療発展期の病院と幸せな融合を果たして，一大成果を上げた事例の経営戦略の経緯が語られている。原理念を踏まえて各期に明確なビジョンと目標を掲げ，中長期計画を策定してその実現を図る経営戦略は圧巻であり，その成果はつとに有名である。特に，急性期医療を中心とした第3期の評価は高いが，今後の超高齢社会における高度急性期医療の経営戦略が注目されるところである。

　第9章「松山赤十字病院における戦略的病院経営」では，BSCの導入により経営改善の成果を得たこの10年間の実践過程について，管理者自らが紹介している。100年の歴史をもつ公的病院も外部環境の変化等で幾度か経営難を経験し，その改善を図るべく基本理念・基本方針を見直し，医療連携の強化や病院機能評価の受審，成育医療センターの設置と地域医療支援病院の承認等，経営改善に向けた戦略的な取り組みを行ったことが語られる。一連の過程で戦略が全職員に徹底されていないことが明らかとなり，その対応としてBSCの導入が行われて著しい成果を上げ，喫緊の課題であった新病院建設の実現にも一歩近づいたという。

　第10章「医療経営のパラダイムシフトと管理会計の新展開」では，少子・超高齢化やTPP参加等に伴うリスクに対応するうえで，管理会計が有効なツールとなることを説いている。地域包括ケアシステムの構築には，多角化やM&Aによる自己完結型か連携によるネットワーク型の方向が考えられるが，サービスの個々のプロセスをバリューチェーンとしてとらえ，それぞれの活動分析によりコスト低減を図るABMのような管理会計手法が有効であることを示唆している。また，TPP参加に伴う混合診療の解禁や営利法人による医療経営が認められる

## 終　章

ことになれば，医療機関の企業化が進んで管理会計によるマネジメント支援の必要性がますます高まるとしている。

　第11章「医療経営の新展開」では，すでに医療の現実はパラダイムシフトの過程にあることを踏まえ，様々な課題の動向を見据えて戦略的に対応していくことが医療経営の基本であるとして，当面の主要課題について概説している。時代の進展に伴う潮流の変化で主要なものは，人口構成の構造的な推移に伴う超高齢化と多死社会の到来，社会保障制度改革に見る医療・介護の再編，地域包括ケア体制の整備と人材確保困難の動向，医療管理における連携調整と情報通信技術の活用等であり，それぞれの視点からの今後の新展開の行方を探っている。

　各章を通覧して改めて認識されることは，日本の社会が人類未踏ともいってよい時代的変化に直面しつつある中で，今後の医療経営の変革の方向性について，明確なベクトル軸として示すことはとても無理だとしても，様々な論点や可能な選択肢として本書に散りばめられているということである。経営とは本来，多面的・創発的なものであり，実行してみて初めて新たな方向が見えてくるのが一般的である。本書が，医療経営の新たな展開の一助となることが期待される。

# 索 引

## 欧文

absorptive capacity ……19
ACO（Accountable Care Organizations） …… 69, 78, 80
ABB（activity-based budgeting） …… 195
ABC（activity-based costing） …… 195
ABM（activity-based management） …… 195
BSC（Balanced Scorecard）
…… 12, 28, 86, 87, 95, 115, 140, 143, 144, 145, 146, 173, 179, 196
BM（benchmarking） …… 108
BCM（business continuity manegement） …… 94
BCP（business continuity plan） …… 91, 103
business strategy …… 121
CIHI（Canadian Institute Healthcare Information） …… 67
CIMA（Chartered Institute of Management Accountants） …… 193
convergence …… 20
core competence …… 129
corporate strategy …… 121
crafting strategy …… 125
CRM（customer relationship management） …… 38
CS（customer's satisfaction） …… 38
DPC（Diagnosis Procedure Combination） …… 4
DPC/PDPS（Diagnosis Procedure Combination/Par-Diem Payment System） …… 189
emergent strategy …… 124
ES（employee's satisfaction） …… 39
FM（facility management） …… 91
FM'er（facility manager） …… 92
functional strategy …… 121
gain sharing …… 75, 76
ICT（information and communication technology） …… 20, 95, 213
IHI（Institute for healthcare Improvement） …… 69
intangibles …… 196
IHN（integrated healthcare network） …… 37
IFMA（International Facility Management Association） …… 92
JFMA（Japan Facility Management Association） …… 92
JCI（Joint Commission International） …… 162
KFS（key factor for success） …… 183
KPI（key performance indicator） …… 97
LCM（life cycle management） …… 91
LHINs（Local Health Integration Networks） …… 82
margin …… 43
medical homes …… 82
mission …… 43
paradigm …… 14
pay for performance …… 75
PDCA …… 113, 146, 192
PHR（personal health record） …… 37, 214
place, process, people …… 93
SLA（service level agreement） …… 97
space, service, staff …… 93
SBU（strategic business unit） …… 135
SWOT（strengths and weakness and opportunities and threats） …… 119, 127, 137
TPP（Trans Pacific Partnership） …… 182, 186

## ア

IT戦略本部 …… 37
愛PLAnet …… 177
青島矢一 …… 117
亜急性期病床 …… 205, 212
アート（直観） …… 141
安心 …… 35
アンゾフ, H.I.（Ansoff） …… 116, 184
アントレプレナー・スクール …… 119

## イ

医学部定員 …… 210
異業種間連携 …… 20
育成医療 …… 175
医師 …… 159
維持運用管理活動 …… 91
意思決定プロセス …… 116
医師数抑制政策 …… 3
医師の偏在 …… 8
医師不足 …… 210
伊丹敬之 …… 117
五つのP …… 118
一般急性期病床 …… 205
一般病床の機能分化 …… 4
意図した戦略 …… 124
意図せざる戦略 …… 124
医療IT化グランドデザイン …… 214
医療安全 …… 2
医療・介護充実強化策 …… 203
医療・介護提供体制 …… 206
医療観光 …… 40
医療圏拡大 …… 46
医療行為 …… 67
医療コスト …… 84

# 索　引

医療資源の最適化 ……… 29
医療需要係数 ……… 49
医療特区 ……… 196
医療の質 ……… 6
医療のパラダイムシフト …6
医療費抑制政策 ……… 4
医療福祉複合体 ……… 38
医療福祉連携モデル ……27
医療法人病院 ……… 189
医療保険 ……… 184
医療倫理 ……… 5
医療の質 ……… 84
インセンティブ ……74,75
インタンジブルズ ……… 196
院長ヒアリング ……… 178
インテグレーション …73,74

### ウ

ウォンツ（wants） ……… 39
内への経営戦略 ……129,134
ウーベルバイト，J．（Φvretveit）
……… 85

### エ

英国特許管理会計士協会
……… 193
ABC予算 ……… 196
エビデンス（医療行為の）
……… 67
エビデンス（研究の） ……70
エーベル，D.F.（Abell）の事
　業定義 ……… 120
M&A ……… 59
遠隔医療プラットフォーム
……… 24
遠隔画像診断治療補助システム
……… 24
延命処置 ……… 201

### オ

大原孫三郎 ……… 151
オーダリングシステム …213
オープンイノベーション
……… 16,18
オープンイノベーション部門
……… 20
オレゴンルール ………33

### カ

海外展開（医療機関の）‥191
『外国貿易障壁報告書』（アメリ
　カ，2011） ……… 187
介護保険制度 ……… 201
かかりつけ医 ……… 79,210
学習アプローチ ……… 134
学習型アライアンス ……29
学習支援 ……… 176
加護野忠男 ……… 117
価値連鎖 ……… 195
活動基準原価管理 ……… 195
活動基準原価計算 ……… 195
加藤俊彦 ……… 117
株式会社病院 ……… 189
借入金償還年数 ……… 47
看護師不足 ……… 211
がん診療 ……… 208
環太平洋戦略的経済連携協定
……… 182,186
管理会計 ……… 193
管理会計データ ……… 193
管理者 ……… 115

### キ

企業BCP ……… 104
規制緩和 ……… 190
機能戦略 ……… 121,123
救急医療 ……… 208
吸収能力 ……… 19
急性期医療 ……… 204
競争戦略 ……193,121,122
競争戦略理論 ……… 127

### ク

クラウド ……… 213
クラウドコンピューティング
……… 25
クラフティング戦略 ……125
クラフト（経験） ……… 141
グリンリーフ，R.K.（Greenleaf）
……… 165
グループ経営管理 ……… 194
グループ内連携 ……… 61
クローズドイノベーション
……… 17
クーン，T.S.（Kuhn） ……15

### ケ

経営計画 ……… 114
経営資源 ……… 134
経営指針書 ……… 60
経営情報開示 ……… 60
経営戦略
　　……114,115,120,140
経営データ ……… 193
経営の質 ……… 6
けいじゅヘルスケアシステム
……… 38
経営利益率 ……… 47
携帯情報端末 ……… 26
警備業務 ……… 97
ゲインシェアリング …75,76
決定のルール ……… 116
ゲームアプローチ ……… 134
健康サービス需要 ……… 44

### コ

コア・コンピタンス ……130
コア・コンピタンス経営 …129
後期高齢者 ……… 2
公的医療保険制度 ……… 187
高度急性期基幹病院 ……165
高度急性期病床 ……… 205
コーエン，W.M.（Cohen）
……… 19
顧客満足 ……… 38
国際管理会計 ……… 197
国際ファシリティマネジメン
　ト協会 ……… 92
5疾病・5事業 ……… 207
コスト削減率 ……… 71
コーディネーション …73,74
「ことづくり」 ……… 34
混合診療 ……… 188
コンセプト構想プロセス
……… 140
コンバージェンス ……20,21

### サ

サイエンス（分析） ……141
災害時BCP ……… 104
在宅医療 ……… 207
「在宅医療・介護あんしん2012」
……… 184

# 索　引

在宅介護 ……………… 37
再入院 ………………… 80
再入院率 ……………… 68
サーバントリーダーシップ
　……………………… 165
サービス系施設 ……… 93
差別化の追求 ………… 136
ザーラ, S.A.（Zahra）… 19
3 S …………………… 93
3 P …………………… 93

### シ

自院トリアージ ……… 103
シェンデル, D.（Schendel）
　……………………… 116
事業継続計画 ……… 91, 103
事業継続性活動 ……… 94
事業戦略 …………… 121, 122
事業戦略理論 ………… 127
資源アプローチ …… 127, 129
資源依存型アライアンス
　………………………… 29
資源ベースの戦略 …… 129
自己完結型連携 ……… 184
自己資本比率 ………… 47
シスコシステムズ …… 23
施設管理 ……………… 92
死亡数 ………………… 201
事務系管理職 ………… 160
社会保障改革に関する集中検
　討会議 …………… 199, 202
社会保障国民会議 …… 203
社会保障制度改革国民会議
　………………………… 5
「社会保障・税の一体改革」
　……………………… 183
自由診療 ……………… 188
終末期医療 ………… 201, 209
重要業績評価指標 …… 97
重要成功要因 ………… 183
受療率 ………………… 200
シュンペーター, J.A.
　（Schumpeter）……… 192
省エネルギー ………… 97
少子化 ………………… 200
情報通信技術 …… 20, 95, 213
職員満足 ……………… 39
職種別ヒエラルキー … 61

職能 …………………… 123
ジョージ, G.（George）… 19
ジョブズ, S.P.（Jobs）… 167
新医師臨床研修制度 …… 4
シングルループ学習 … 126
人口減少 ……………… 201
人材確保 ……………… 211
人事考課制度 ………… 61
人事戦略 ……………… 123
診断群分類 …………… 4
診療報酬 ……………… 10

### ス

ステークホルダー …… 1, 72
スミス, M.（Smith）…… 79

### セ

精神科医療 …………… 207
清掃業務 ……………… 97
成長戦略 …………… 121, 122
セクショナリズム …… 61
セルズニック, P.（Selznick）
　……………………… 118
全社戦略 …………… 121, 122
戦術的意思決定 ……… 116
戦略管理会計 ………… 193
戦略事業単位 ………… 135
戦略的意思決定 ……… 116
戦略的管理会計 ……… 193
戦略テーマ ………… 142, 146
戦略マップ ………… 145, 146

### ソ

増改築 ………………… 100
総合診療医 …………… 210
創造的破壊思考 ……… 192
創発戦略 ……………… 124
組織有効性 …………… 118
外への経営戦略 …… 128, 134
損益計算書 …………… 61

### タ

退院調整 ……………… 211
大学医局制度 ………… 4
貸借対照表 …………… 61
多死化 ………………… 200
建替 …………………… 100
建物カルテ …………… 97

ダブルループ ………… 125
ダブルループ学習 …… 126

### チ

地域一般病床 ………… 205
地域医療統合ネットワーク
　………………………… 82
地域医療トリアージ … 103
地域医療連携 ………… 160
地域医療連携室 ……… 172
地域医療連携ネットワーク
　……………………… 177
地域完結型医療 ……… 213
地域ネットワーク型連携
　……………………… 185
地域包括ケア ………… 36
地域包括ケア体制
　…………… 183, 184, 206
地域密着型サービス業 … 59
地域医療支援病院 …… 177
地域枠 ………………… 210
チェスブロー, H.W.
　（Chesbrough）……… 16
チーム医療 ……… 5, 11, 60
チャンドラー, A.D.（Chandler）
　……………………… 115
中期的目標 …………… 153
中堅経営集団 ………… 11
長期療養 ……………… 205
超高齢社会 …………… 2

### ツ・テ

ツェルマン, W.N.（Zelman）
　………………………… 28
低コストの実現 ……… 136
定住人口増加策 ……… 42
定点観察 ……………… 97
デザイン・スクール
　…………………… 118, 140

### ト

統合モデル（ACOの）… 81
特定行為 ……………… 211
「どこでもMY病院」…… 37
ドメイン ……………… 120
ドラッカー, P.F.（Drucker）
　…………………… 145, 149

索　引

取引コスト型アライアンス …… 29

## ニ
二木　立 …… 187
二次医療圏 …… 207
二次医療圏データベース …… 49
24時間型定期巡回・随時対応サービス …… 209
ニーズ（needs）…… 39
日本医療機能評価機構 …… 175
日本ファシリティマネジメント協会 …… 92
認知症初期集中支援チーム …… 209
認定 FM'er …… 98

## ネ・ノ
年齢階級別国民医療費 …… 48
年齢階級別国民医療費比率 …… 49
脳卒中治療 …… 24

## ハ
破壊的イノベーション …… 18
伯鳳会グループ …… 50
バーニー, J.B.（Barney）…… 117
ハメル, G.（Hamel）…… 129
パラダイム …… 14
パラダイムシフト …… 15
バランスト・スコアカード（BSC）…… 12, 28, 86, 87, 95, 115, 140, 143, 144, 145, 146, 173, 179, 196
バリューチェーン …… 195

## ヒ
PDCA サイクル …… 113, 146, 192
P4P …… 76
非営利法人 …… 189
ビジネスポリシー …… 115
ビジネス理論 …… 145

ビジョン …… 119
病院建築 …… 99
病院の類型化 …… 9
病院 BCP …… 104
病床機能 …… 204
病床規模 …… 205
病床数 …… 205
品質保証制度 …… 97

## フ
ファシリティマネジメント …… 91
ファシリティマネジャー …… 92
部署間連携 …… 61
プライマリケアコスト …… 71
プラハド, C.K.（Prahalad）…… 129
プロセス（経営戦略の）…… 132
分権化 …… 166
分権化組織 …… 166

## ヘ
ヘルスケア FM …… 95
ヘルスケア FM'er …… 107
ベンチマーク …… 108
ペンローズ, E.T.（Penrose）…… 127

## ホ
保険診療 …… 188
ポジショニングアプローチ …… 127, 128, 129, 134
ホスピタルエンジニア …… 108
ホスピタルレポートカード …… 68
ポーター, M.E.（Porter）…… 115
ホファー, C.W.（Hofer）…… 116

## マ
マイナンバー制度 …… 214
マスタープラン …… 101
マネジメントツール …… 12

## ミ
見守りサービス …… 36
民間医療保険 …… 188
ミンツバーグ, H.（Minzberg）…… 116

## ム・メ
無形資産 …… 134, 196
メディカルツーリズム …… 40, 190
メディカルホーム …… 82

## ヤ・ヨ
柳澤　忠 …… 92
要因（経営戦略の）…… 131

## ラ
ライフサイクルコスト …… 96
ライフサイクルマネジメント …… 91
ライフサポートエコシステム …… 26, 27
ラインハルト, U.E.（Reinhardt）…… 79

## リ
リスクマネジメント …… 161, 191
リスクワークショップ …… 161
リーダーシップ …… 11, 137
リーダーシップ（医師の）…… 73
療養支援ナース …… 177
療養病床 …… 212

## レ・ロ
レビンサル, D.A.（Levinthal）…… 19
レセプトシステム …… 213
連携調整システム …… 213
老年人口比率 …… 200

〔編著者〕（執筆順）

**堺　常雄**（第1章担当）
　　一般社団法人　日本病院会　会長，社会福祉法人　聖隷福祉事業団　総合病院聖隷浜松病院　総長

**髙橋　淑郎**（第2章・第5章・第7章担当）
　　日本大学　商学部　教授（非営利組織経営学），同大学院　商学研究科　教授（病院経営）

〔共著者〕（執筆順）

**神野　正博**（第3章担当）
　　社会医療法人財団　董仙会　恵寿総合病院　理事長

**古城　資久**（第4章担当）
　　医療法人　伯鳳会・社会福祉法人　大阪暁明館　理事長

**Brown, Adalsteinn**（第5章担当）
　　Professor, Full SGS Member,
　　Director, Institute of Health Policy, Management and Evaluation,
　　Chair, Public Health Policy, Dalla Lana School of Public Health, University of Toronto

**上坂　脩**（第6章担当）
　　株式会社　竹中工務店　医療福祉・教育本部　本部長付

**相田　俊夫**（第8章担当）
　　公益財団法人　大原記念倉敷中央医療機構　副理事長

**渕上　忠彦**（第9章担当）
　　日本赤十字社　松山赤十字病院　病院長

**渡部　禎純**（第9章担当）
　　日本赤十字社　松山赤十字病院　事務部長

**橋口　徹**（第10章担当）
　　日本福祉大学　経済学部　教授

**大道　久**（第11章・終章担当）
　　社団法人　全国社会保険協会連合会　社会保険横浜中央病院　病院長，日本大学　名誉教授

### 病院経営のイノベーション

2013年(平成25年) 8月20日 初版発行

| 編著者 | 堺　　　常　雄 |
| | 髙　橋　淑　郎 |
| 発行者 | 筑　紫　恒　男 |
| 発行所 | 株式会社 建　帛　社 KENPAKUSHA |

〒112-0011　東京都文京区千石4丁目2番15号
　　　　　　TEL (03) 3944-2611
　　　　　　FAX (03) 3946-4377
　　　　　　http://www.kenpakusha.co.jp/

ISBN 978-4-7679-8013-3 C3034　　亜細亜印刷／ブロケード
Ⓒ 堺，髙橋ほか，2013　　　　　　　Printed in Japan
(定価はカバーに表示してあります)

---

本書の複製権・翻訳権・上映権・公衆送信権等は株式会社建帛社が保有します。

**JCOPY**〈(社)出版者著作権管理機構 委託出版物〉

本書の無断複写は著作権法上での例外を除き禁じられています。複写される場合は、そのつど事前に、(社)出版者著作権管理機構 (TEL 03-3513-6969, FAX 03-3513-6979, e-mail : info@jcopy.or.jp) の許諾を得て下さい。